KREBS KUNG FU

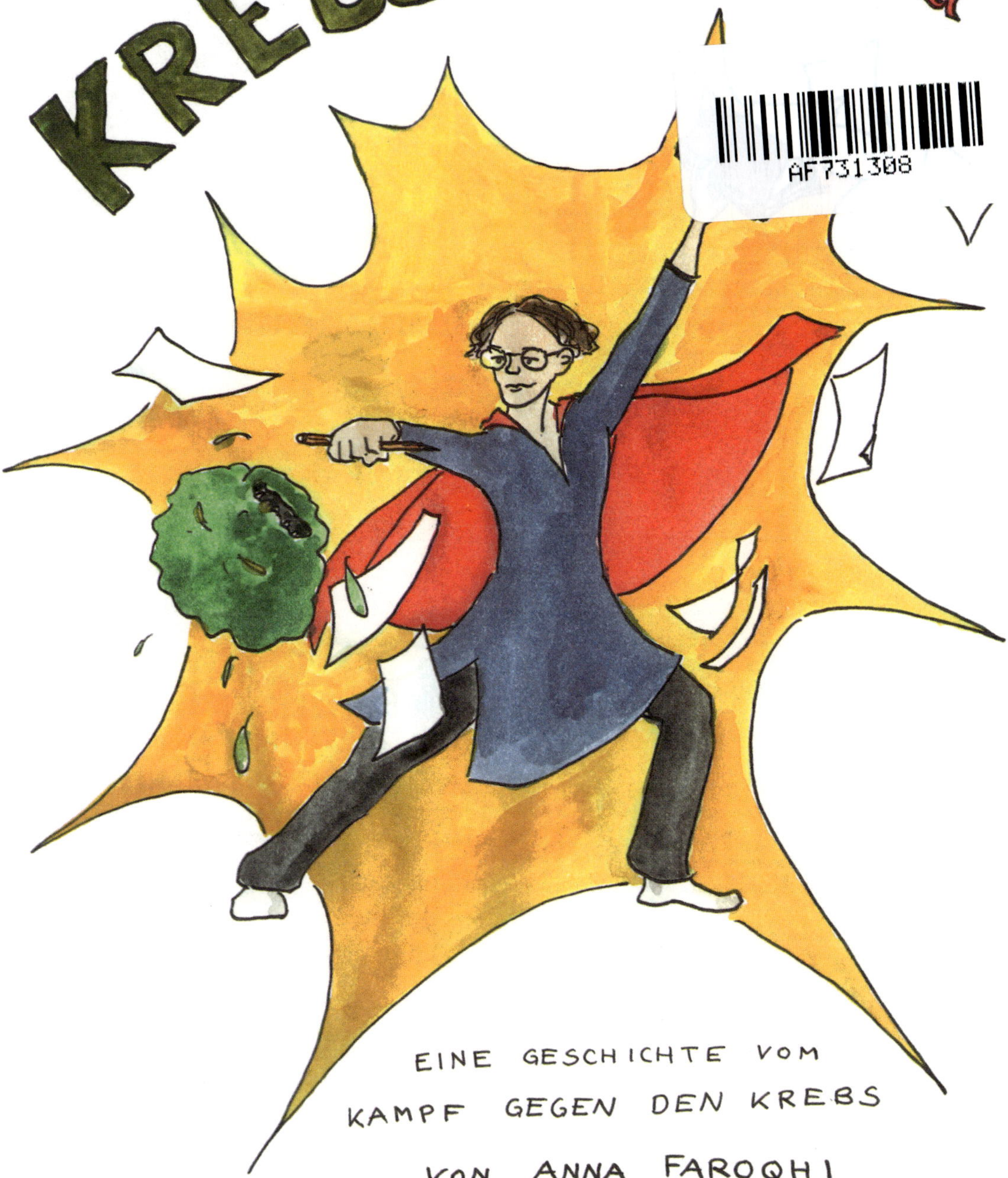

EINE GESCHICHTE VOM KAMPF GEGEN DEN KREBS

VON ANNA FAROQHI

edition q im be.bra verlag

Herausgegeben von der Deutschen Stiftung Eierstockkrebs
www.stiftungeierstockkrebs.de

Spendenkonto:
Stiftung Eierstockkrebs
Bank für Sozialwirtschaft
IBAN: DE78 1002 0500 0001 2065 00

Bibliografische Information der Deutschen Nationalbibliothek
Die Deutsche Nationalbibliothek verzeichnet diese Publikation
in der Deutschen Nationalbibliografie; detaillierte bibliografische
Daten sind im Internet über http://dnb.d-nb.de abrufbar.

KulturBrauerei Haus 2
Schönhauser Allee 37, 10435 Berlin
post@bebraverlag.de
Lektorat: Matthias Zimmermann, Berlin
Umschlag: typegerecht, Berlin (Zeichnung: Anna Faroqhi)
Satz: typegerecht, Berlin
Schrift: PT Serif 9/12 pt
Druck und Bindung: Finidr, Český Těšín
ISBN 978-3-86124-703-6

www.bebraverlag.de

Vorwort

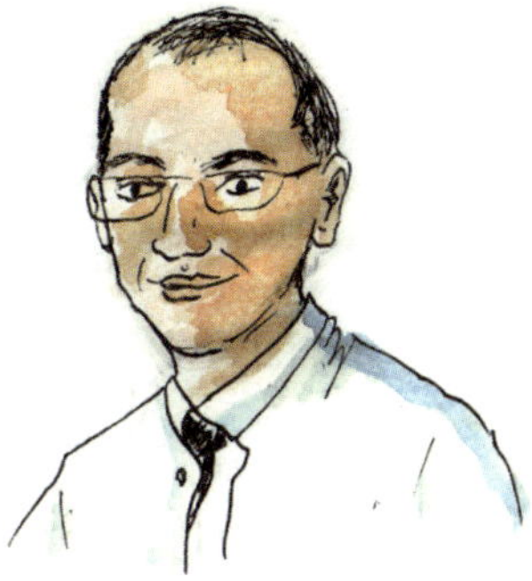

Etwa 8.000 Frauen erkranken jedes Jahr an Eierstock-, Eileiter- und Bauchfellkrebs. Da es an Vorsorge- und Früherkennungsmöglichkeiten mangelt, wird die Erkrankung häufig erst in einem fortgeschrittenen Tumorstadium diagnostiziert. Die Behandlung besteht aus einer sehr komplexen und ausgedehnten Operation über viele Stunden, gefolgt von einer Chemotherapie über einen Zeitraum von 18 Wochen und einer monatelangen sogenannten Erhaltungstherapie und verlangt den Patientinnen viel Kraft und Energie ab.

Krebs macht Angst, Krebs macht stumm. Dies betrifft sowohl die Patientinnen selbst als auch ihre Angehörigen. Daher bleiben viele Fragen und Ängste häufig unausgesprochen und unbeachtet.

Ich war von Beginn an begeistert und fasziniert von Anna Faroqhis Idee, ein Comic über ihre so wertvollen eigenen Erfahrungen anzufertigen. So abwegig es auf den ersten Eindruck erscheint, auf so ein ernstes Thema mit Humor, Witz und Selbstironie zu reagieren: Mit diesem Comic ist es ihr eindrucksvoll gelungen, einen ganz besonderen Weg aufzuzeigen, die Lähmung und die Stille der Ängste zu durchbrechen und den heilsamen Dialog zu fördern.

Verschiedene wissenschaftliche Untersuchungen deuten darauf hin, dass Lachen die Selbstheilungskräfte und das positive Denken befördern kann. Dieses Comic macht den für Leser notwendigen Perspektivwechsel möglich und ist ein wichtiger Beitrag zur Enttabuisierung von Krebserkrankungen in der Gesellschaft. Zudem soll es zeigen, dass es jegliche aktive Form der Krankheitsbegegnung und -bewältigung, die Patientinnen für sich finden, zu unterstützen gilt.

Für den Mut und die Ausdauer bei der Vollendung dieses außergewöhnlichen Werkes möchte ich Anna Faroqhi im Namen der Deutschen Stiftung Eierstockkrebs danken.

Wie sagte es Charles Dickens: »Gibt es schließlich eine bessere Form, mit dem Leben fertig zu werden, als mit Liebe und Humor?«

Prof. Dr. Jalid Sehouli

Deutsche Stiftung Eierstockkrebs,
Europäisches Kompetenzzentrum für Eierstockkrebs, Charité Berlin

WANN BEGINNT EINE GESCHICHTE?

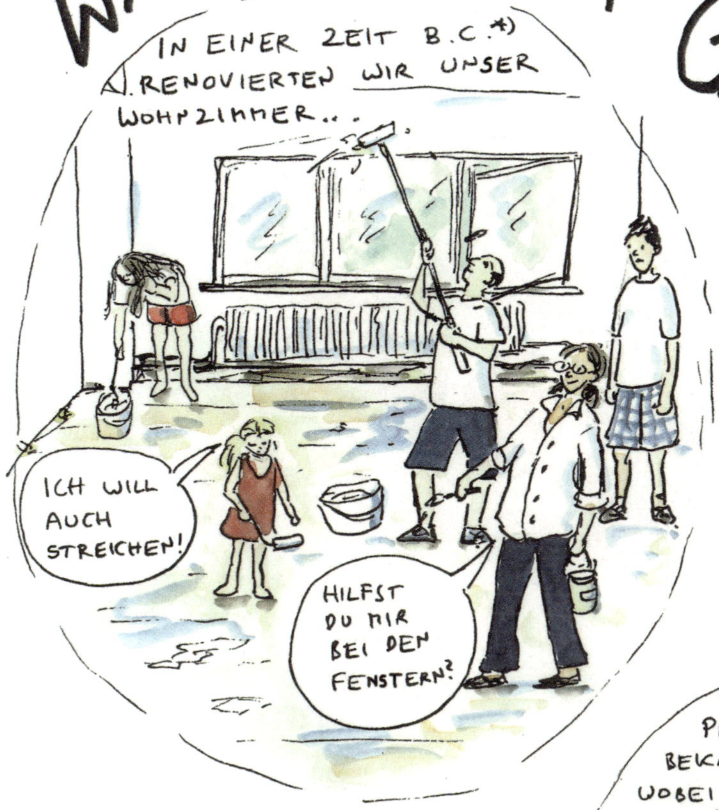

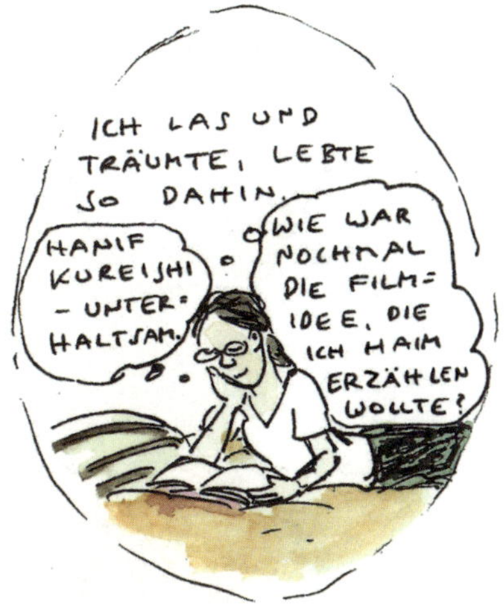

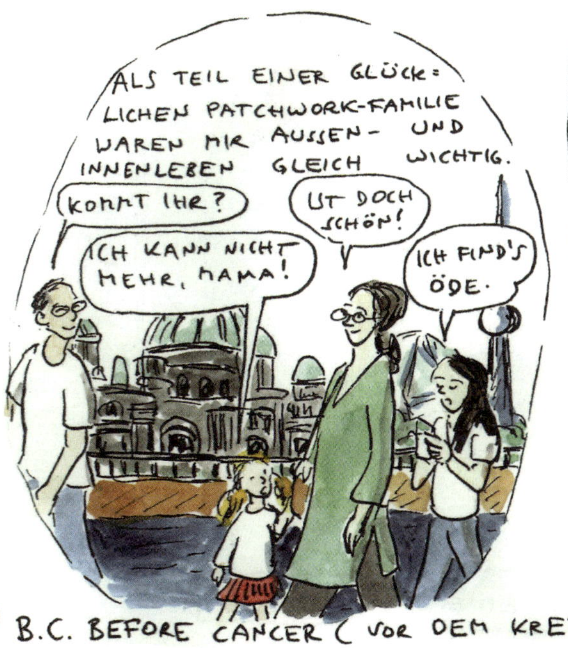

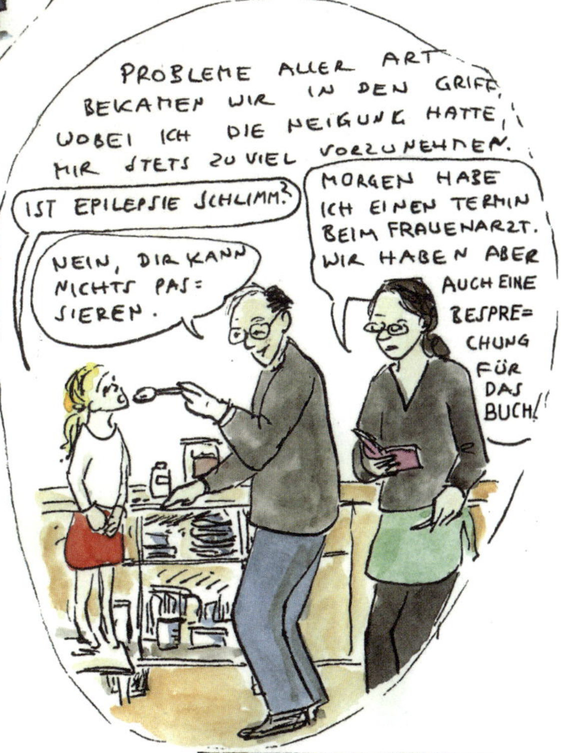

*) B.C. BEFORE CANCER (VOR DEM KREBS.)

UND DANN...

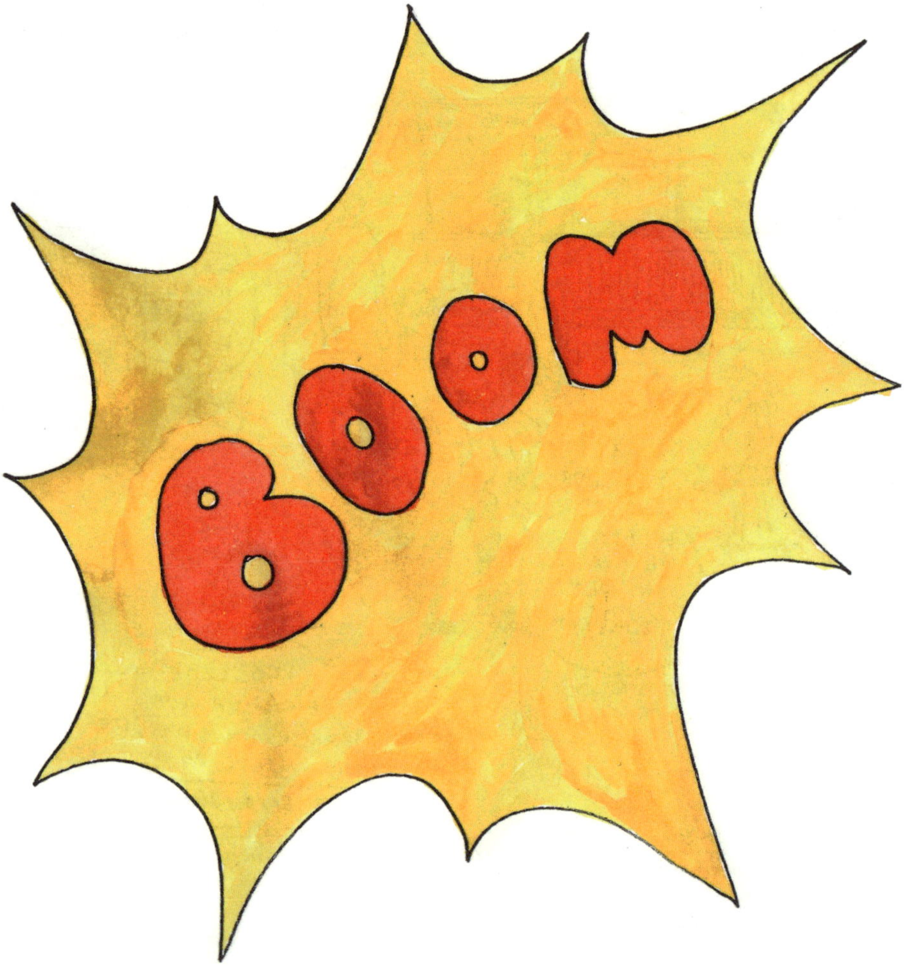

... BEGANN EINE NEUE ZEIT.

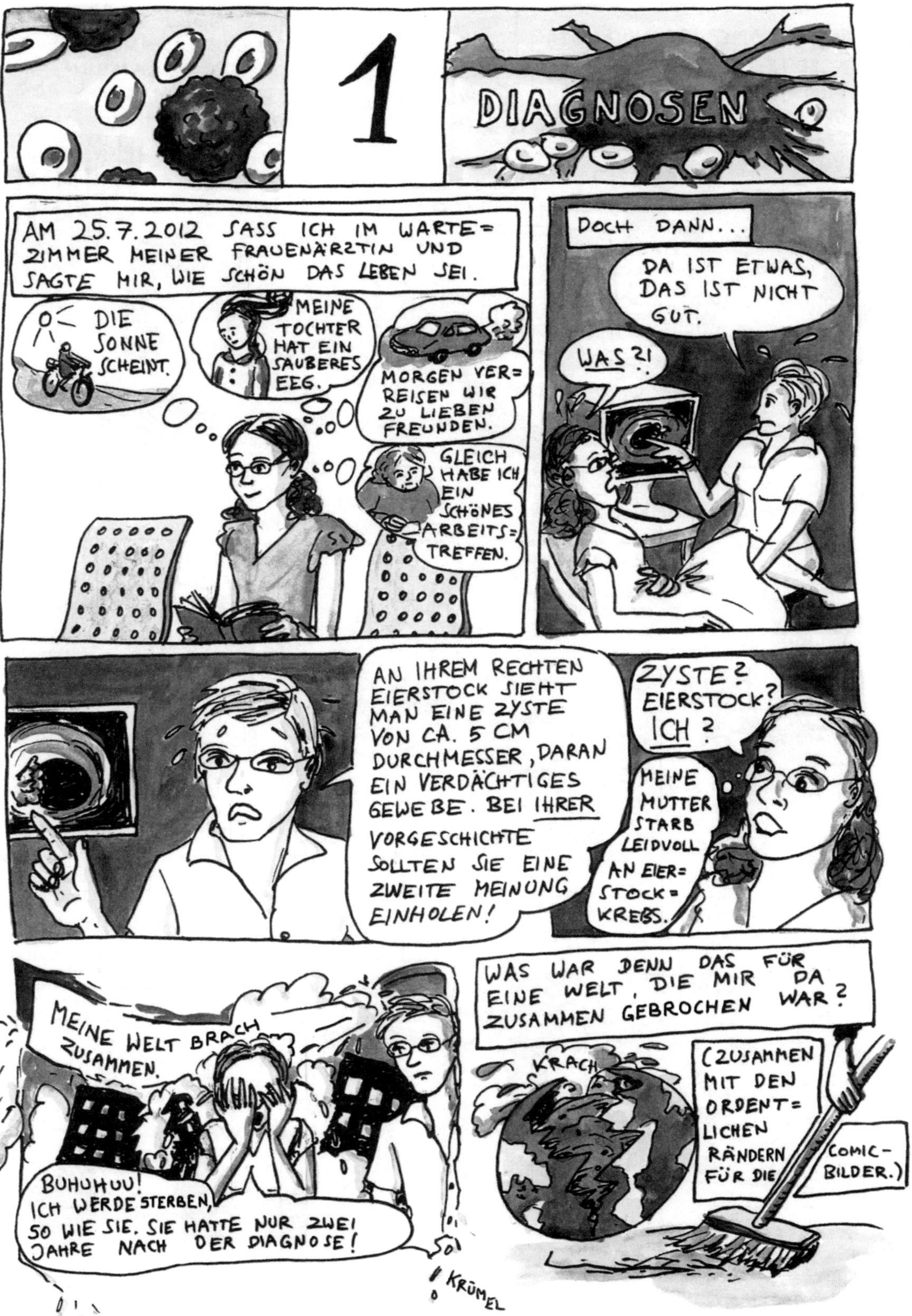
1
DIAGNOSEN
AM 25.7.2012 SASS ICH IM WARTE= ZIMMER MEINER FRAUENÄRZTIN UND SAGTE MIR, WIE SCHÖN DAS LEBEN SEI.
DIE SONNE SCHEINT.
MEINE TOCHTER HAT EIN SAUBERES EEG.
MORGEN VER= REISEN WIR ZU LIEBEN FREUNDEN.
GLEICH HABE ICH EIN SCHÖNES ARBEITS= TREFFEN.
DOCH DANN...
DA IST ETWAS, DAS IST NICHT GUT.
WAS?!
AN IHREM RECHTEN EIERSTOCK SIEHT MAN EINE ZYSTE VON CA. 5 CM DURCHMESSER, DARAN EIN VERDÄCHTIGES GEWEBE. BEI IHRER VORGESCHICHTE SOLLTEN SIE EINE ZWEITE MEINUNG EINHOLEN!
ZYSTE? EIERSTOCK? ICH?
MEINE MUTTER STARB LEIDVOLL AN EIER= STOCK= KREBS.
MEINE WELT BRACH ZUSAMMEN.
BUHUHUU! ICH WERDE STERBEN, SO WIE SIE. SIE HATTE NUR ZWEI JAHRE NACH DER DIAGNOSE!
KRÜMEL
WAS WAR DENN DAS FÜR EINE WELT, DIE MIR DA ZUSAMMEN GEBROCHEN WAR?
KRACH
(ZUSAMMEN MIT DEN ORDENT= LICHEN RÄNDERN FÜR DIE COMIC- BILDER.)

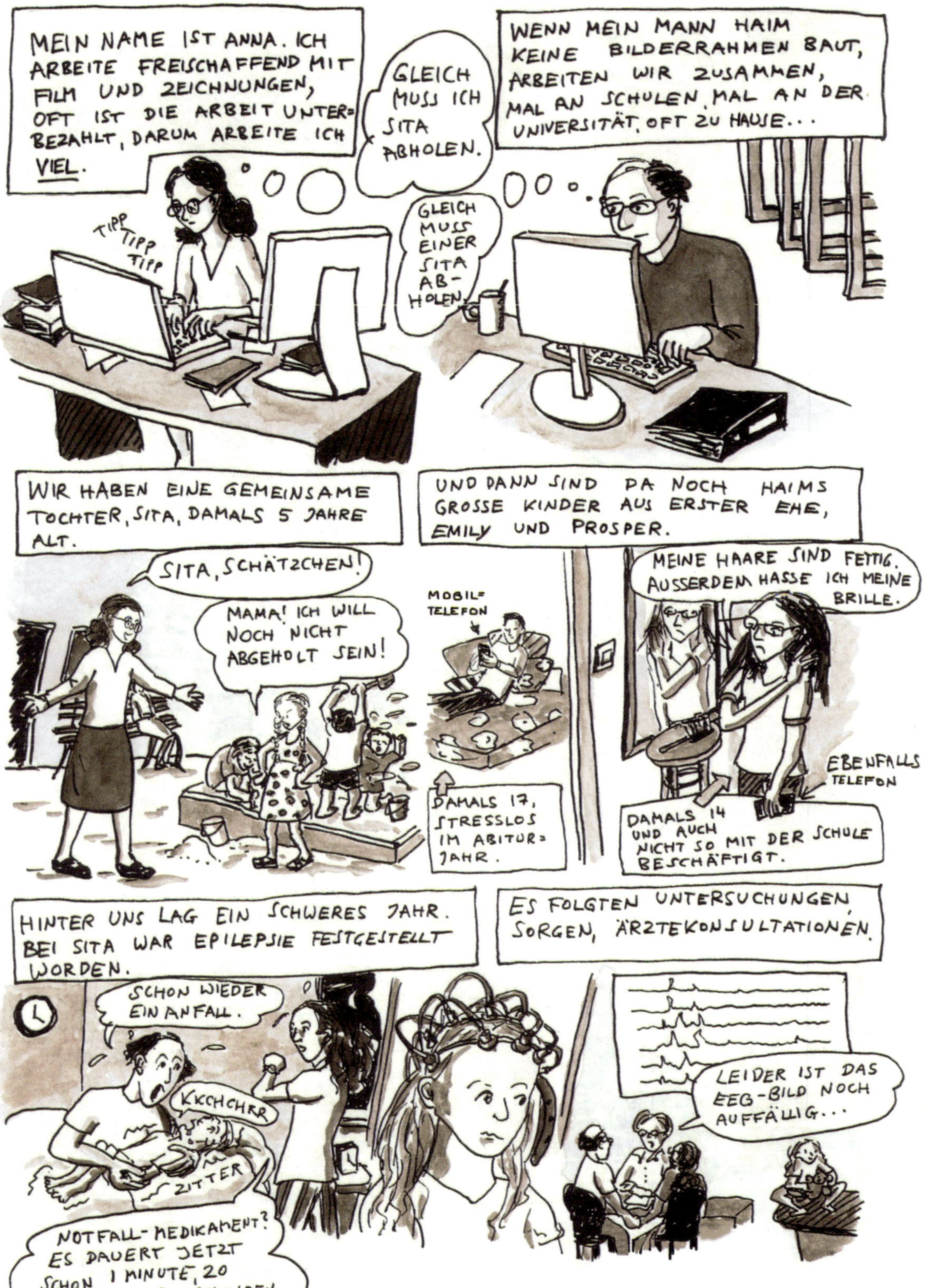

MEIN NAME IST ANNA. ICH ARBEITE FREISCHAFFEND MIT FILM UND ZEICHNUNGEN, OFT IST DIE ARBEIT UNTERBEZAHLT, DARUM ARBEITE ICH VIEL.
TIPP TIPP TIPP
GLEICH MUSS ICH SITA ABHOLEN.
WENN MEIN MANN HAIM KEINE BILDERRAHMEN BAUT, ARBEITEN WIR ZUSAMMEN, MAL AN SCHULEN, MAL AN DER UNIVERSITÄT, OFT ZU HAUSE...
GLEICH MUSS EINER SITA ABHOLEN.
WIR HABEN EINE GEMEINSAME TOCHTER, SITA, DAMALS 5 JAHRE ALT.
SITA, SCHÄTZCHEN!
MAMA! ICH WILL NOCH NICHT ABGEHOLT SEIN!
UND DANN SIND DA NOCH HAIMS GROSSE KINDER AUS ERSTER EHE, EMILY UND PROSPER.
MOBILTELEFON
DAMALS 17, STRESSLOS IM ABITURJAHR.
MEINE HAARE SIND FETTIG. AUSSERDEM HASSE ICH MEINE BRILLE.
EBENFALLS TELEFON
DAMALS 14 UND AUCH NICHT SO MIT DER SCHULE BESCHÄFTIGT.
HINTER UNS LAG EIN SCHWERES JAHR. BEI SITA WAR EPILEPSIE FESTGESTELLT WORDEN.
SCHON WIEDER EIN ANFALL.
KKCHCHRR
ZITTER
NOTFALL-MEDIKAMENT? ES DAUERT JETZT SCHON 1 MINUTE, 20 SEKUNDEN... 30 SEKUNDEN...
ES FOLGTEN UNTERSUCHUNGEN, SORGEN, ÄRZTEKONSULTATIONEN.
LEIDER IST DAS EEG-BILD NOCH AUFFÄLLIG...

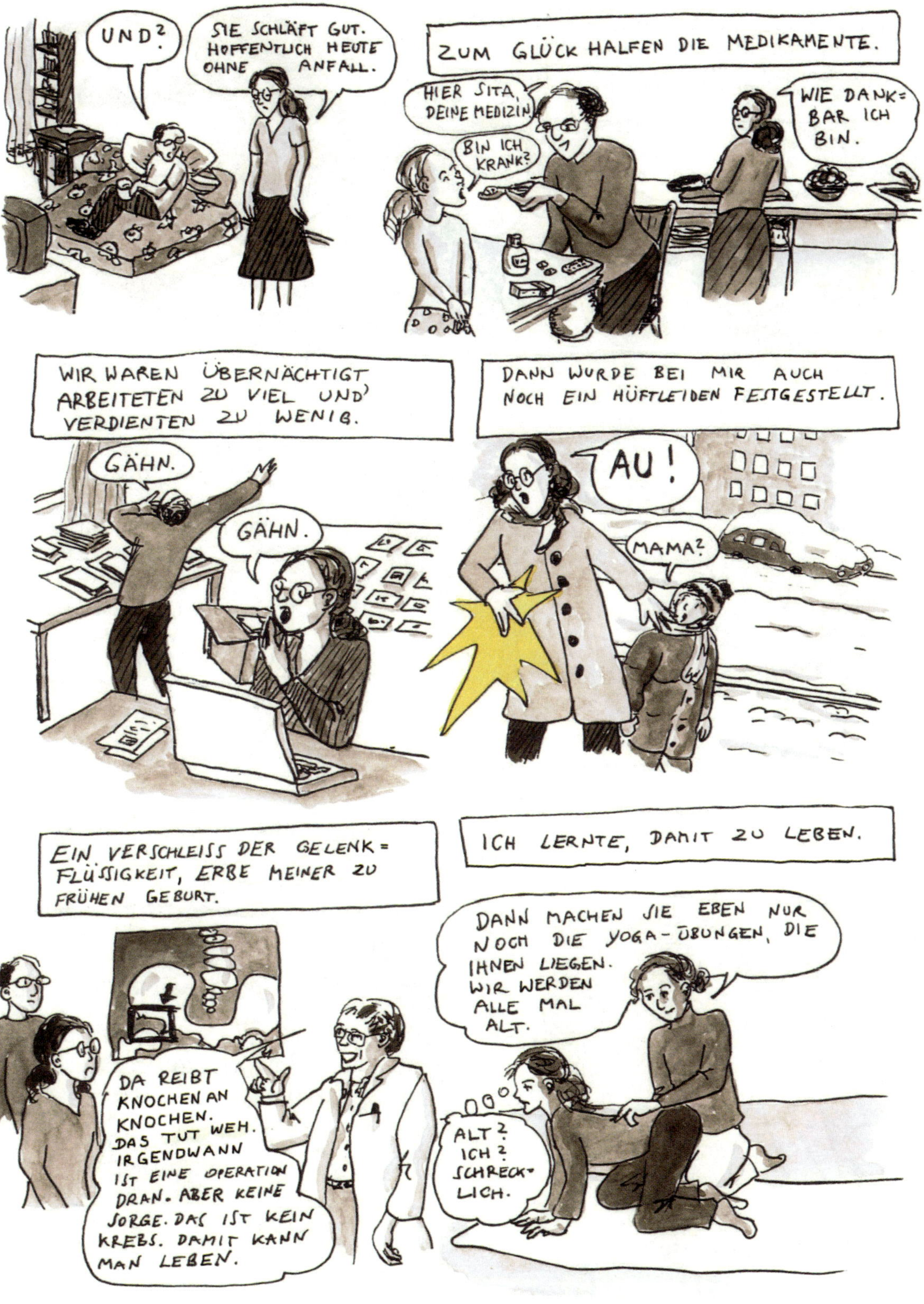
UND?
SIE SCHLÄFT GUT. HOFFENTLICH HEUTE OHNE ANFALL.
ZUM GLÜCK HALFEN DIE MEDIKAMENTE.
HIER SITA, DEINE MEDIZIN.
BIN ICH KRANK?
WIE DANKBAR ICH BIN.
WIR WAREN ÜBERNÄCHTIGT ARBEITETEN ZU VIEL UND VERDIENTEN ZU WENIG.
GÄHN.
GÄHN.
DANN WURDE BEI MIR AUCH NOCH EIN HÜFTLEIDEN FESTGESTELLT.
AU!
MAMA?
EIN VERSCHLEISS DER GELENKFLÜSSIGKEIT, ERBE MEINER ZU FRÜHEN GEBURT.
DA REIBT KNOCHEN AN KNOCHEN. DAS TUT WEH. IRGENDWANN IST EINE OPERATION DRAN. ABER KEINE SORGE. DAS IST KEIN KREBS. DAMIT KANN MAN LEBEN.
ICH LERNTE, DAMIT ZU LEBEN.
DANN MACHEN SIE EBEN NUR NOCH DIE YOGA-ÜBUNGEN, DIE IHNEN LIEGEN. WIR WERDEN ALLE MAL ALT.
ALT? ICH? SCHRECKLICH.

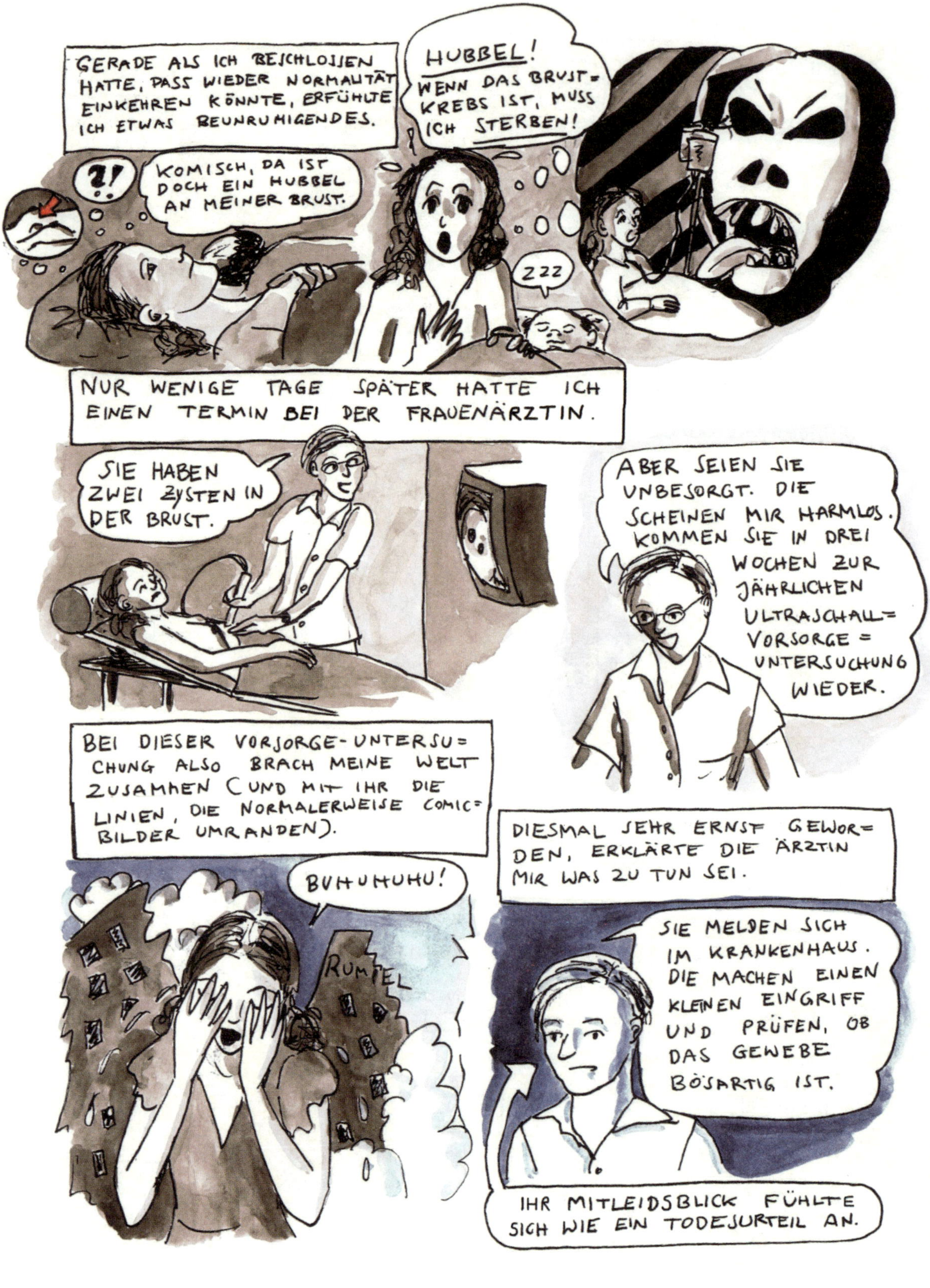
GERADE ALS ICH BESCHLOSSEN HATTE, DASS WIEDER NORMALITÄT EINKEHREN KÖNNTE, ERFÜHLTE ICH ETWAS BEUNRUHIGENDES.
?!
KOMISCH, DA IST DOCH EIN HUBBEL AN MEINER BRUST.
HUBBEL! WENN DAS BRUST= KREBS IST, MUSS ICH STERBEN!
ZZZ
NUR WENIGE TAGE SPÄTER HATTE ICH EINEN TERMIN BEI DER FRAUENÄRZTIN.
SIE HABEN ZWEI ZYSTEN IN DER BRUST.
ABER SEIEN SIE UNBESORGT. DIE SCHEINEN MIR HARMLOS. KOMMEN SIE IN DREI WOCHEN ZUR JÄHRLICHEN ULTRASCHALL= VORSORGE = UNTERSUCHUNG WIEDER.
BEI DIESER VORSORGE-UNTERSU= CHUNG ALSO BRACH MEINE WELT ZUSAMMEN (UND MIT IHR DIE LINIEN, DIE NORMALERWEISE COMIC= BILDER UMRANDEN).
DIESMAL SEHR ERNST GEWOR= DEN, ERKLÄRTE DIE ÄRZTIN MIR WAS ZU TUN SEI.
BUHUHUHU!
RUMPEL
SIE MELDEN SICH IM KRANKENHAUS. DIE MACHEN EINEN KLEINEN EINGRIFF UND PRÜFEN, OB DAS GEWEBE BÖSARTIG IST.
IHR MITLEIDSBLICK FÜHLTE SICH WIE EIN TODESURTEIL AN.

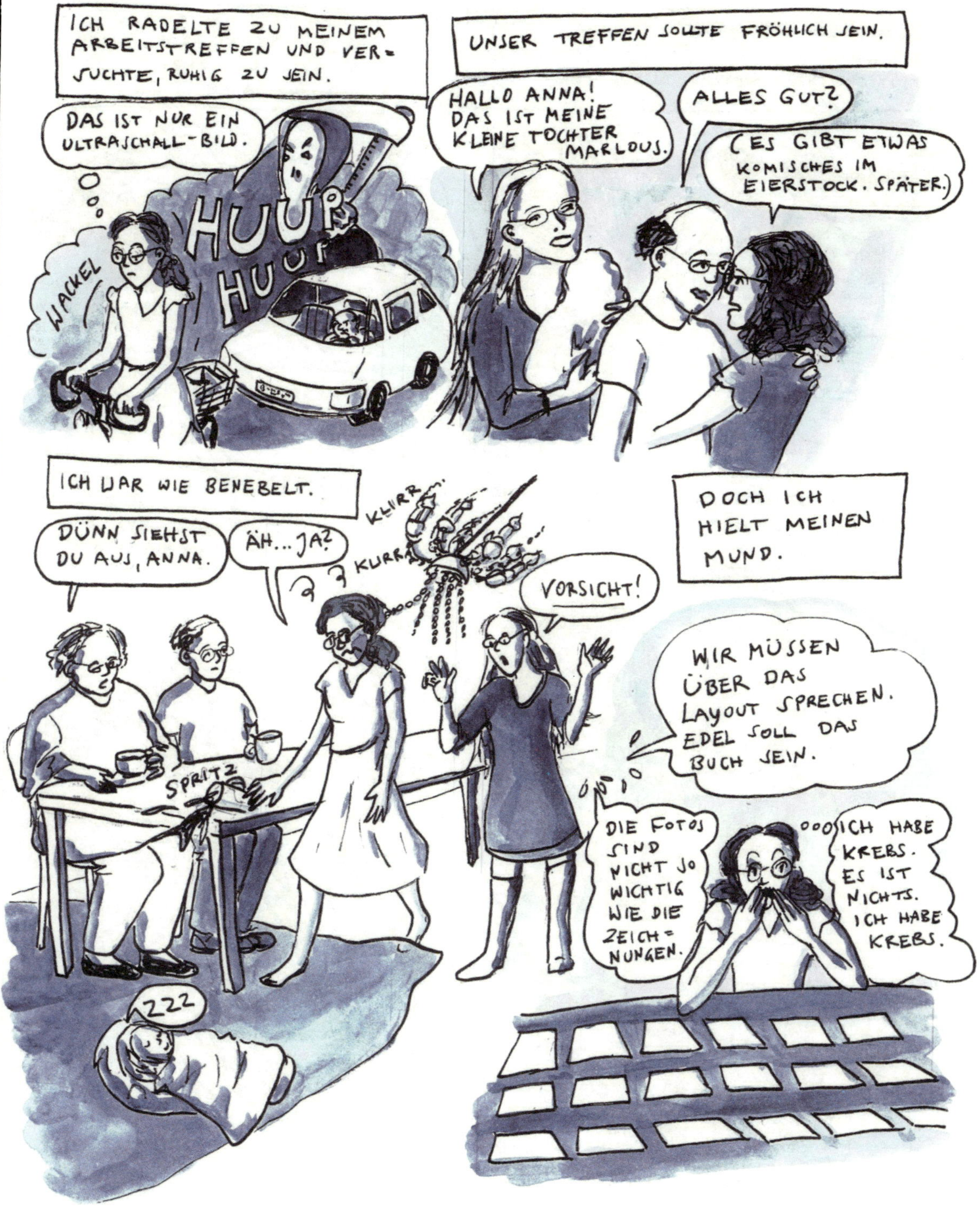
ICH RADELTE ZU MEINEM ARBEITSTREFFEN UND VERSUCHTE, RUHIG ZU SEIN.
DAS IST NUR EIN ULTRASCHALL-BILD.
HUUP
HUUP
WACKEL
UNSER TREFFEN SOLLTE FRÖHLICH SEIN.
HALLO ANNA! DAS IST MEINE KLEINE TOCHTER MARLOUS.
ALLES GUT?
(ES GIBT ETWAS KOMISCHES IM EIERSTOCK. SPÄTER.)
ICH WAR WIE BENEBELT.
DÜNN SIEHST DU AUS, ANNA.
ÄH... JA?
KLIRR
KURR
VORSICHT!
SPRITZ
ZZZ
DOCH ICH HIELT MEINEN MUND.
WIR MÜSSEN ÜBER DAS LAYOUT SPRECHEN. EDEL SOLL DAS BUCH SEIN.
DIE FOTOS SIND NICHT SO WICHTIG WIE DIE ZEICHNUNGEN.
ICH HABE KREBS. ES IST NICHTS. ICH HABE KREBS.

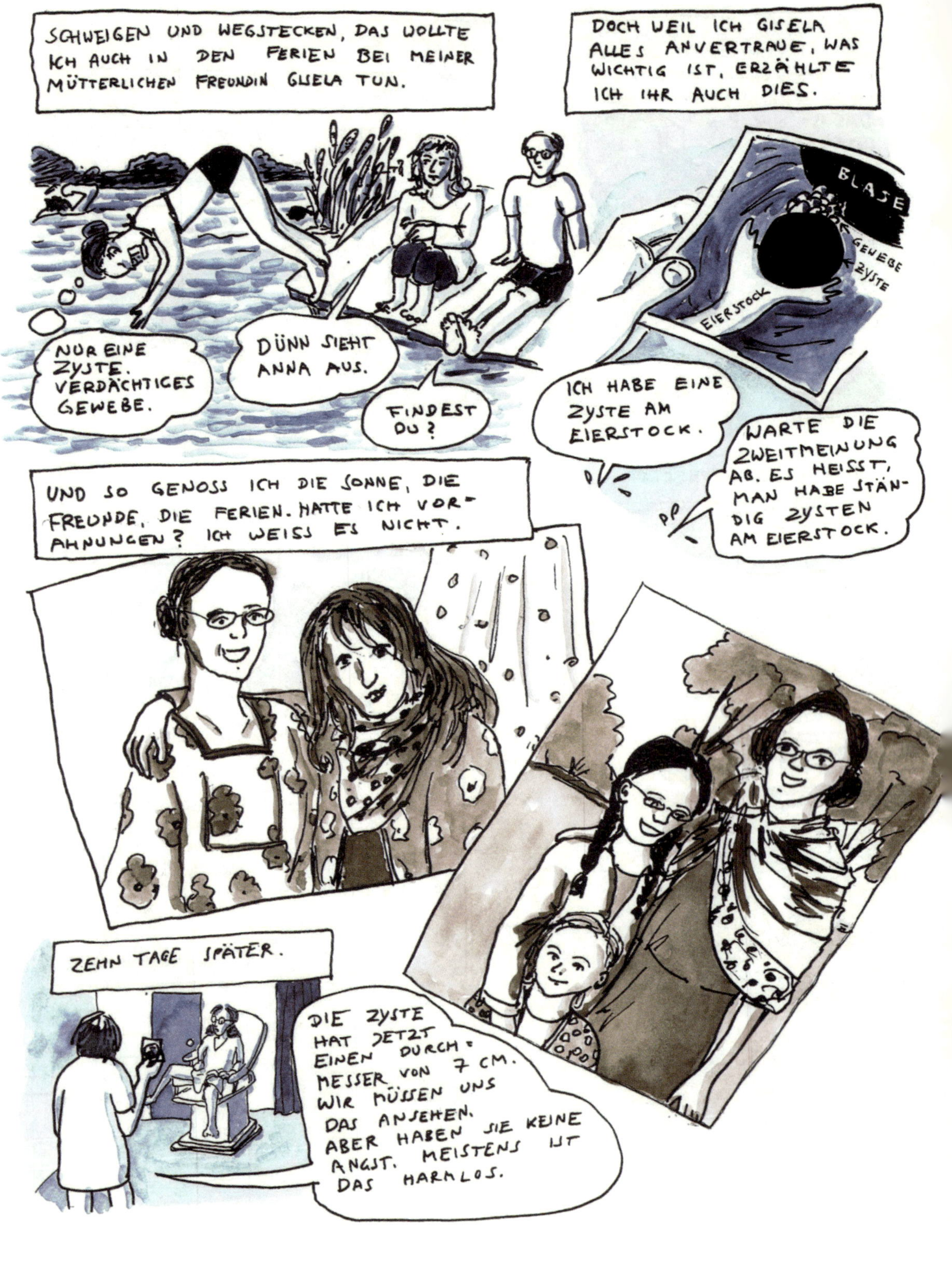
SCHWEIGEN UND WEGSTECKEN, DAS WOLLTE ICH AUCH IN DEN FERIEN BEI MEINER MÜTTERLICHEN FREUNDIN GISELA TUN.
DOCH WEIL ICH GISELA ALLES ANVERTRAUE, WAS WICHTIG IST, ERZÄHLTE ICH IHR AUCH DIES.
NUR EINE ZYSTE. VERDÄCHTIGES GEWEBE.
DÜNN SIEHT ANNA AUS.
FINDEST DU?
BLASE
GEWEBE
ZYSTE
EIERSTOCK
ICH HABE EINE ZYSTE AM EIERSTOCK.
WARTE DIE ZWEITMEINUNG AB. ES HEISST, MAN HABE STÄNDIG ZYSTEN AM EIERSTOCK.
UND SO GENOSS ICH DIE SONNE, DIE FREUNDE, DIE FERIEN. HATTE ICH VORAHNUNGEN? ICH WEISS ES NICHT.
ZEHN TAGE SPÄTER.
DIE ZYSTE HAT JETZT EINEN DURCHMESSER VON 7 CM. WIR MÜSSEN UNS DAS ANSEHEN. ABER HABEN SIE KEINE ANGST. MEISTENS IST DAS HARMLOS.

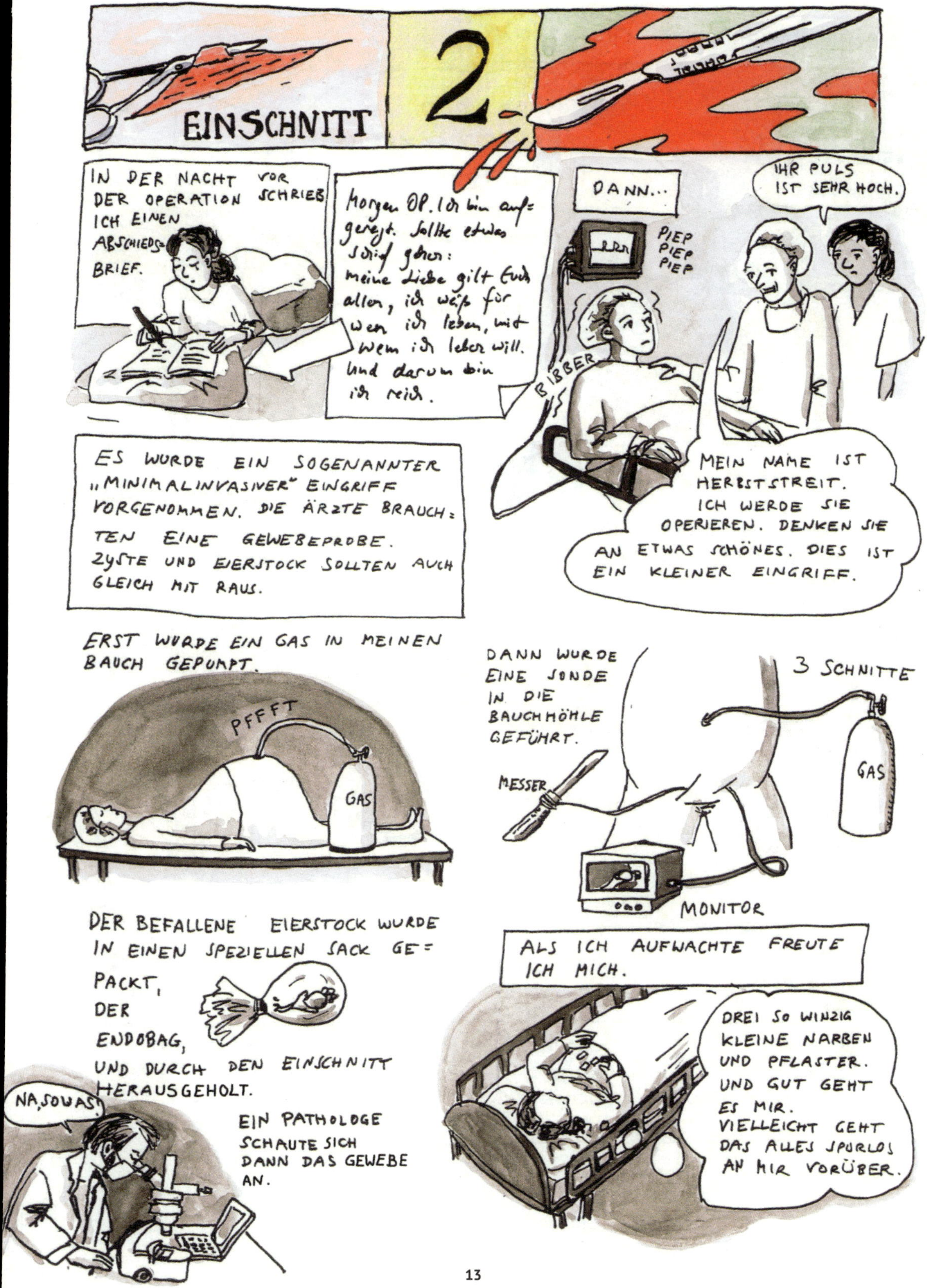
EINSCHNITT
2.
IN DER NACHT VOR DER OPERATION SCHRIEB ICH EINEN ABSCHIEDS-BRIEF.
Morgen OP. Ich bin auf-geregt. Sollte etwas schief gehen: meine Liebe gilt Euch allen, ich weiß für wen ich leben, mit wem ich leben will. Und darum bin ich reich.
DANN...
PIEP PIEP PIEP
IHR PULS IST SEHR HOCH.
BIBBER
MEIN NAME IST HERBSTSTREIT. ICH WERDE SIE OPERIEREN. DENKEN SIE AN ETWAS SCHÖNES. DIES IST EIN KLEINER EINGRIFF.
ES WURDE EIN SOGENANNTER „MINIMALINVASIVER" EINGRIFF VORGENOMMEN. DIE ÄRZTE BRAUCH-TEN EINE GEWEBEPROBE. ZYSTE UND EIERSTOCK SOLLTEN AUCH GLEICH MIT RAUS.
ERST WURDE EIN GAS IN MEINEN BAUCH GEPUMPT.
PFFFT
GAS
DANN WURDE EINE SONDE IN DIE BAUCHHÖHLE GEFÜHRT.
3 SCHNITTE
MESSER
GAS
MONITOR
DER BEFALLENE EIERSTOCK WURDE IN EINEN SPEZIELLEN SACK GE-PACKT, DER ENDOBAG, UND DURCH DEN EINSCHNITT HERAUSGEHOLT.
NA, SOWAS!
EIN PATHOLOGE SCHAUTE SICH DANN DAS GEWEBE AN.
ALS ICH AUFWACHTE FREUTE ICH MICH.
DREI SO WINZIG KLEINE NARBEN UND PFLASTER. UND GUT GEHT ES MIR. VIELLEICHT GEHT DAS ALLES SPURLOS AN MIR VORÜBER.

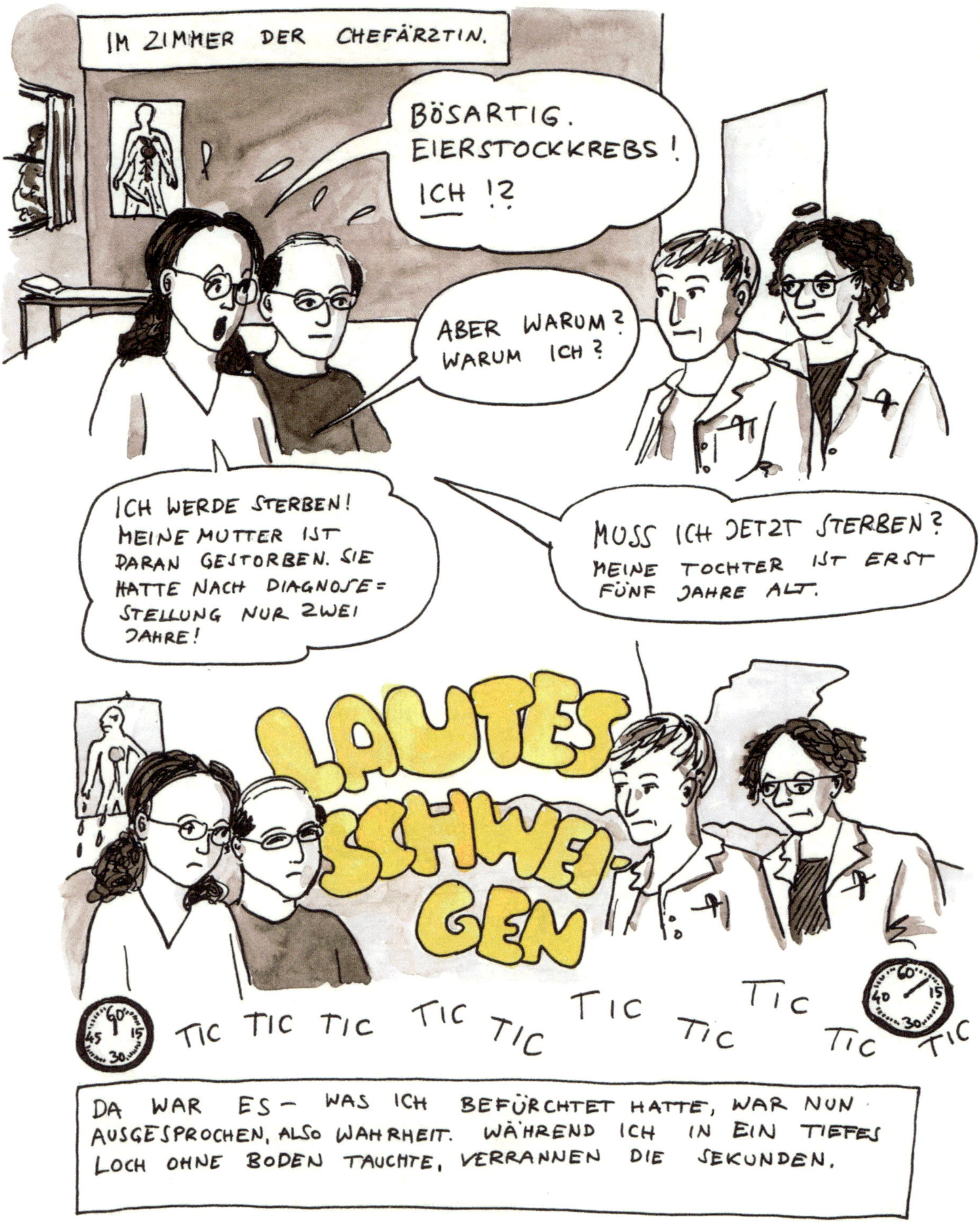

IM ZIMMER DER CHEFÄRZTIN.
BÖSARTIG. EIERSTOCKKREBS! ICH !?
ABER WARUM? WARUM ICH?
ICH WERDE STERBEN! MEINE MUTTER IST DARAN GESTORBEN. SIE HATTE NACH DIAGNOSE= STELLUNG NUR ZWEI JAHRE!
MUSS ICH JETZT STERBEN? MEINE TOCHTER IST ERST FÜNF JAHRE ALT.
LAUTES SCHWEI-GEN
TIC TIC TIC TIC TIC TIC TIC TIC TIC TIC
DA WAR ES – WAS ICH BEFÜRCHTET HATTE, WAR NUN AUSGESPROCHEN, ALSO WAHRHEIT. WÄHREND ICH IN EIN TIEFES LOCH OHNE BODEN TAUCHTE, VERRANNEN DIE SEKUNDEN.

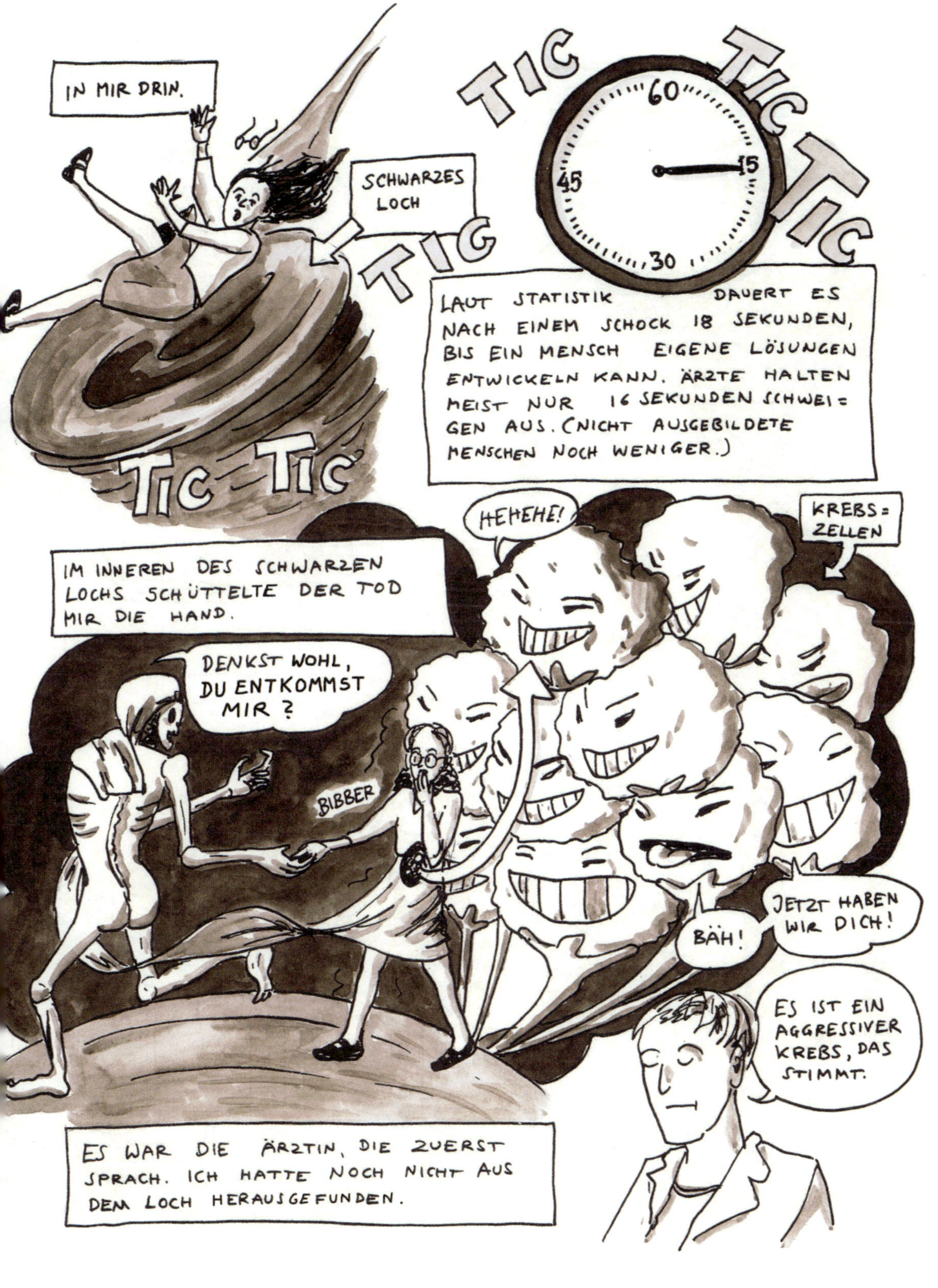

IN MIR DRIN.
SCHWARZES LOCH
TIC TIC TIC TIC TIC TIC TIC
LAUT STATISTIK DAUERT ES NACH EINEM SCHOCK 18 SEKUNDEN, BIS EIN MENSCH EIGENE LÖSUNGEN ENTWICKELN KANN. ÄRZTE HALTEN MEIST NUR 16 SEKUNDEN SCHWEI= GEN AUS. (NICHT AUSGEBILDETE MENSCHEN NOCH WENIGER.)
HEHEHE!
KREBS= ZELLEN
IM INNEREN DES SCHWARZEN LOCHS SCHÜTTELTE DER TOD MIR DIE HAND.
DENKST WOHL, DU ENTKOMMST MIR ?
BIBBER
BÄH!
JETZT HABEN WIR DICH!
ES IST EIN AGGRESSIVER KREBS, DAS STIMMT.
ES WAR DIE ÄRZTIN, DIE ZUERST SPRACH. ICH HATTE NOCH NICHT AUS DEM LOCH HERAUSGEFUNDEN.

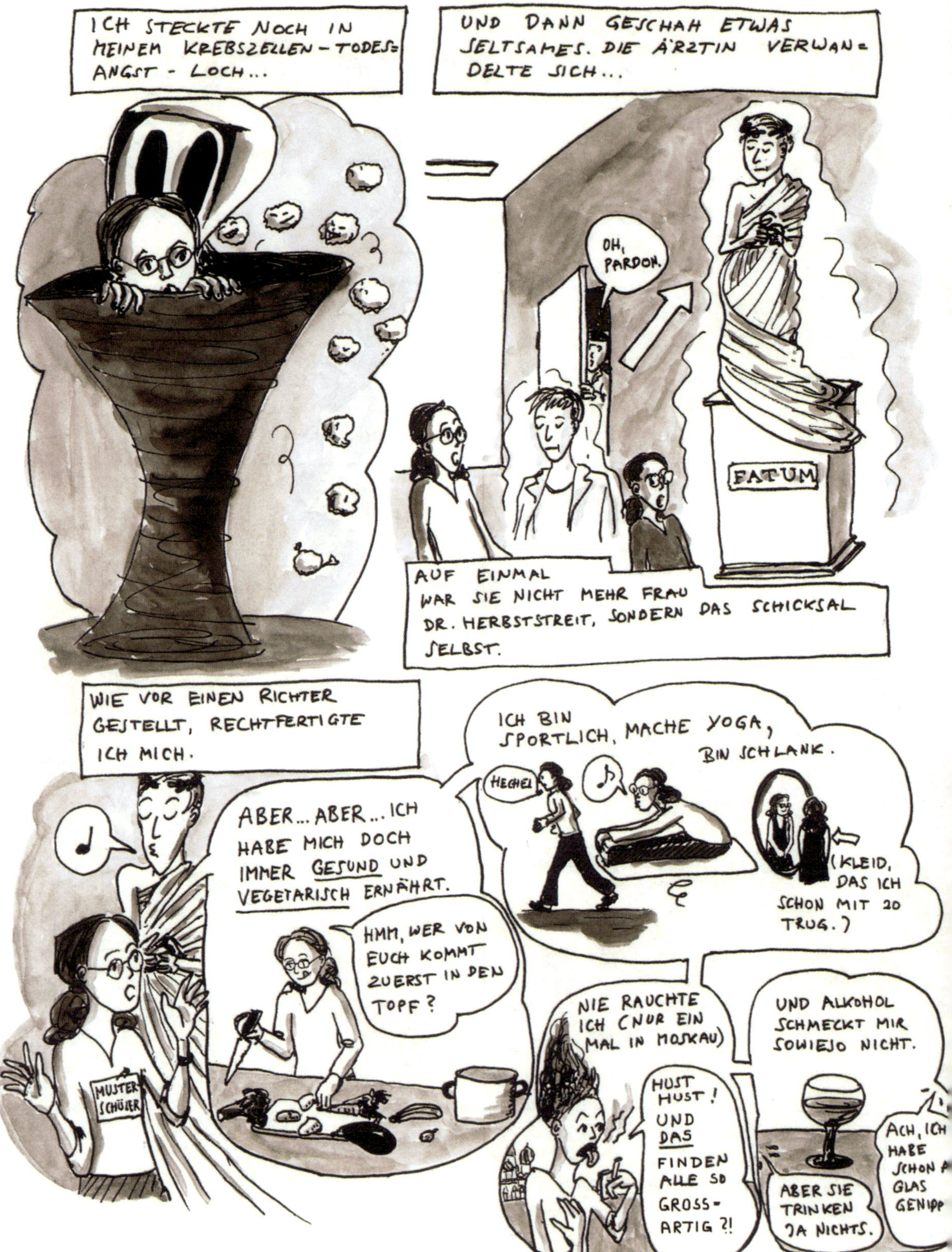
ICH STECKTE NOCH IN MEINEM KREBSZELLEN-TODES-ANGST-LOCH...
UND DANN GESCHAH ETWAS SELTSAMES. DIE ÄRZTIN VERWANDELTE SICH...
OH, PARDON.
FATUM
AUF EINMAL WAR SIE NICHT MEHR FRAU DR. HERBSTSTREIT, SONDERN DAS SCHICKSAL SELBST.
WIE VOR EINEN RICHTER GESTELLT, RECHTFERTIGTE ICH MICH.
ABER... ABER... ICH HABE MICH DOCH IMMER GESUND UND VEGETARISCH ERNÄHRT.
MUSTER-SCHÜLER
HMM, WER VON EUCH KOMMT ZUERST IN DEN TOPF?
ICH BIN SPORTLICH, MACHE YOGA, BIN SCHLANK.
HECHEL
(KLEID, DAS ICH SCHON MIT 20 TRUG.)
NIE RAUCHTE ICH (NUR EIN MAL IN MOSKAU)
HUST HUST! UND DAS FINDEN ALLE SO GROSS-ARTIG?!
UND ALKOHOL SCHMECKT MIR SOWIESO NICHT.
ABER SIE TRINKEN JA NICHTS.
ACH, ICH HABE SCHON GLAS GENIPP

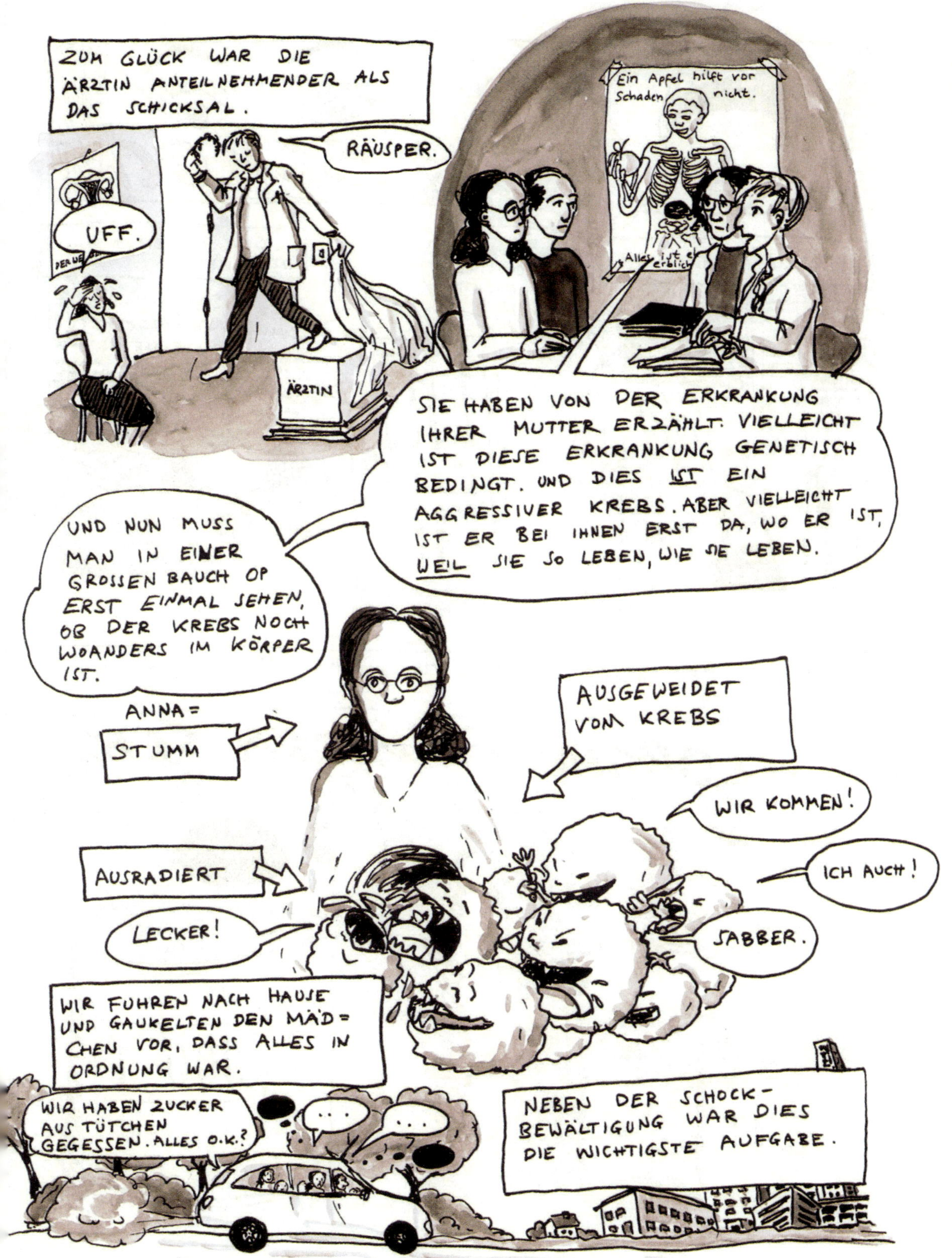
ZUM GLÜCK WAR DIE ÄRZTIN ANTEILNEHMENDER ALS DAS SCHICKSAL.
RÄUSPER.
UFF.
ÄRZTIN
Ein Apfel hilft vor Schaden nicht.
SIE HABEN VON DER ERKRANKUNG IHRER MUTTER ERZÄHLT. VIELLEICHT IST DIESE ERKRANKUNG GENETISCH BEDINGT. UND DIES IST EIN AGGRESSIVER KREBS. ABER VIELLEICHT IST ER BEI IHNEN ERST DA, WO ER IST, WEIL SIE SO LEBEN, WIE SIE LEBEN.
UND NUN MUSS MAN IN EINER GROSSEN BAUCH OP ERST EINMAL SEHEN, OB DER KREBS NOCH WOANDERS IM KÖRPER IST.
ANNA=
STUMM
AUSGEWEIDET VOM KREBS
WIR KOMMEN!
ICH AUCH!
AUSRADIERT
LECKER!
SABBER.
WIR FUHREN NACH HAUSE UND GAUKELTEN DEN MÄDCHEN VOR, DASS ALLES IN ORDNUNG WAR.
WIR HABEN ZUCKER AUS TÜTCHEN GEGESSEN. ALLES O.K.?
...
...
NEBEN DER SCHOCKBEWÄLTIGUNG WAR DIES DIE WICHTIGSTE AUFGABE.

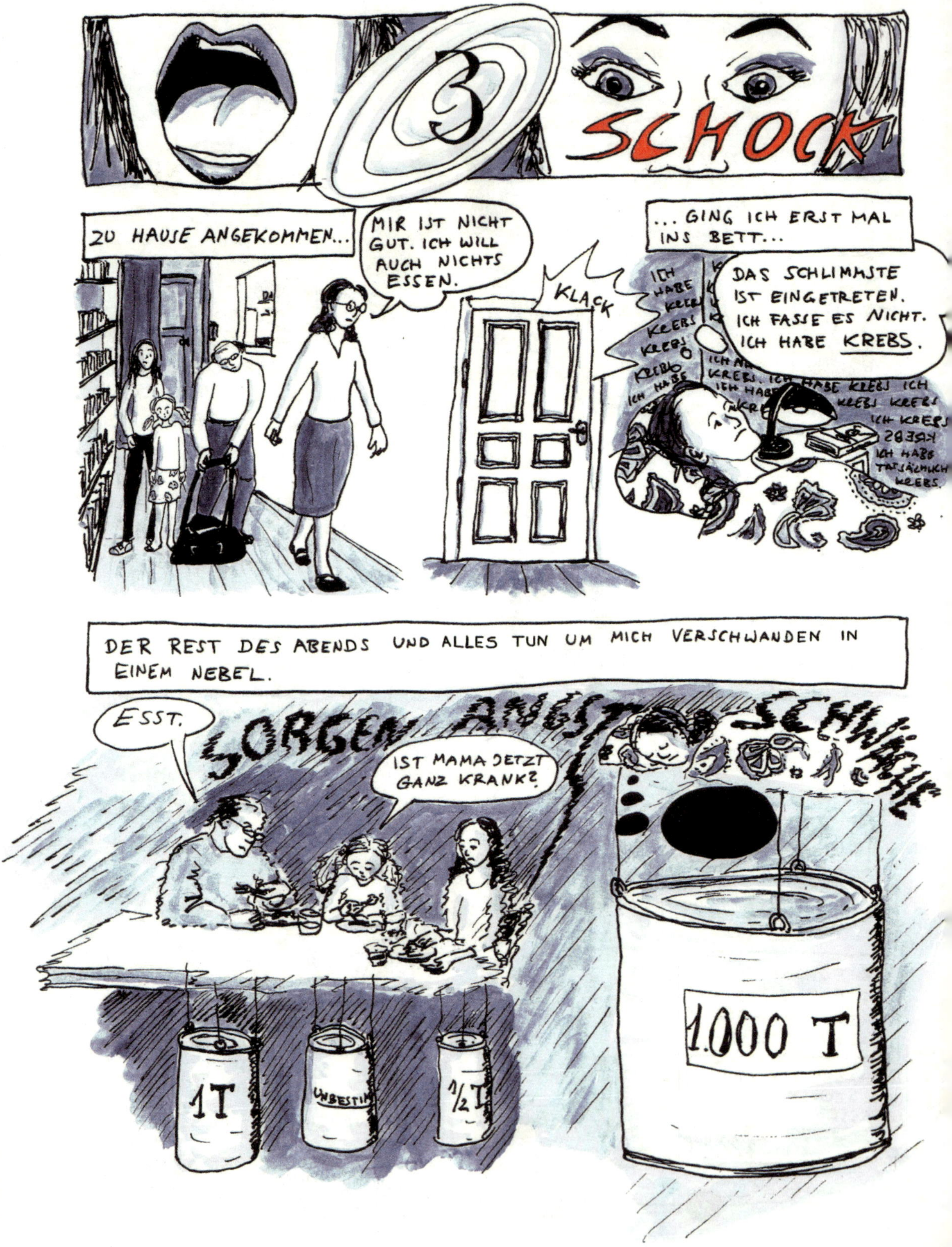
3
SCHOCK
ZU HAUSE ANGEKOMMEN...
MIR IST NICHT GUT. ICH WILL AUCH NICHTS ESSEN.
KLACK
... GING ICH ERST MAL INS BETT...
DAS SCHLIMMSTE IST EINGETRETEN. ICH FASSE ES NICHT. ICH HABE KREBS.
ICH HABE KREBS
ICH HABE TATSÄCHLICH KREBS.
DER REST DES ABENDS UND ALLES TUN UM MICH VERSCHWANDEN IN EINEM NEBEL.
ESST.
IST MAMA JETZT GANZ KRANK?
SORGEN
ANGST
SCHWÄCHE
1T
UNBESTIM
½T
1.000 T

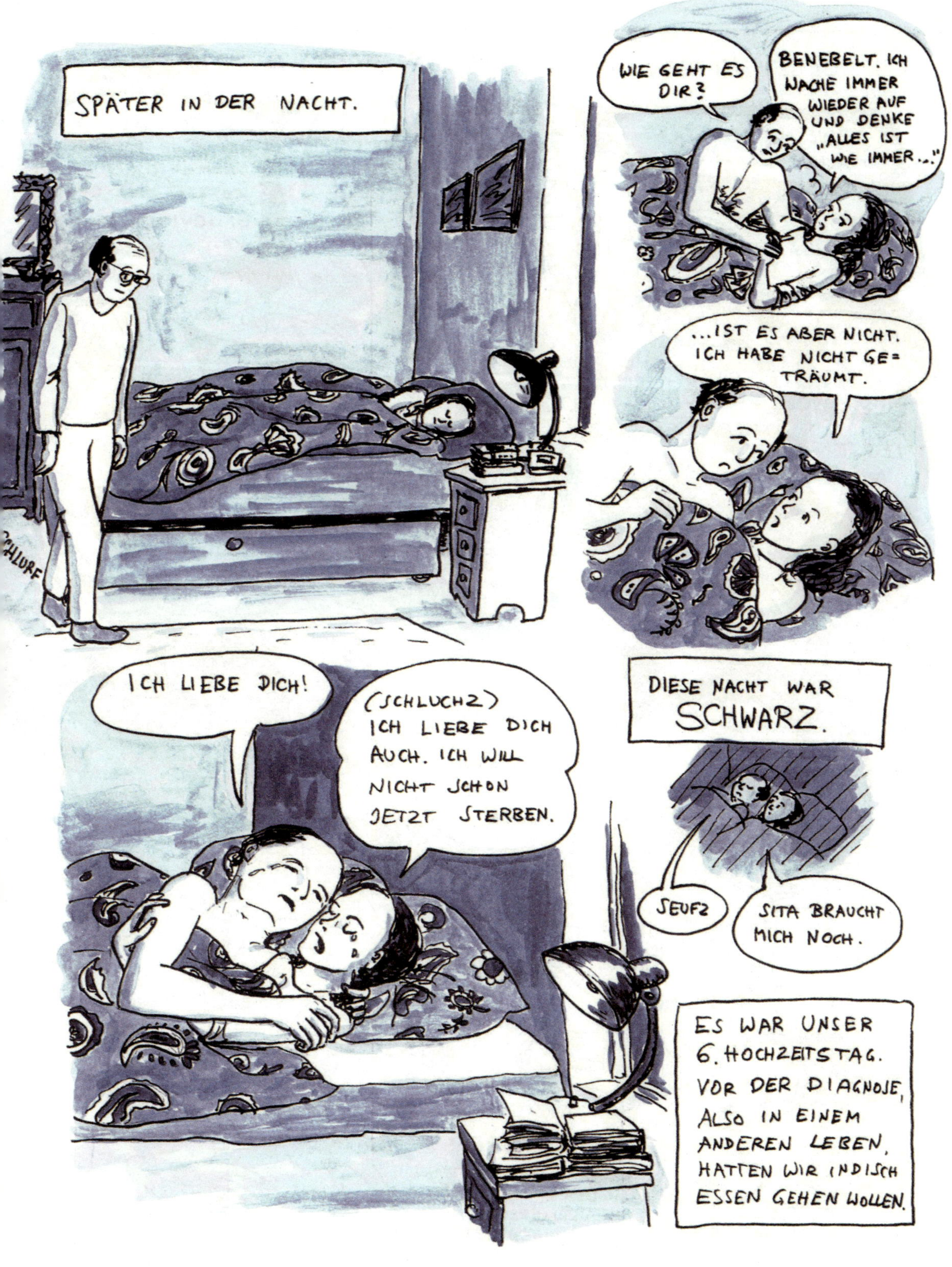
SPÄTER IN DER NACHT.
SCHLURF
WIE GEHT ES DIR?
BENEBELT. ICH WACHE IMMER WIEDER AUF UND DENKE „ALLES IST WIE IMMER..."
...IST ES ABER NICHT. ICH HABE NICHT GE= TRÄUMT.
ICH LIEBE DICH!
(SCHLUCHZ) ICH LIEBE DICH AUCH. ICH WILL NICHT SCHON JETZT STERBEN.
DIESE NACHT WAR SCHWARZ.
SEUFZ
SITA BRAUCHT MICH NOCH.
ES WAR UNSER 6. HOCHZEITSTAG. VOR DER DIAGNOSE, ALSO IN EINEM ANDEREN LEBEN, HATTEN WIR INDISCH ESSEN GEHEN WOLLEN.

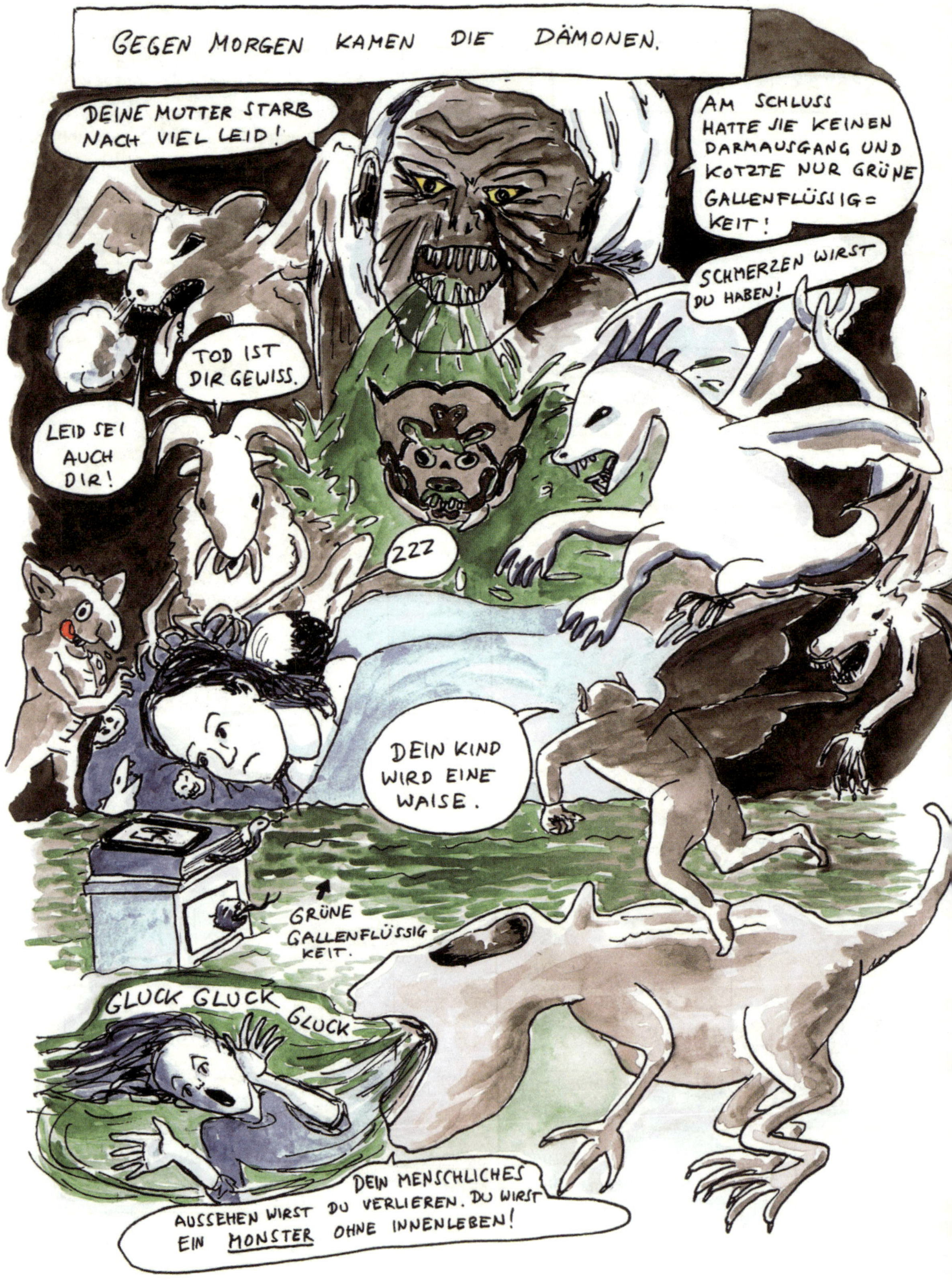
GEGEN MORGEN KAMEN DIE DÄMONEN.
DEINE MUTTER STARB NACH VIEL LEID!
AM SCHLUSS HATTE SIE KEINEN DARMAUSGANG UND KOTZTE NUR GRÜNE GALLENFLÜSSIG= KEIT!
SCHMERZEN WIRST DU HABEN!
TOD IST DIR GEWISS.
LEID SEI AUCH DIR!
ZZZ
DEIN KIND WIRD EINE WAISE.
GRÜNE GALLENFLÜSSIG= KEIT.
GLUCK GLUCK GLUCK
DEIN MENSCHLICHES AUSSEHEN WIRST DU VERLIEREN. DU WIRST EIN MONSTER OHNE INNENLEBEN!

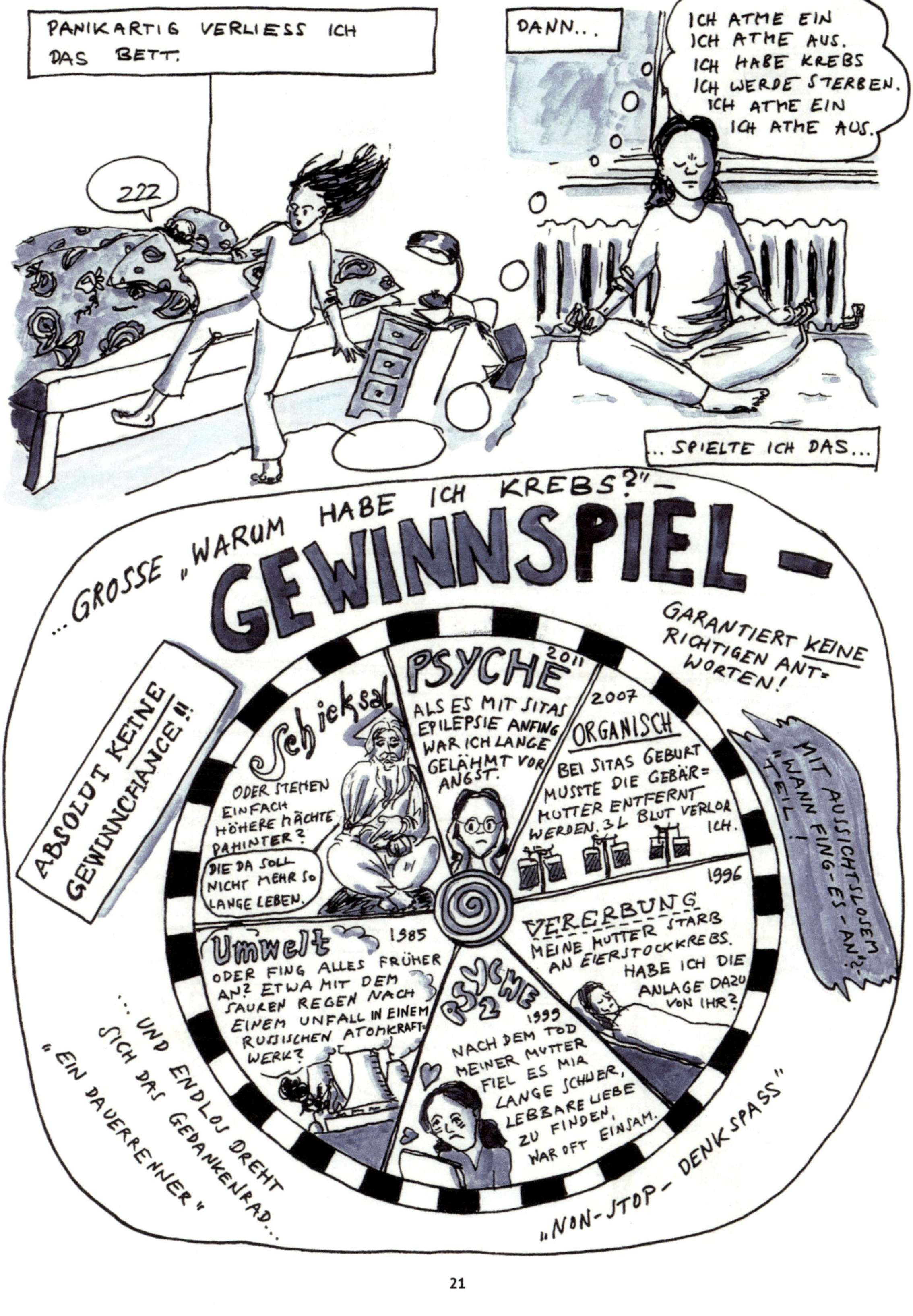
PANIKARTIG VERLIESS ICH DAS BETT.
ZZZ
DANN...
ICH ATME EIN
ICH ATME AUS.
ICH HABE KREBS
ICH WERDE STERBEN.
ICH ATME EIN
ICH ATME AUS.
...SPIELTE ICH DAS...
...GROSSE „WARUM HABE ICH KREBS?"–
GEWINNSPIEL –
GARANTIERT KEINE RICHTIGEN ANT= WORTEN!
ABSOLUT KEINE GEWINNCHANCE!!
MIT AUSSICHTSLOSEM „WANN FING-ES-AN"?-TEIL!
PSYCHE 2011
ALS ES MIT SITAS EPILEPSIE ANFING WAR ICH LANGE GELÄHMT VOR ANGST.
2007
ORGANISCH
BEI SITAS GEBURT MUSSTE DIE GEBÄR= MUTTER ENTFERNT WERDEN. 3L BLUT VERLOR ICH.
1996
VERERBUNG
MEINE MUTTER STARB AN EIERSTOCKKREBS. HABE ICH DIE ANLAGE DAZU VON IHR?
PSYCHE 2
1999
NACH DEM TOD MEINER MUTTER FIEL ES MIA LANGE SCHWER, LEBBARE LIEBE ZU FINDEN, WAR OFT EINSAM.
Umwelt
1985
ODER FING ALLES FRÜHER AN? ETWA MIT DEM SAUREN REGEN NACH EINEM UNFALL IN EINEM RUSSISCHEN ATOMKRAFT= WERK?
Schicksal
ODER STEHEN EINFACH HÖHERE MÄCHTE DAHINTER?
DIE DA SOLL NICHT MEHR SO LANGE LEBEN.
...UND ENDLOS DREHT SICH DAS GEDANKENRAD...
„EIN DAUERRENNER"
„NON-STOP-DENKSPASS"

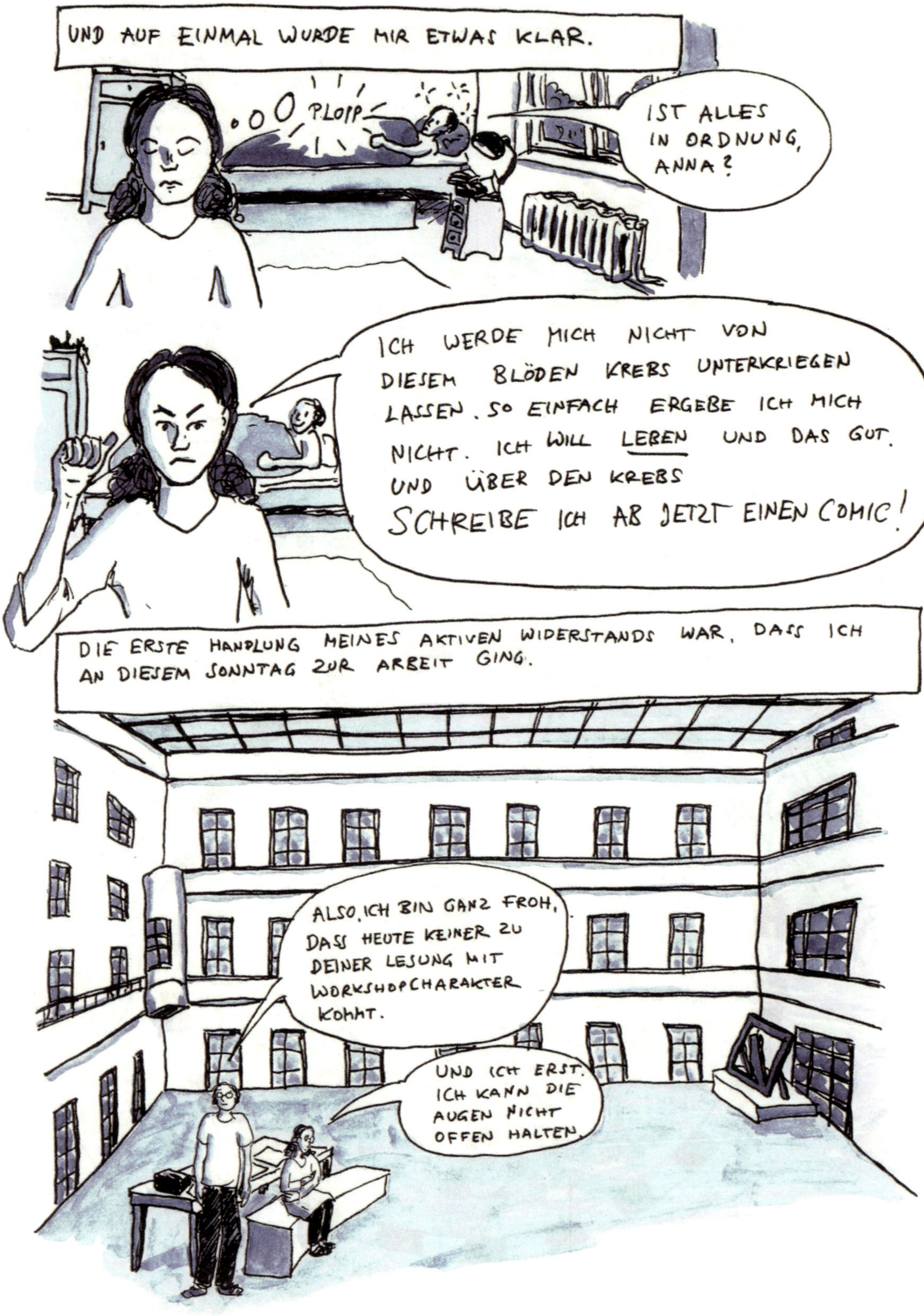
UND AUF EINMAL WURDE MIR ETWAS KLAR.
PLOPP
IST ALLES IN ORDNUNG, ANNA?
ICH WERDE MICH NICHT VON DIESEM BLÖDEN KREBS UNTERKRIEGEN LASSEN. SO EINFACH ERGEBE ICH MICH NICHT. ICH WILL LEBEN UND DAS GUT. UND ÜBER DEN KREBS SCHREIBE ICH AB JETZT EINEN COMIC!
DIE ERSTE HANDLUNG MEINES AKTIVEN WIDERSTANDS WAR, DASS ICH AN DIESEM SONNTAG ZUR ARBEIT GING.
ALSO, ICH BIN GANZ FROH, DASS HEUTE KEINER ZU DEINER LESUNG MIT WORKSHOPCHARAKTER KOMMT.
UND ICH ERST. ICH KANN DIE AUGEN NICHT OFFEN HALTEN.

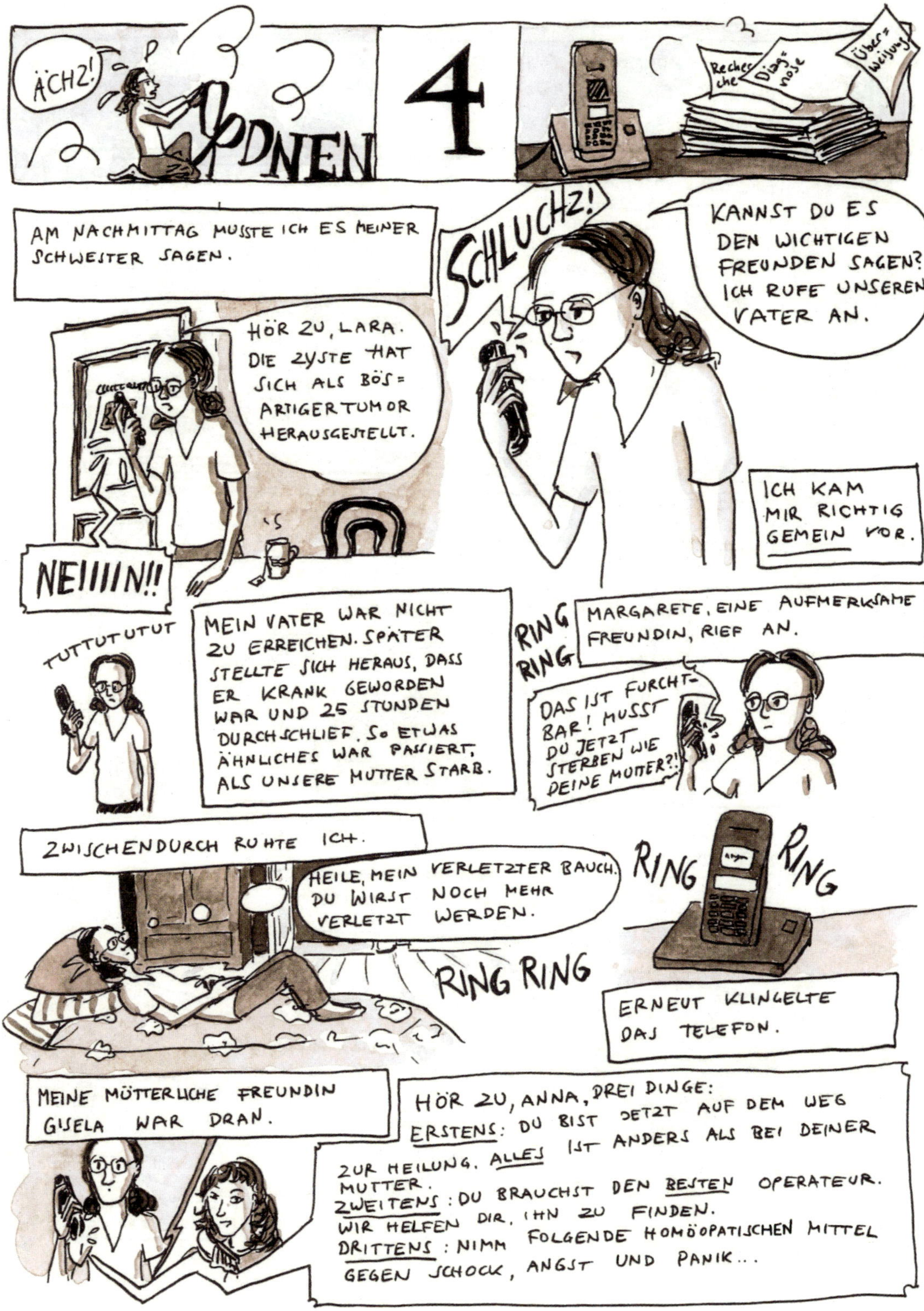
ÄCHZ!
ÖFFNEN
4
Recherche
Diagnose
Überweisung
AM NACHMITTAG MUSSTE ICH ES MEINER SCHWESTER SAGEN.
HÖR ZU, LARA. DIE ZYSTE HAT SICH ALS BÖS=ARTIGER TUMOR HERAUSGESTELLT.
NEIIIIN!!
SCHLUCHZ!
KANNST DU ES DEN WICHTIGEN FREUNDEN SAGEN? ICH RUFE UNSEREN VATER AN.
ICH KAM MIR RICHTIG GEMEIN VOR.
TUTTUTUTUT
MEIN VATER WAR NICHT ZU ERREICHEN. SPÄTER STELLTE SICH HERAUS, DASS ER KRANK GEWORDEN WAR UND 25 STUNDEN DURCHSCHLIEF. SO ETWAS ÄHNLICHES WAR PASSIERT, ALS UNSERE MUTTER STARB.
RING RING
MARGARETE, EINE AUFMERKSAME FREUNDIN, RIEF AN.
DAS IST FURCHTBAR! MUSST DU JETZT STERBEN WIE DEINE MUTTER?!
ZWISCHENDURCH RUHTE ICH.
HEILE, MEIN VERLETZTER BAUCH. DU WIRST NOCH MEHR VERLETZT WERDEN.
RING RING
RING RING
ERNEUT KLINGELTE DAS TELEFON.
MEINE MÜTTERLICHE FREUNDIN GISELA WAR DRAN.
HÖR ZU, ANNA, DREI DINGE: ERSTENS: DU BIST JETZT AUF DEM WEG ZUR HEILUNG. ALLES IST ANDERS ALS BEI DEINER MUTTER. ZWEITENS: DU BRAUCHST DEN BESTEN OPERATEUR. WIR HELFEN DIR, IHN ZU FINDEN. DRITTENS: NIMM FOLGENDE HOMÖOPATISCHEN MITTEL GEGEN SCHOCK, ANGST UND PANIK...

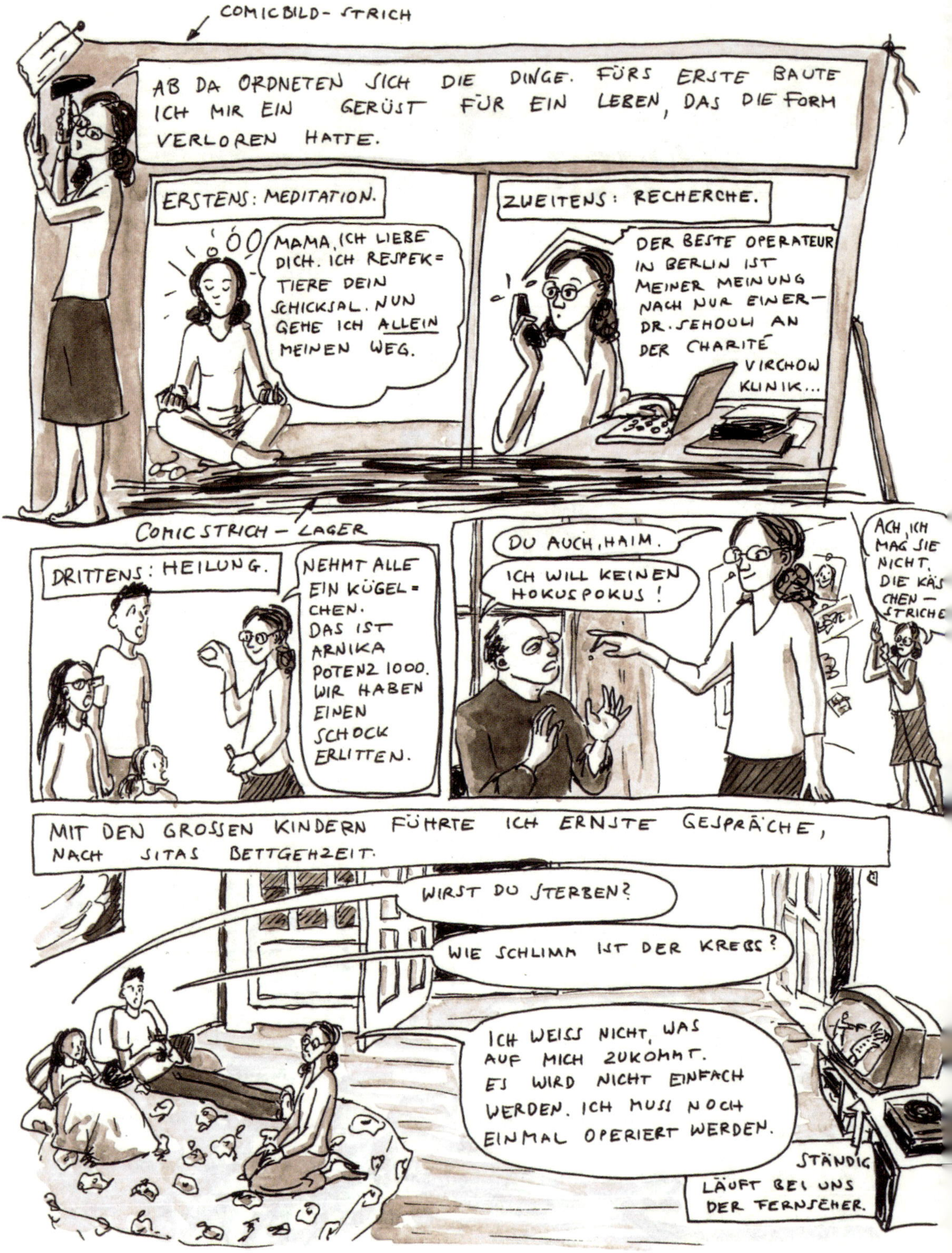
COMICBILD-STRICH
AB DA ORDNETEN SICH DIE DINGE. FÜRS ERSTE BAUTE ICH MIR EIN GERÜST FÜR EIN LEBEN, DAS DIE FORM VERLOREN HATTE.
ERSTENS: MEDITATION.
MAMA, ICH LIEBE DICH. ICH RESPEK= TIERE DEIN SCHICKSAL. NUN GEHE ICH ALLEIN MEINEN WEG.
ZWEITENS: RECHERCHE.
DER BESTE OPERATEUR IN BERLIN IST MEINER MEINUNG NACH NUR EINER- DR. SEHOULI AN DER CHARITÉ VIRCHOW KLINIK...
COMICSTRICH-LAGER
DRITTENS: HEILUNG.
NEHMT ALLE EIN KÜGEL= CHEN. DAS IST ARNIKA POTENZ 1000. WIR HABEN EINEN SCHOCK ERLITTEN.
ICH WILL KEINEN HOKUSPOKUS!
DU AUCH, HAIM.
ACH, ICH MAG SIE NICHT, DIE KÄS CHEN-STRICHE
MIT DEN GROSSEN KINDERN FÜHRTE ICH ERNSTE GESPRÄCHE, NACH SITAS BETTGEHZEIT.
WIRST DU STERBEN?
WIE SCHLIMM IST DER KREBS?
ICH WEISS NICHT, WAS AUF MICH ZUKOMMT. ES WIRD NICHT EINFACH WERDEN. ICH MUSS NOCH EINMAL OPERIERT WERDEN.
STÄNDIG LÄUFT BEI UNS DER FERNSEHER.

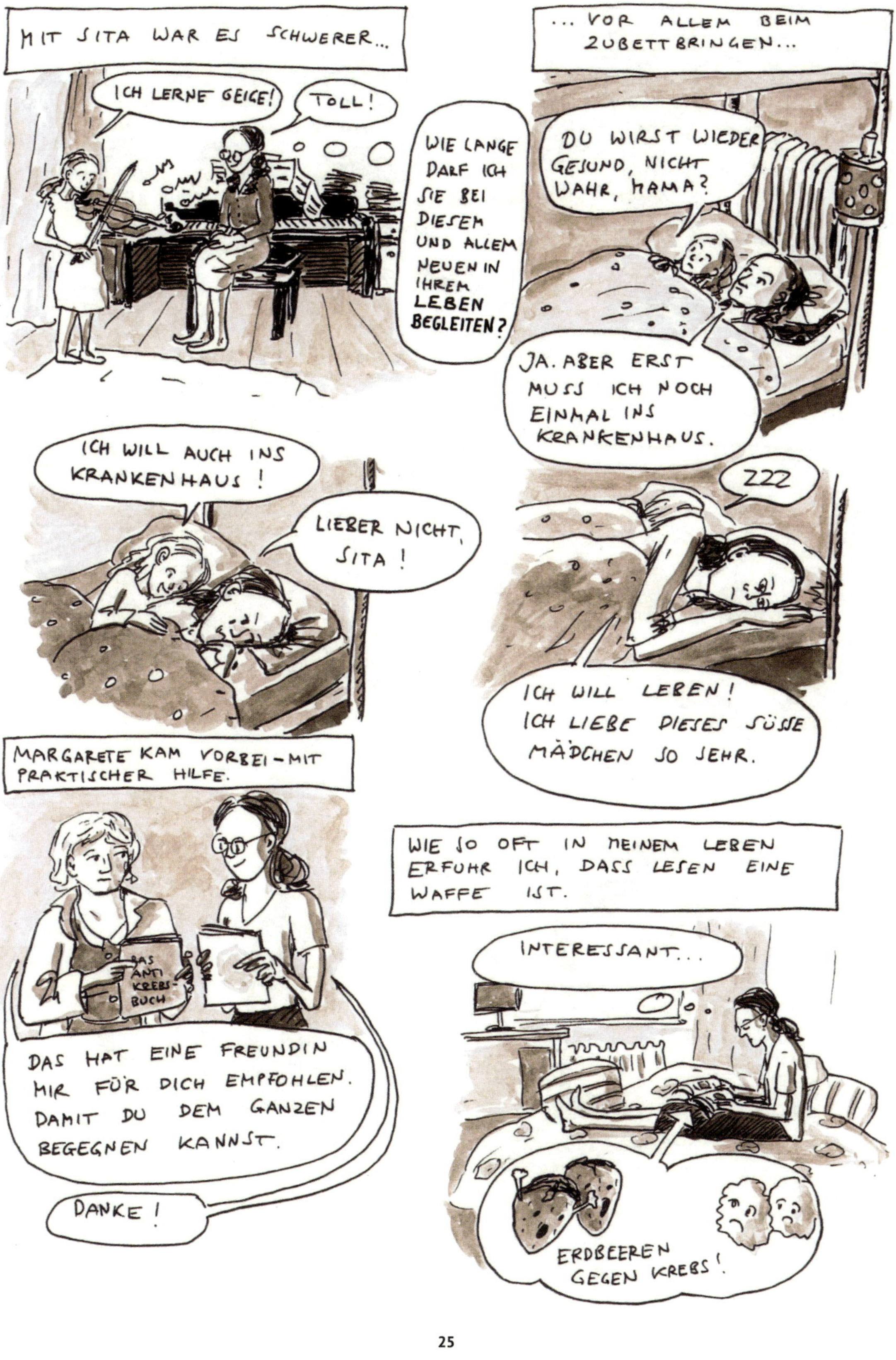
MIT SITA WAR ES SCHWERER...
ICH LERNE GEIGE!
TOLL!
WIE LANGE DARF ICH SIE BEI DIESEM UND ALLEM NEUEN IN IHREM LEBEN BEGLEITEN?
... VOR ALLEM BEIM ZUBETTBRINGEN...
DU WIRST WIEDER GESUND, NICHT WAHR, MAMA?
JA. ABER ERST MUSS ICH NOCH EINMAL INS KRANKENHAUS.
ICH WILL AUCH INS KRANKENHAUS!
LIEBER NICHT, SITA!
ZZZ
ICH WILL LEBEN! ICH LIEBE DIESES SÜSSE MÄDCHEN SO SEHR.
MARGARETE KAM VORBEI – MIT PRAKTISCHER HILFE.
DAS ANTI KREBS-BUCH
DAS HAT EINE FREUNDIN MIR FÜR DICH EMPFOHLEN. DAMIT DU DEM GANZEN BEGEGNEN KANNST.
DANKE!
WIE SO OFT IN MEINEM LEBEN ERFUHR ICH, DASS LESEN EINE WAFFE IST.
INTERESSANT...
ERDBEEREN GEGEN KREBS!

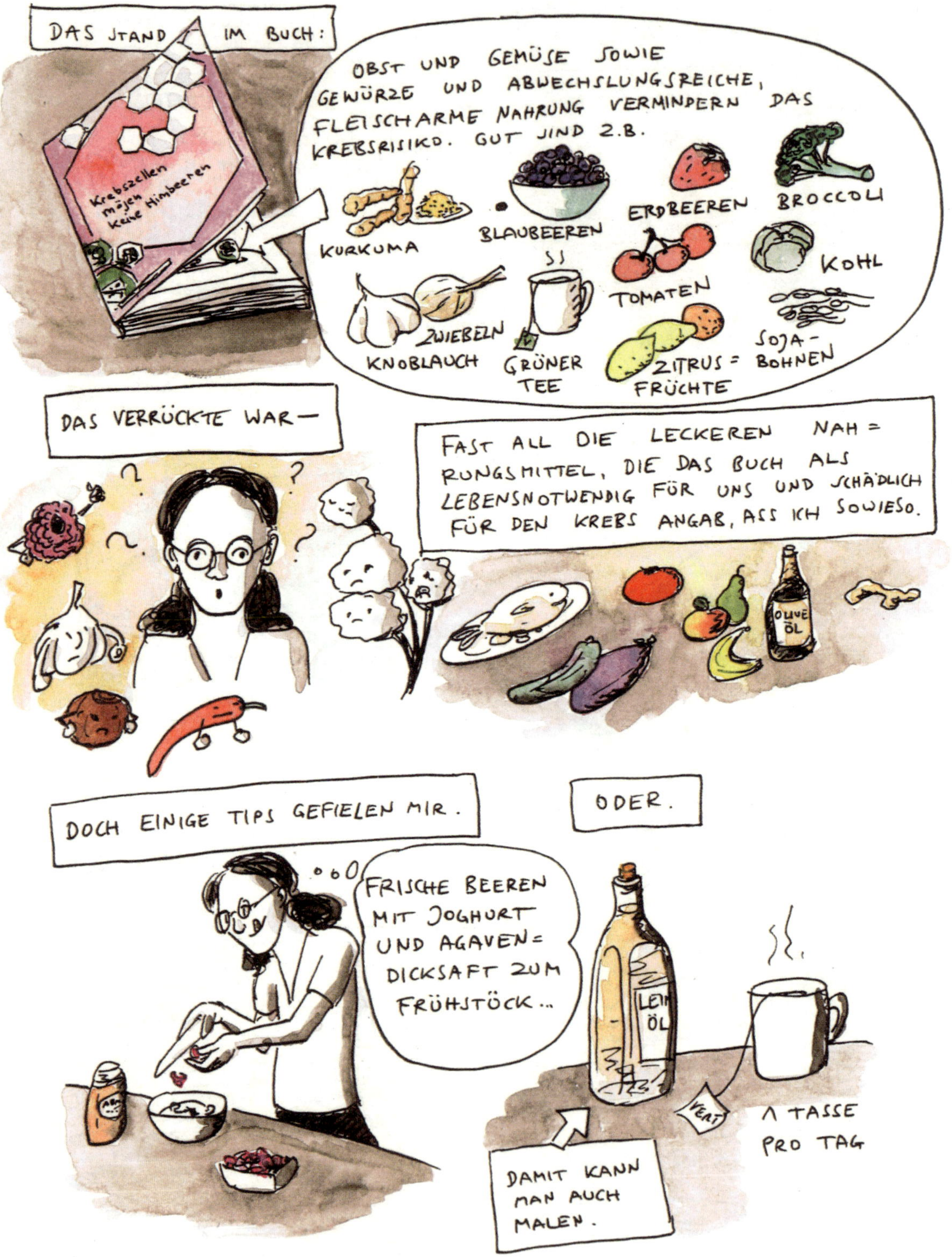
DAS STAND IM BUCH:
Krebszellen mögen keine Himbeeren
OBST UND GEMÜSE SOWIE GEWÜRZE UND ABWECHSLUNGSREICHE, FLEISCHARME NAHRUNG VERMINDERN DAS KREBSRISIKO. GUT SIND Z.B.
KURKUMA
BLAUBEEREN
ERDBEEREN
BROCCOLI
KOHL
ZWIEBELN
KNOBLAUCH
GRÜNER TEE
TOMATEN
ZITRUS= FRÜCHTE
SOJA- BOHNEN
DAS VERRÜCKTE WAR—
FAST ALL DIE LECKEREN NAH= RUNGSMITTEL, DIE DAS BUCH ALS LEBENSNOTWENDIG FÜR UNS UND SCHÄDLICH FÜR DEN KREBS ANGAB, ASS ICH SOWIESO.
OLIVE ÖL
DOCH EINIGE TIPS GEFIELEN MIR.
FRISCHE BEEREN MIT JOGHURT UND AGAVEN= DICKSAFT ZUM FRÜHSTÜCK...
ODER.
LEIN ÖL
1 TASSE PRO TAG
DAMIT KANN MAN AUCH MALEN.

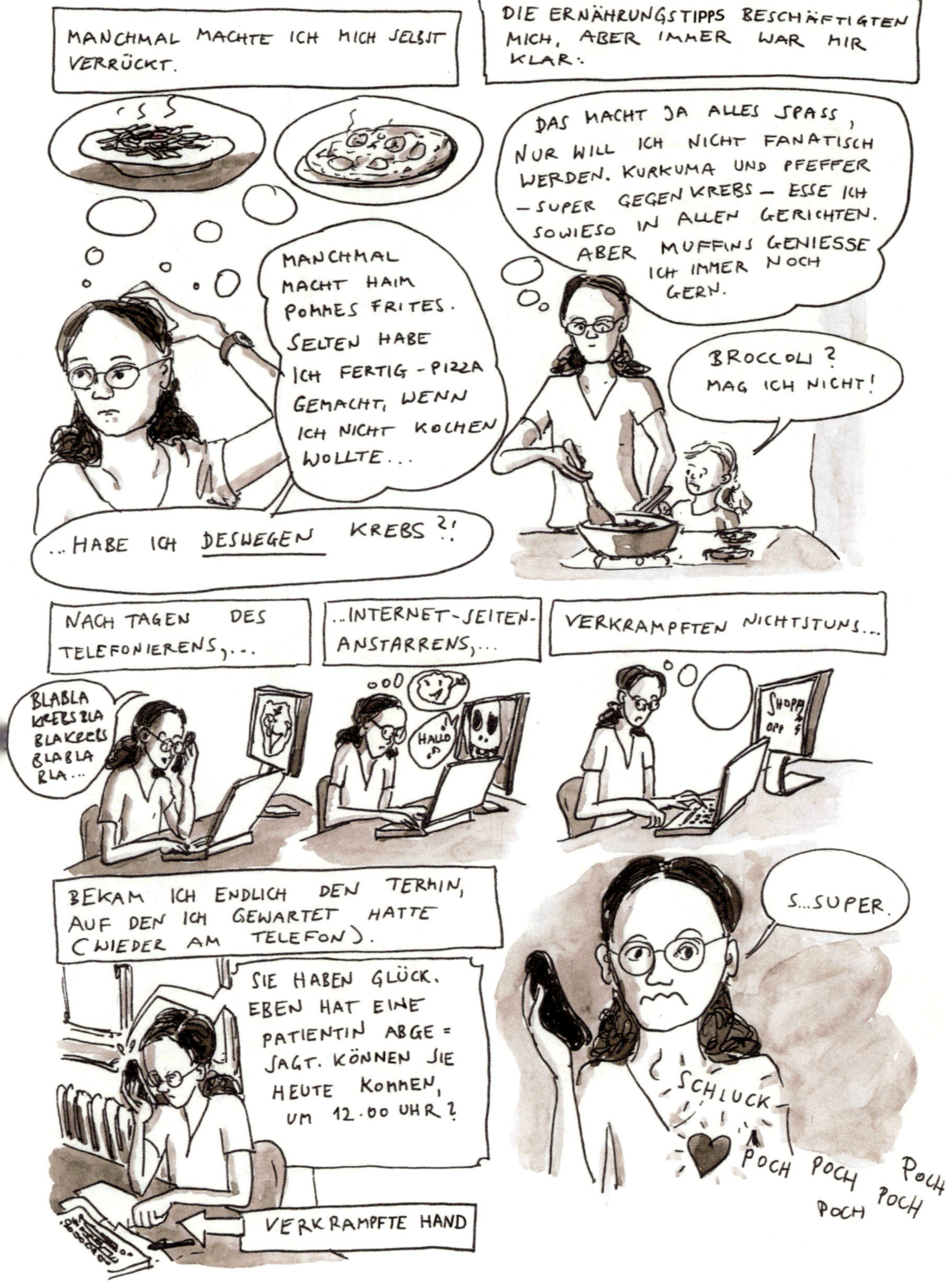
MANCHMAL MACHTE ICH MICH SELBST VERRÜCKT.
MANCHMAL MACHT HAIM POMMES FRITES. SELTEN HABE ICH FERTIG-PIZZA GEMACHT, WENN ICH NICHT KOCHEN WOLLTE...
...HABE ICH DESWEGEN KREBS?!
DIE ERNÄHRUNGSTIPPS BESCHÄFTIGTEN MICH, ABER IMMER WAR MIR KLAR:
DAS MACHT JA ALLES SPASS, NUR WILL ICH NICHT FANATISCH WERDEN. KURKUMA UND PFEFFER – SUPER GEGEN KREBS – ESSE ICH SOWIESO IN ALLEN GERICHTEN. ABER MUFFINS GENIESSE ICH IMMER NOCH GERN.
BROCCOLI? MAG ICH NICHT!
NACH TAGEN DES TELEFONIERENS,...
BLABLA KREBS BLA BLAKREBS BLABLA BLA...
...INTERNET-SEITEN-ANSTARRENS,...
HALLO
VERKRAMPFTEN NICHTSTUNS...
BEKAM ICH ENDLICH DEN TERMIN, AUF DEN ICH GEWARTET HATTE (WIEDER AM TELEFON).
SIE HABEN GLÜCK. EBEN HAT EINE PATIENTIN ABGE= SAGT. KÖNNEN SIE HEUTE KOMMEN, UM 12.00 UHR?
VERKRAMPFTE HAND
S...SUPER.
SCHLUCK
POCH POCH POCH POCH POCH

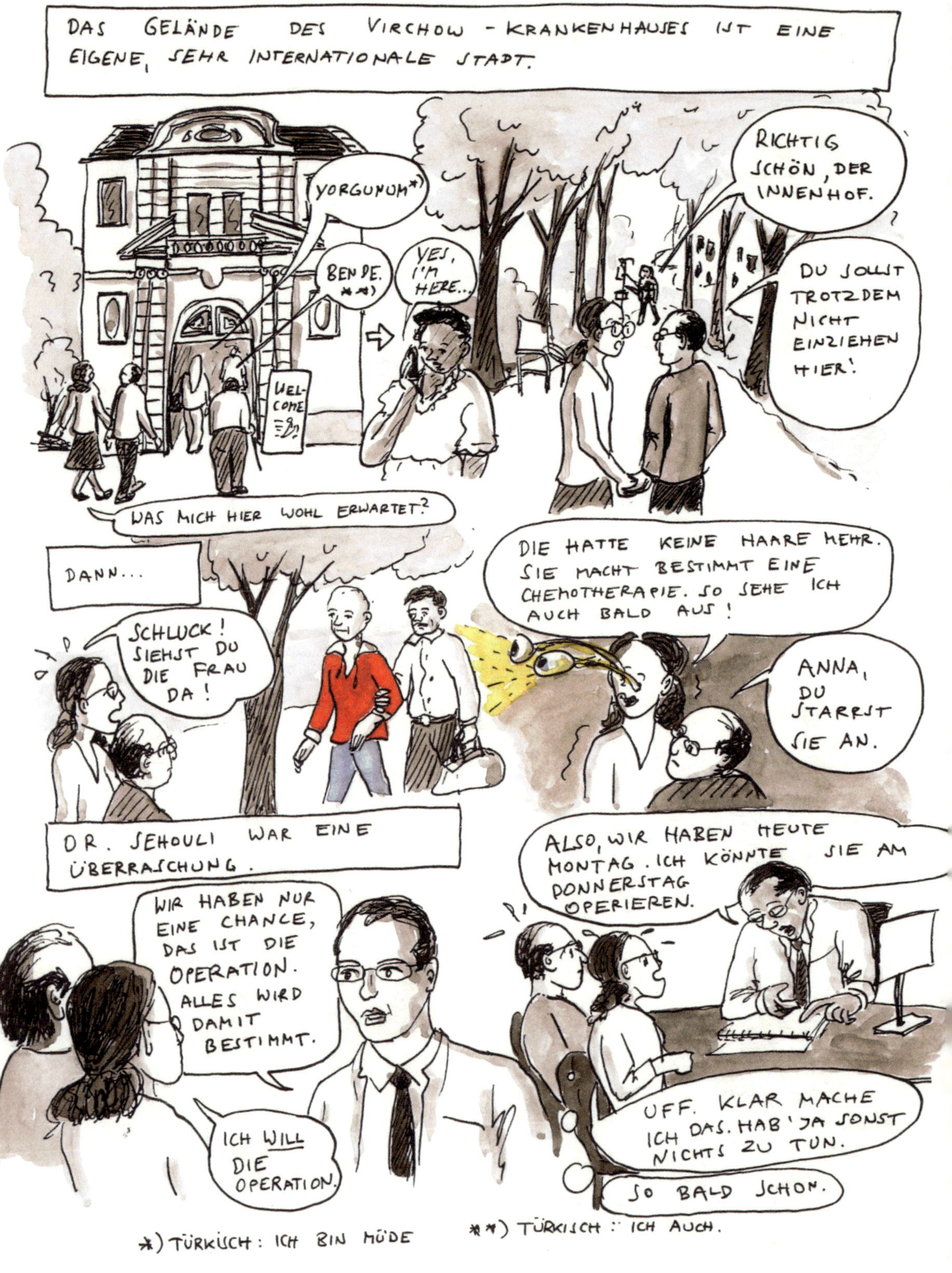

*) TÜRKISCH: ICH BIN MÜDE

**) TÜRKISCH: ICH AUCH.

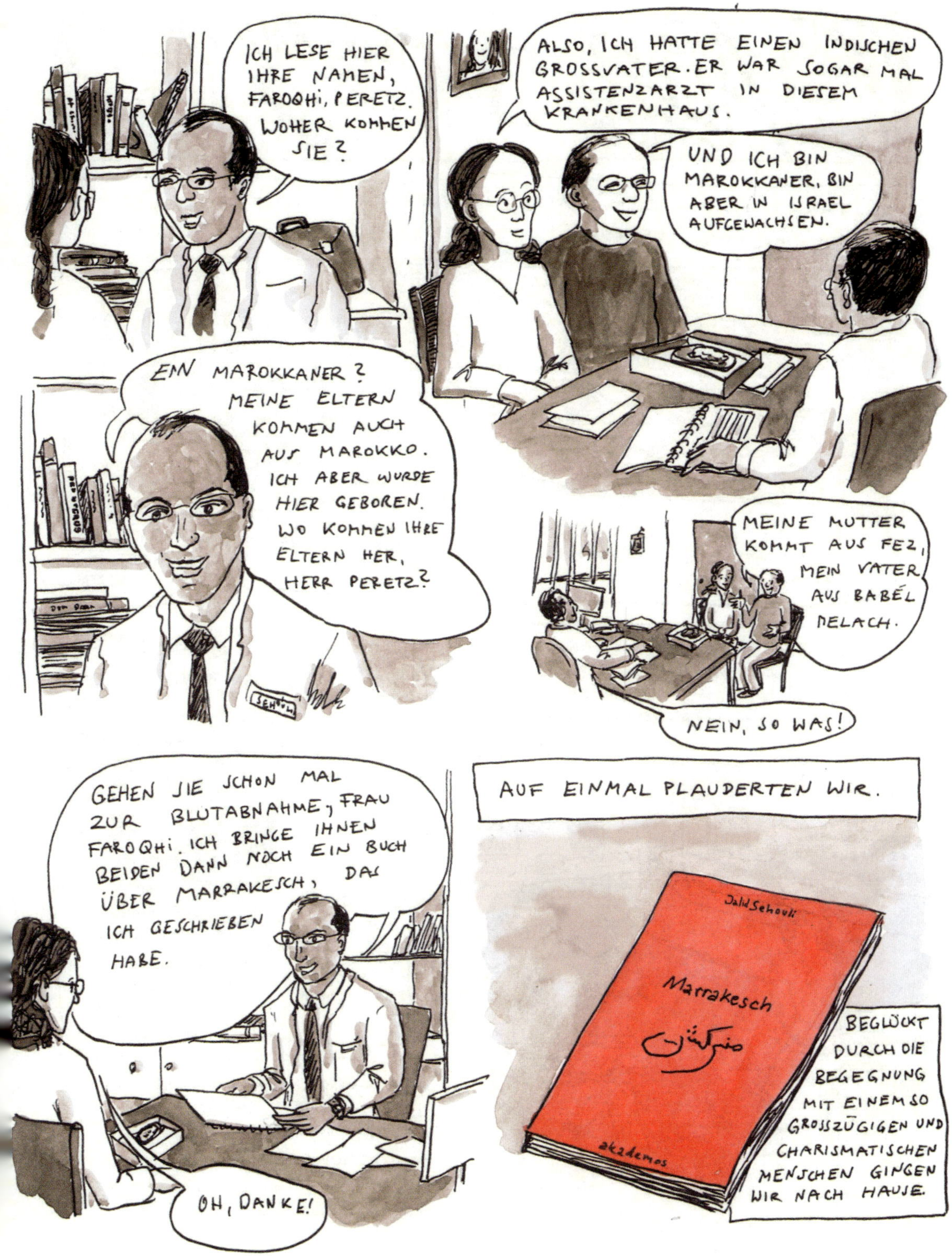
ICH LESE HIER IHRE NAMEN, FAROQHI, PERETZ. WOHER KOMMEN SIE?
ALSO, ICH HATTE EINEN INDISCHEN GROSSVATER. ER WAR SOGAR MAL ASSISTENZARZT IN DIESEM KRANKENHAUS.
UND ICH BIN MAROKKANER, BIN ABER IN ISRAEL AUFGEWACHSEN.
EIN MAROKKANER? MEINE ELTERN KOMMEN AUCH AUS MAROKKO. ICH ABER WURDE HIER GEBOREN. WO KOMMEN IHRE ELTERN HER, HERR PERETZ?
MEINE MUTTER KOMMT AUS FEZ, MEIN VATER AUS BABÉL MELACH.
NEIN, SO WAS!
GEHEN SIE SCHON MAL ZUR BLUTABNAHME, FRAU FAROQHI. ICH BRINGE IHNEN BEIDEN DANN NOCH EIN BUCH ÜBER MARRAKESCH, DAS ICH GESCHRIEBEN HABE.
OH, DANKE!
AUF EINMAL PLAUDERTEN WIR.
Jalid Sehouli
Marrakesch
akademos
BEGLÜCKT DURCH DIE BEGEGNUNG MIT EINEM SO GROSSZÜGIGEN UND CHARISMATISCHEN MENSCHEN GINGEN WIR NACH HAUSE.

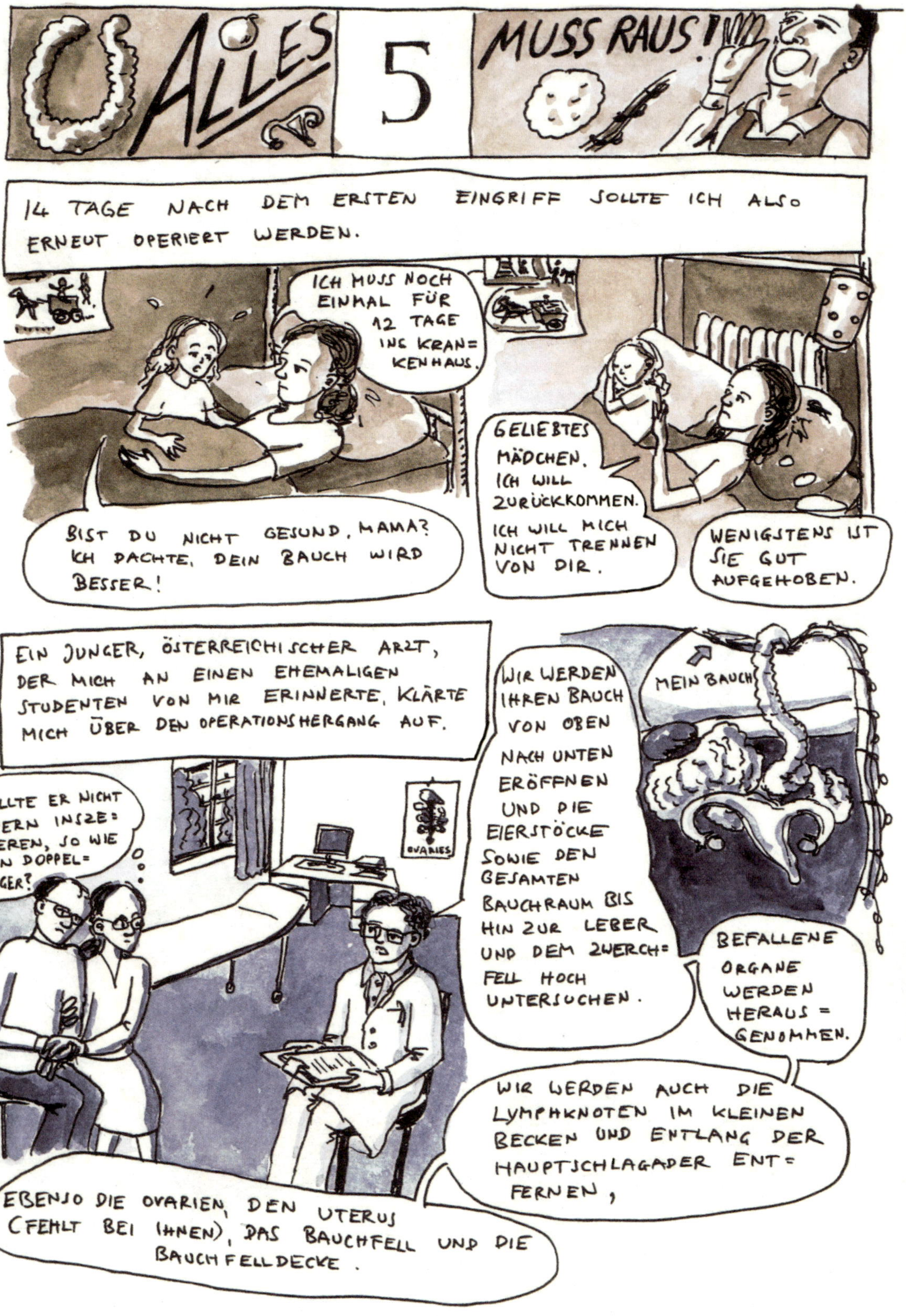
ALLES
5
MUSS RAUS!
14 TAGE NACH DEM ERSTEN EINGRIFF SOLLTE ICH ALSO ERNEUT OPERIERT WERDEN.
ICH MUSS NOCH EINMAL FÜR 12 TAGE INS KRANKENHAUS.
BIST DU NICHT GESUND, MAMA? ICH DACHTE, DEIN BAUCH WIRD BESSER!
GELIEBTES MÄDCHEN. ICH WILL ZURÜCKKOMMEN. ICH WILL MICH NICHT TRENNEN VON DIR.
WENIGSTENS IST SIE GUT AUFGEHOBEN.
EIN JUNGER, ÖSTERREICHISCHER ARZT, DER MICH AN EINEN EHEMALIGEN STUDENTEN VON MIR ERINNERTE, KLÄRTE MICH ÜBER DEN OPERATIONSHERGANG AUF.
SOLLTE ER NICHT OPERN INSZENIEREN, SO WIE SEIN DOPPELGÄNGER?
OVARIES
WIR WERDEN IHREN BAUCH VON OBEN NACH UNTEN ERÖFFNEN UND DIE EIERSTÖCKE SOWIE DEN GESAMTEN BAUCHRAUM BIS HIN ZUR LEBER UND DEM ZWERCHFELL HOCH UNTERSUCHEN.
MEIN BAUCH
BEFALLENE ORGANE WERDEN HERAUSGENOMMEN.
WIR WERDEN AUCH DIE LYMPHKNOTEN IM KLEINEN BECKEN UND ENTLANG DER HAUPTSCHLAGADER ENTFERNEN,
EBENSO DIE OVARIEN, DEN UTERUS (FEHLT BEI IHNEN), DAS BAUCHFELL UND DIE BAUCHFELLDECKE.

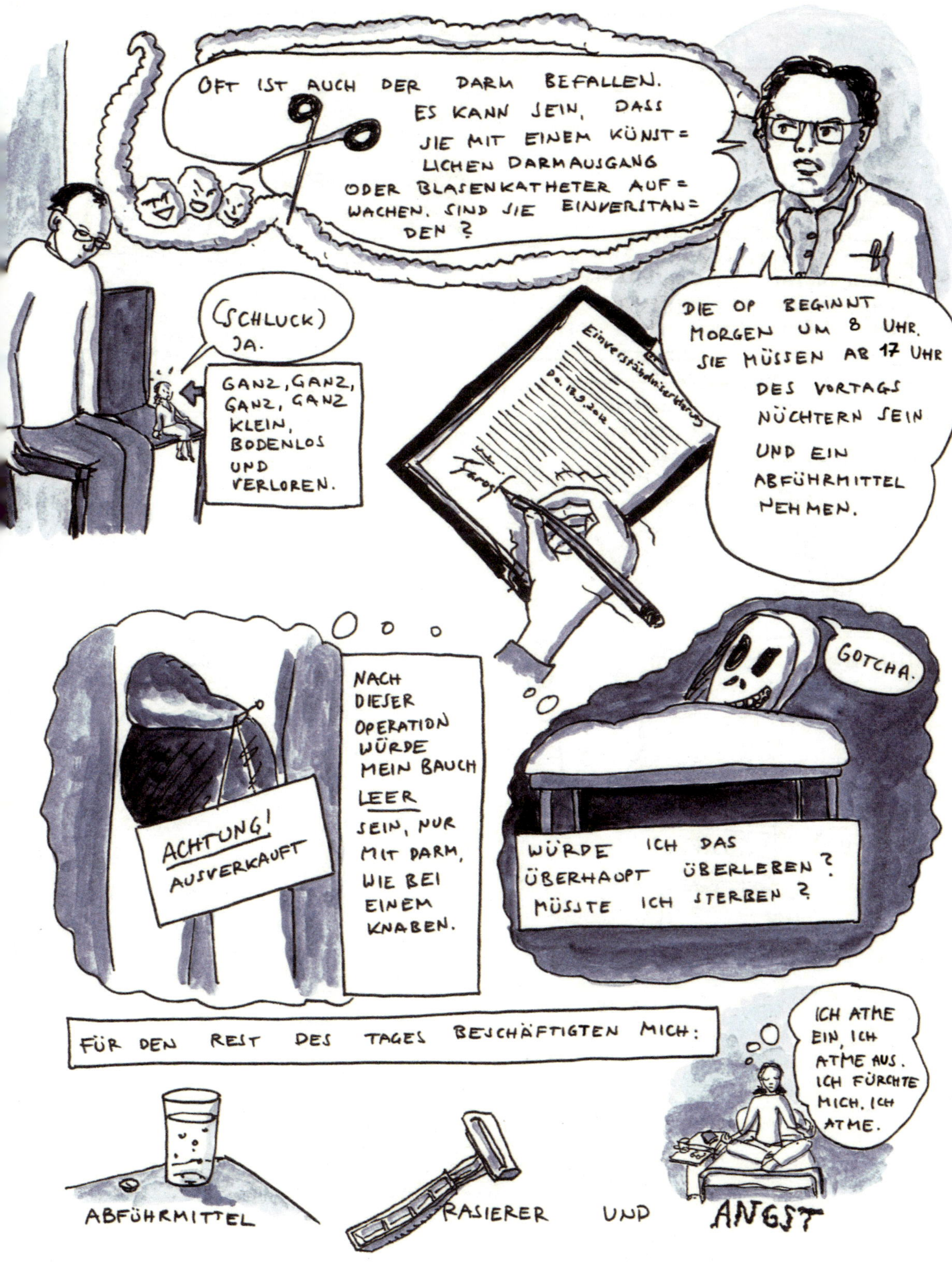
OFT IST AUCH DER DARM BEFALLEN. ES KANN SEIN, DASS SIE MIT EINEM KÜNST= LICHEN DARMAUSGANG ODER BLASENKATHETER AUF= WACHEN. SIND SIE EINVERSTAN= DEN?
(SCHLUCK) JA.
GANZ, GANZ, GANZ, GANZ KLEIN, BODENLOS UND VERLOREN.
Einverständniserklärung
Do. 13.9.2012
DIE OP BEGINNT MORGEN UM 8 UHR. SIE MÜSSEN AB 17 UHR DES VORTAGS NÜCHTERN SEIN UND EIN ABFÜHRMITTEL NEHMEN.
ACHTUNG! AUSVERKAUFT
NACH DIESER OPERATION WÜRDE MEIN BAUCH LEER SEIN, NUR MIT DARM, WIE BEI EINEM KNABEN.
GOTCHA.
WÜRDE ICH DAS ÜBERHAUPT ÜBERLEBEN? MÜSSTE ICH STERBEN?
FÜR DEN REST DES TAGES BESCHÄFTIGTEN MICH:
ICH ATME EIN, ICH ATME AUS. ICH FÜRCHTE MICH. ICH ATME.
ABFÜHRMITTEL
RASIERER
UND
ANGST

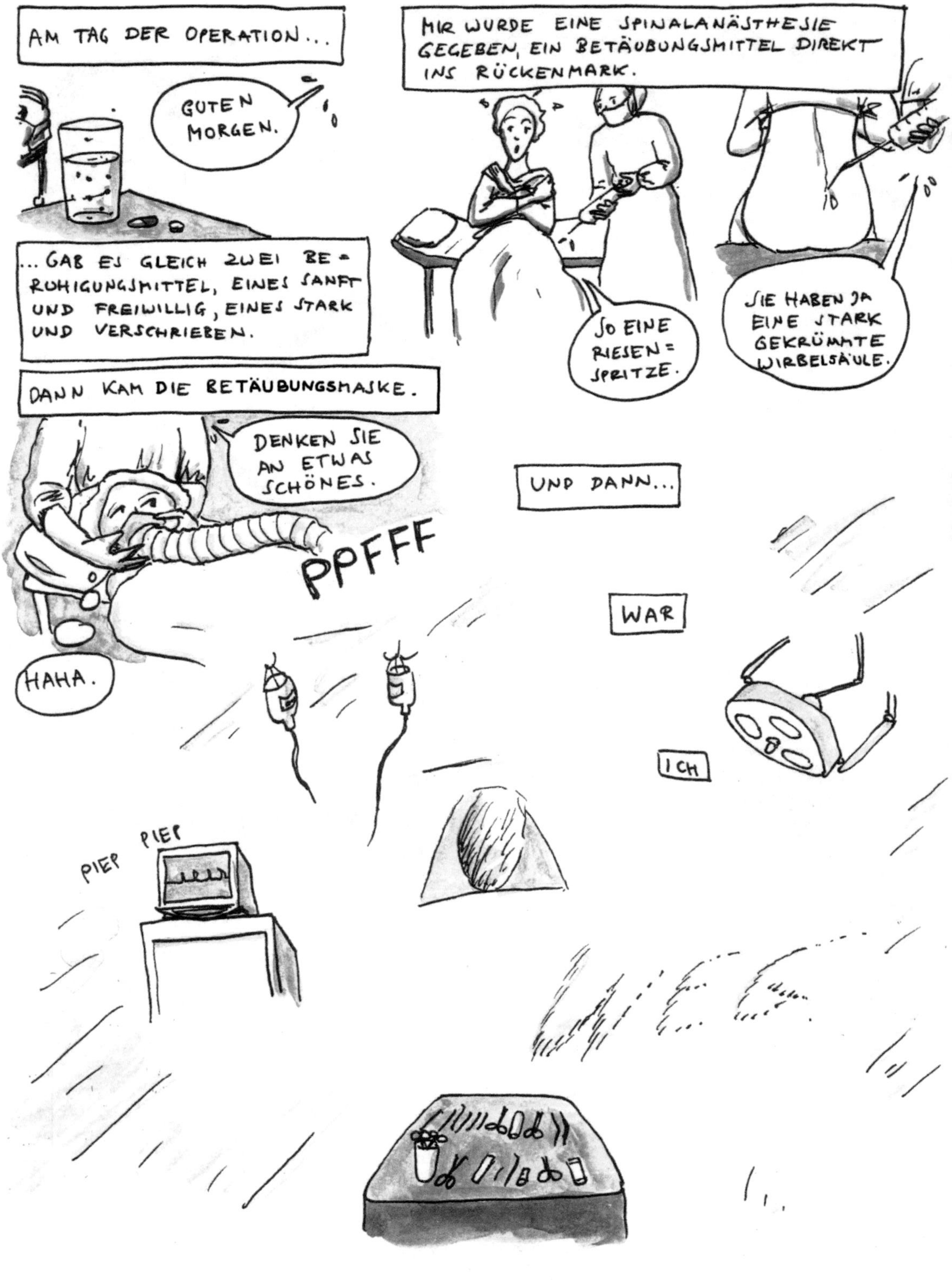
AM TAG DER OPERATION...
GUTEN MORGEN.
...GAB ES GLEICH ZWEI BERUHIGUNGSMITTEL, EINES SANFT UND FREIWILLIG, EINES STARK UND VERSCHRIEBEN.
MIR WURDE EINE SPINALANÄSTHESIE GEGEBEN, EIN BETÄUBUNGSMITTEL DIREKT INS RÜCKENMARK.
SO EINE RIESEN=SPRITZE.
SIE HABEN JA EINE STARK GEKRÜMMTE WIRBELSÄULE.
DANN KAM DIE BETÄUBUNGSMASKE.
DENKEN SIE AN ETWAS SCHÖNES.
PPFFF
HAHA.
UND DANN...
WAR
ICH
PIEP PIEP

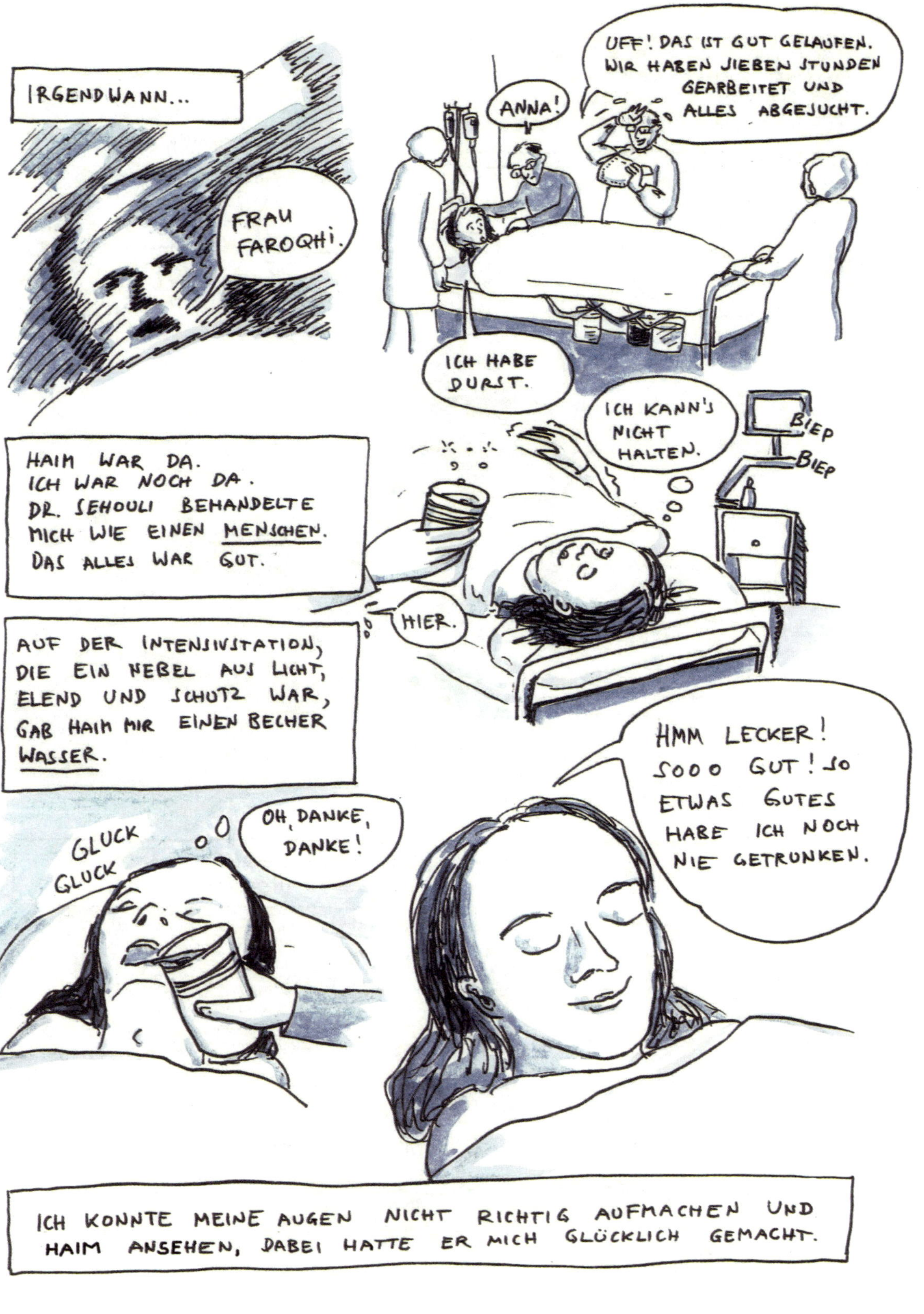
IRGENDWANN...
FRAU FAROQHI.
ANNA!
UFF! DAS IST GUT GELAUFEN. WIR HABEN SIEBEN STUNDEN GEARBEITET UND ALLES ABGESUCHT.
ICH HABE DURST.
HAIM WAR DA.
ICH WAR NOCH DA.
DR. SEHOULI BEHANDELTE MICH WIE EINEN MENSCHEN.
DAS ALLES WAR GUT.
ICH KANN'S NICHT HALTEN.
BIEP
BIEP
HIER.
AUF DER INTENSIVSTATION, DIE EIN NEBEL AUS LICHT, ELEND UND SCHUTZ WAR, GAB HAIM MIR EINEN BECHER WASSER.
GLUCK GLUCK
OH, DANKE, DANKE!
HMM LECKER! SOOO GUT! SO ETWAS GUTES HABE ICH NOCH NIE GETRUNKEN.
ICH KONNTE MEINE AUGEN NICHT RICHTIG AUFMACHEN UND HAIM ANSEHEN, DABEI HATTE ER MICH GLÜCKLICH GEMACHT.

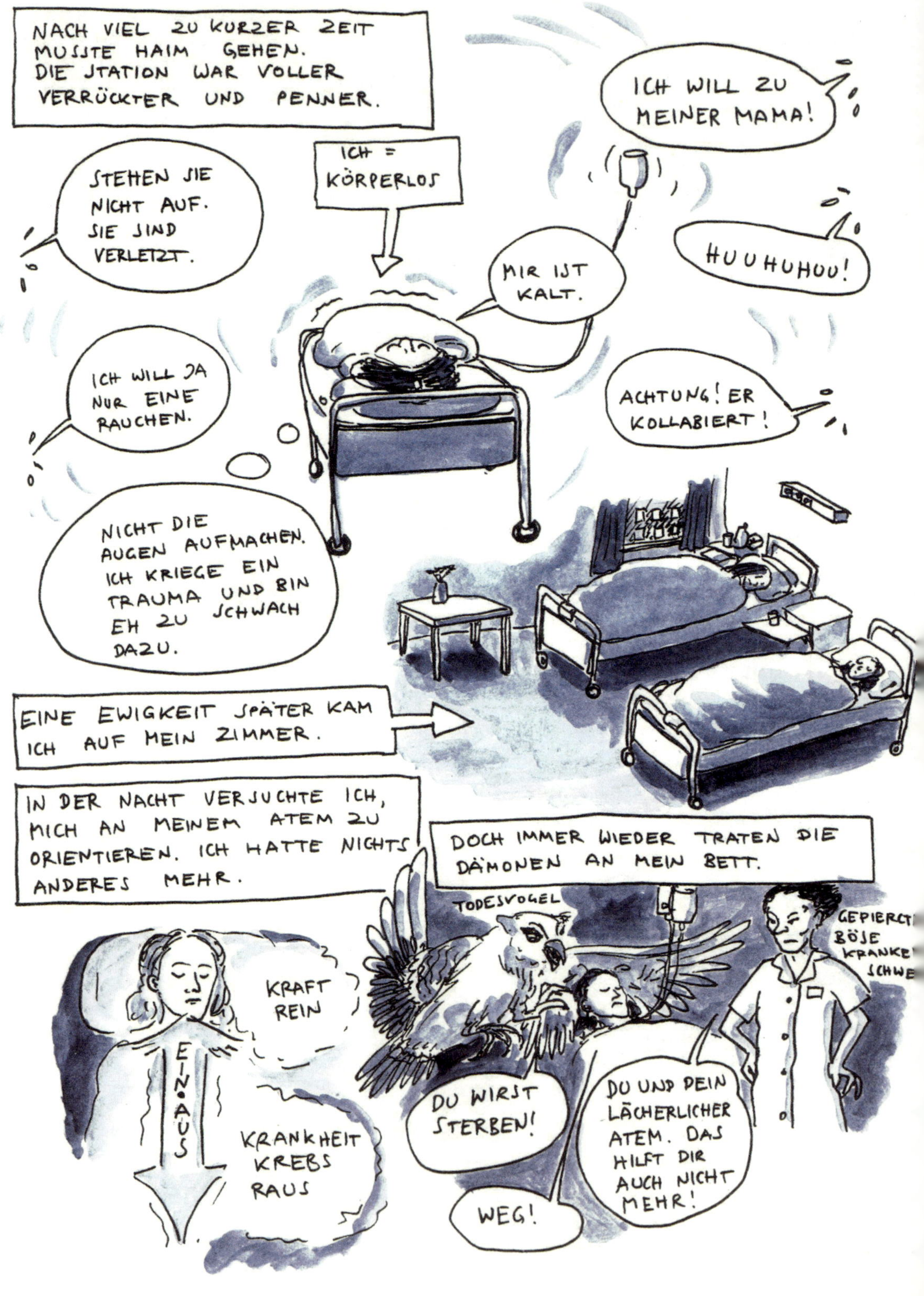

NACH VIEL ZU KURZER ZEIT MUSSTE HAIM GEHEN. DIE STATION WAR VOLLER VERRÜCKTER UND PENNER.
ICH WILL ZU MEINER MAMA!
STEHEN SIE NICHT AUF. SIE SIND VERLETZT.
ICH = KÖRPERLOS
MIR IST KALT.
HUUHUHUU!
ICH WILL JA NUR EINE RAUCHEN.
ACHTUNG! ER KOLLABIERT!
NICHT DIE AUGEN AUFMACHEN. ICH KRIEGE EIN TRAUMA UND BIN EH ZU SCHWACH DAZU.
EINE EWIGKEIT SPÄTER KAM ICH AUF MEIN ZIMMER.
IN DER NACHT VERSUCHTE ICH, MICH AN MEINEM ATEM ZU ORIENTIEREN. ICH HATTE NICHTS ANDERES MEHR.
DOCH IMMER WIEDER TRATEN DIE DÄMONEN AN MEIN BETT.
TODESVOGEL
GEPIERCT
BÖSE
KRANKE
SCHWE
KRAFT REIN
EIN • AUS
KRANKHEIT KREBS RAUS
DU WIRST STERBEN!
DU UND DEIN LÄCHERLICHER ATEM. DAS HILFT DIR AUCH NICHT MEHR!
WEG!

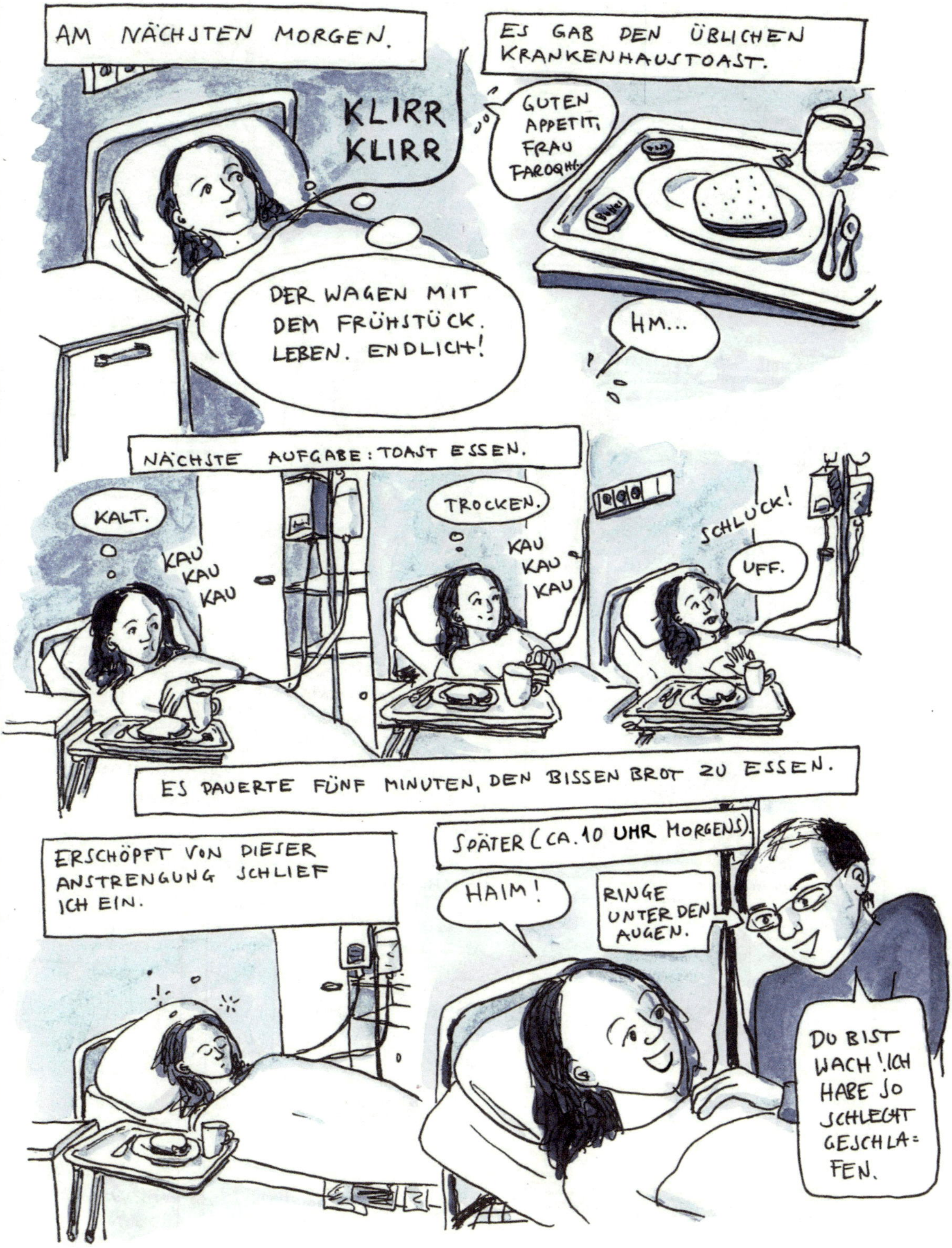
AM NÄCHSTEN MORGEN.
KLIRR KLIRR
DER WAGEN MIT DEM FRÜHSTÜCK. LEBEN. ENDLICH!
ES GAB DEN ÜBLICHEN KRANKENHAUSTOAST.
GUTEN APPETIT, FRAU FAROQH...
HM...
NÄCHSTE AUFGABE: TOAST ESSEN.
KALT.
KAU KAU KAU
TROCKEN.
KAU KAU KAU
SCHLUCK!
UFF.
ES DAUERTE FÜNF MINUTEN, DEN BISSEN BROT ZU ESSEN.
ERSCHÖPFT VON DIESER ANSTRENGUNG SCHLIEF ICH EIN.
SPÄTER (CA. 10 UHR MORGENS).
HAIM!
RINGE UNTER DEN AUGEN.
DU BIST WACH! ICH HABE SO SCHLECHT GESCHLA= FEN.

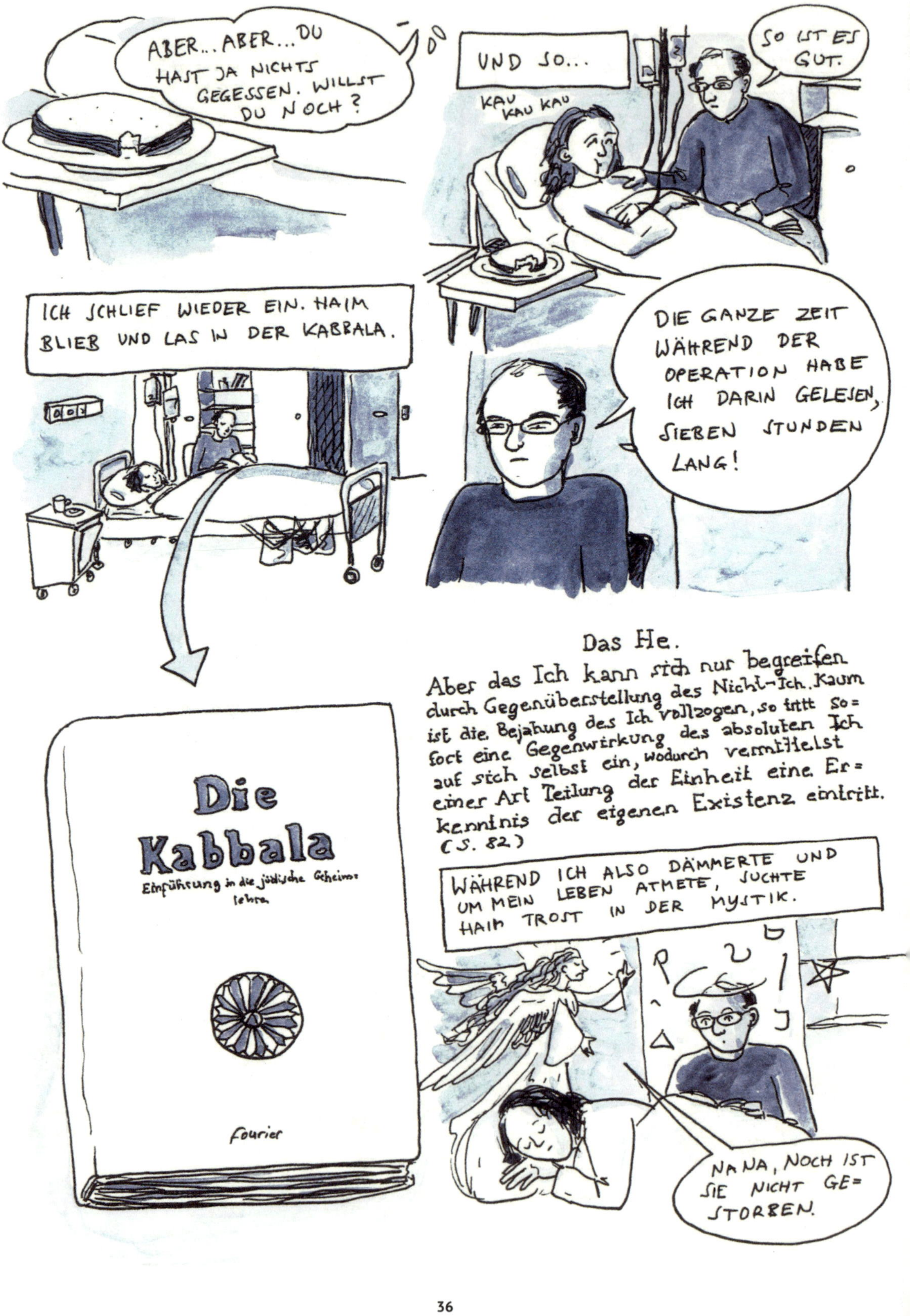
ABER... ABER... DU HAST JA NICHTS GEGESSEN. WILLST DU NOCH?
UND SO...
KAU KAU KAU
SO IST ES GUT.
ICH SCHLIEF WIEDER EIN. HAIM BLIEB UND LAS IN DER KABBALA.
DIE GANZE ZEIT WÄHREND DER OPERATION HABE ICH DARIN GELESEN, SIEBEN STUNDEN LANG!
Die Kabbala
Einführung in die jüdische Geheim=
lehre
fourier
Das He.
Aber das Ich kann sich nur begreifen
durch Gegenüberstellung des Nicht-Ich. Kaum
ist die Bejahung des Ich vollzogen, so tritt so=
fort eine Gegenwirkung des absoluten Ich
auf sich selbst ein, wodurch vermittelst
einer Art Teilung der Einheit eine Er=
kenntnis der eigenen Existenz eintritt.
(S. 82)
WÄHREND ICH ALSO DÄMMERTE UND UM MEIN LEBEN ATMETE, SUCHTE HAIM TROST IN DER MYSTIK.
NA NA, NOCH IST SIE NICHT GE= STORBEN.

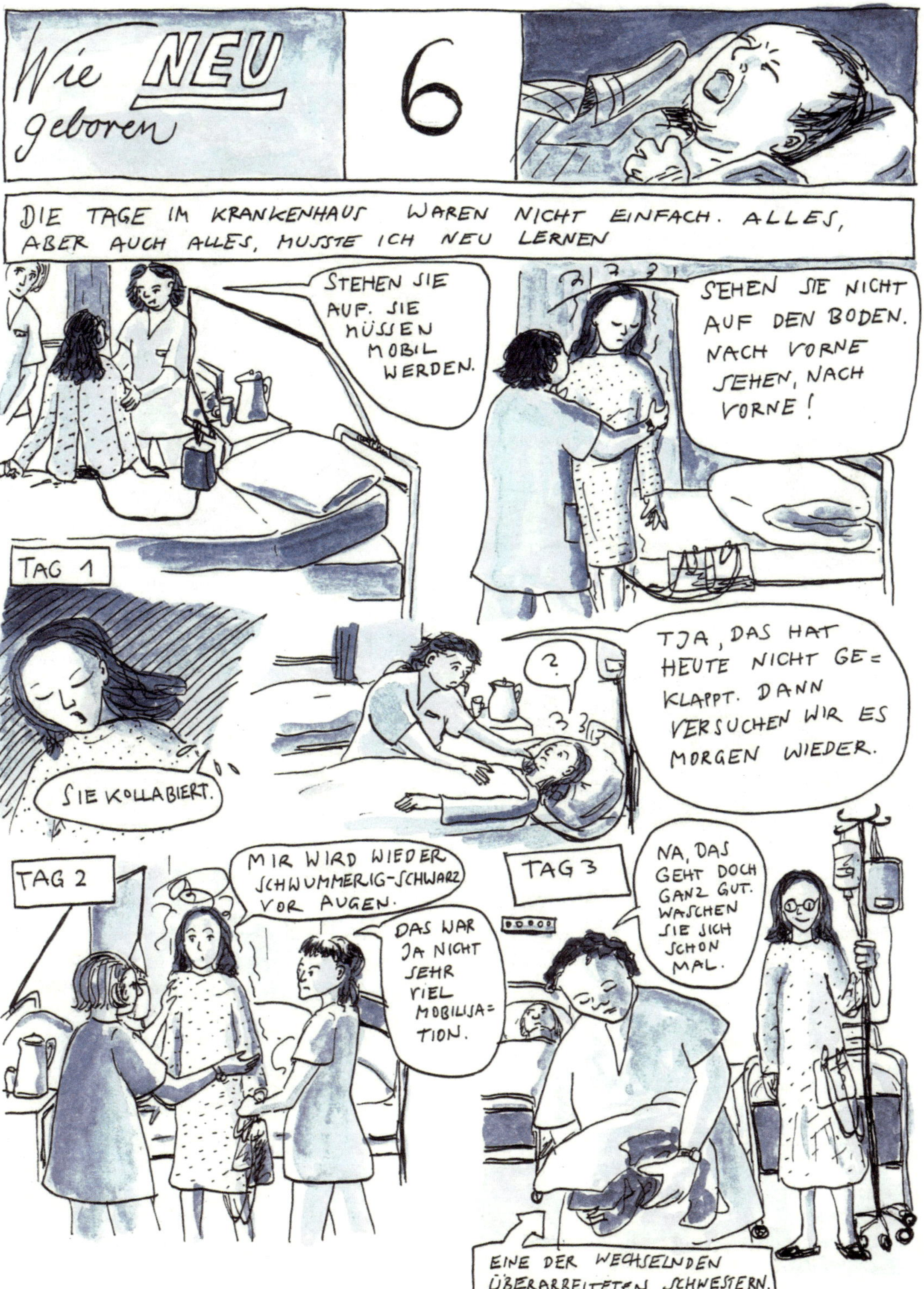

Wie NEU geboren
6
DIE TAGE IM KRANKENHAUS WAREN NICHT EINFACH. ALLES, ABER AUCH ALLES, MUSSTE ICH NEU LERNEN
STEHEN SIE AUF. SIE MÜSSEN MOBIL WERDEN.
SEHEN SIE NICHT AUF DEN BODEN. NACH VORNE SEHEN, NACH VORNE!
TAG 1
SIE KOLLABIERT.
?
TJA, DAS HAT HEUTE NICHT GE=KLAPPT. DANN VERSUCHEN WIR ES MORGEN WIEDER.
TAG 2
MIR WIRD WIEDER SCHWUMMERIG-SCHWARZ VOR AUGEN.
DAS WAR JA NICHT SEHR VIEL MOBILISA=TION.
TAG 3
NA, DAS GEHT DOCH GANZ GUT. WASCHEN SIE SICH SCHON MAL.
EINE DER WECHSELNDEN ÜBERARBEITETEN SCHWESTERN.

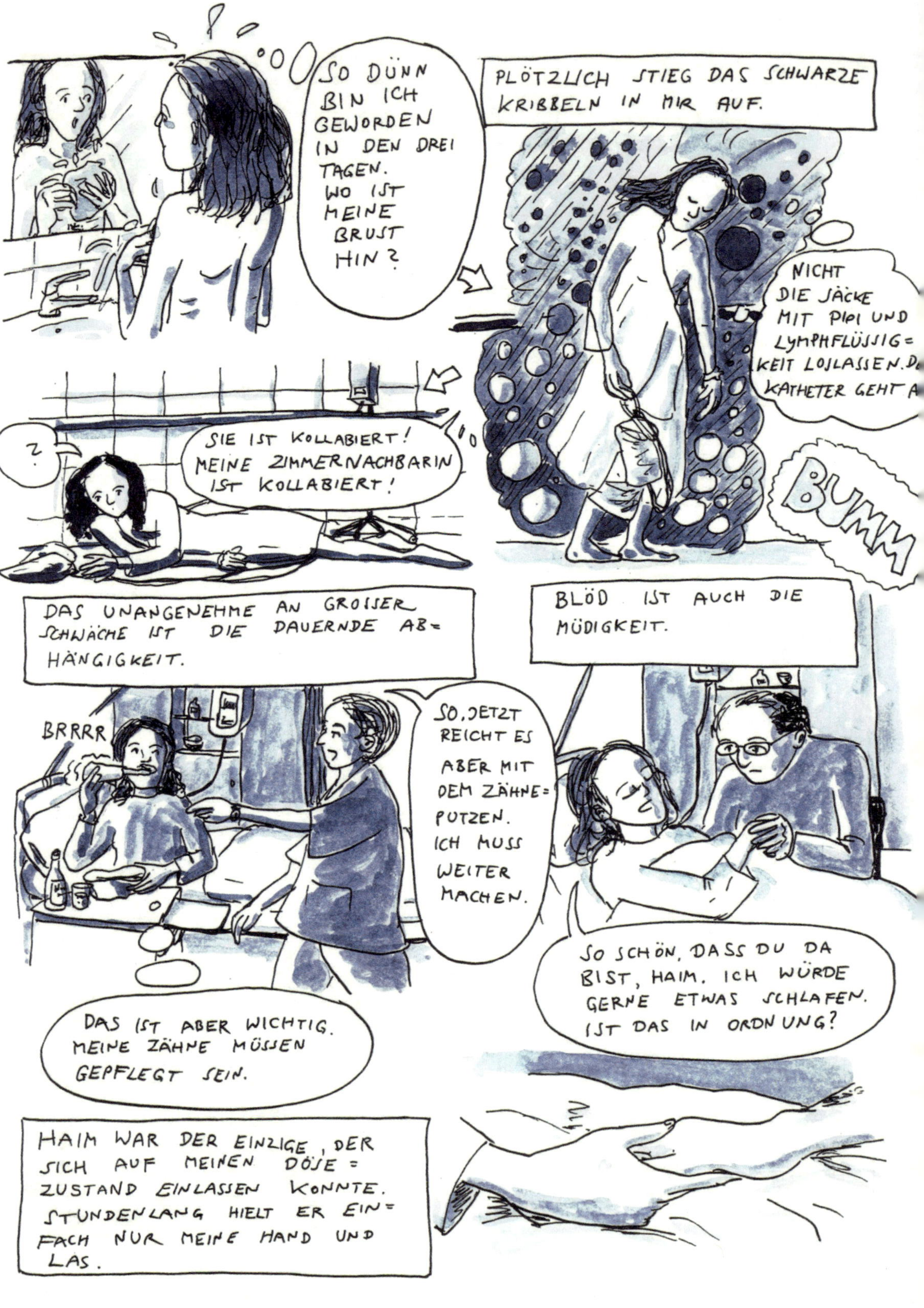

SO DÜNN BIN ICH GEWORDEN IN DEN DREI TAGEN. WO IST MEINE BRUST HIN?
PLÖTZLICH STIEG DAS SCHWARZE KRIBBELN IN MIR AUF.
NICHT DIE SÄCKE MIT PIPI UND LYMPHFLÜSSIG= KEIT LOSLASSEN. D
KATHETER GEHT A
BUMM
?
SIE IST KOLLABIERT! MEINE ZIMMERNACHBARIN IST KOLLABIERT!
DAS UNANGENEHME AN GROSSER SCHWÄCHE IST DIE DAUERNDE AB= HÄNGIGKEIT.
BRRRR
SO, JETZT REICHT ES ABER MIT DEM ZÄHNE= PUTZEN. ICH MUSS WEITER MACHEN.
DAS IST ABER WICHTIG. MEINE ZÄHNE MÜSSEN GEPFLEGT SEIN.
BLÖD IST AUCH DIE MÜDIGKEIT.
SO SCHÖN, DASS DU DA BIST, HAIM. ICH WÜRDE GERNE ETWAS SCHLAFEN. IST DAS IN ORDNUNG?
HAIM WAR DER EINZIGE, DER SICH AUF MEINEN DÖSE= ZUSTAND EINLASSEN KONNTE. STUNDENLANG HIELT ER EIN= FACH NUR MEINE HAND UND LAS.

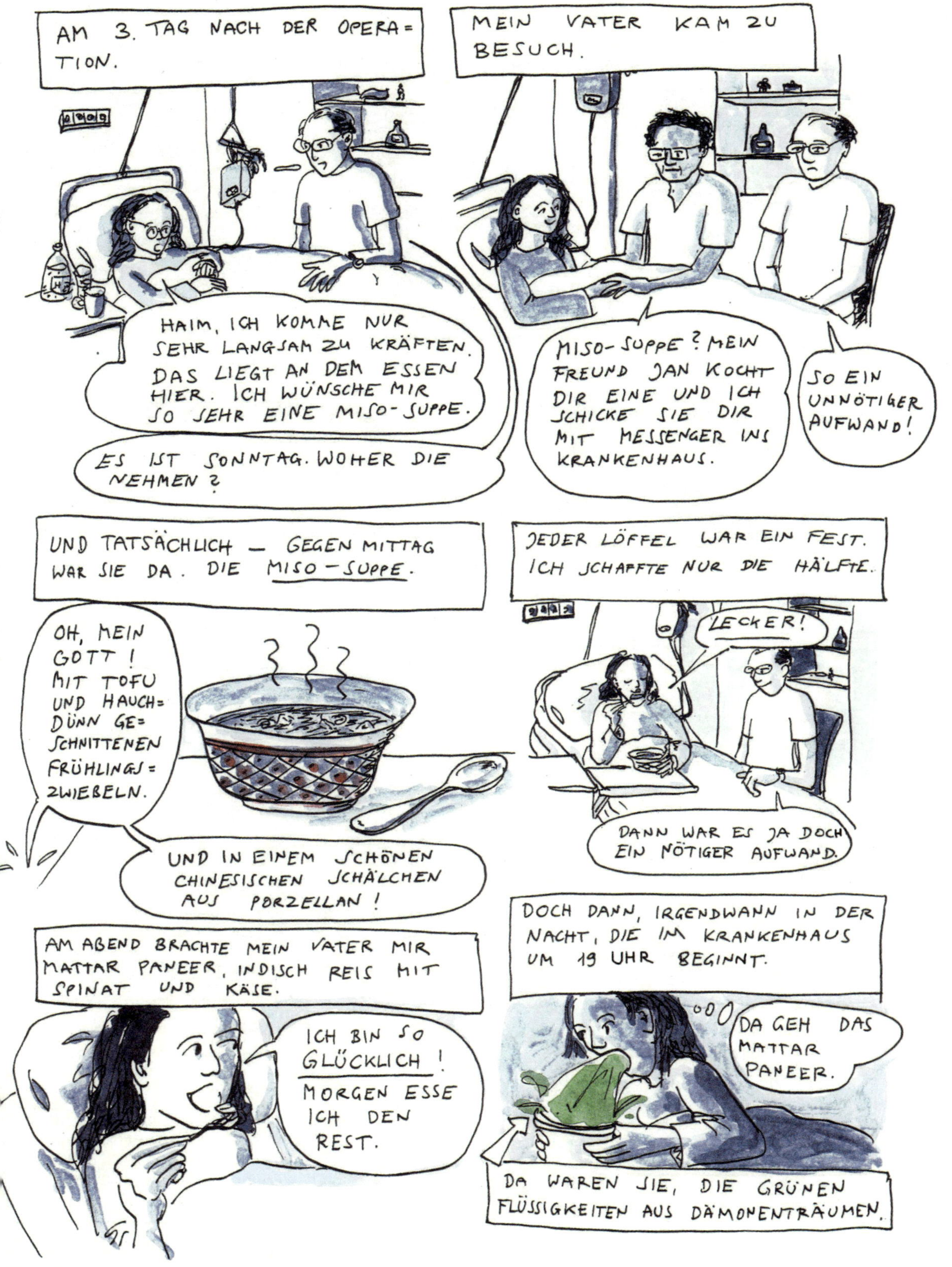
AM 3. TAG NACH DER OPERA= TION.
HAIM, ICH KOMME NUR SEHR LANGSAM ZU KRÄFTEN. DAS LIEGT AN DEM ESSEN HIER. ICH WÜNSCHE MIR SO SEHR EINE MISO-SUPPE.
ES IST SONNTAG. WOHER DIE NEHMEN?
MEIN VATER KAM ZU BESUCH.
MISO-SUPPE? MEIN FREUND JAN KOCHT DIR EINE UND ICH SCHICKE SIE DIR MIT MESSENGER INS KRANKENHAUS.
SO EIN UNNÖTIGER AUFWAND!
UND TATSÄCHLICH – GEGEN MITTAG WAR SIE DA. DIE MISO-SUPPE.
OH, MEIN GOTT! MIT TOFU UND HAUCH= DÜNN GE= SCHNITTENEN FRÜHLINGS= ZWIEBELN.
UND IN EINEM SCHÖNEN CHINESISCHEN SCHÄLCHEN AUS PORZELLAN!
JEDER LÖFFEL WAR EIN FEST. ICH SCHAFFTE NUR DIE HÄLFTE.
LECKER!
DANN WAR ES JA DOCH EIN NÖTIGER AUFWAND.
AM ABEND BRACHTE MEIN VATER MIR MATTAR PANEER, INDISCH REIS MIT SPINAT UND KÄSE.
ICH BIN SO GLÜCKLICH! MORGEN ESSE ICH DEN REST.
DOCH DANN, IRGENDWANN IN DER NACHT, DIE IM KRANKENHAUS UM 19 UHR BEGINNT.
DA GEH DAS MATTAR PANEER.
DA WAREN SIE, DIE GRÜNEN FLÜSSIGKEITEN AUS DÄMONENTRÄUMEN.

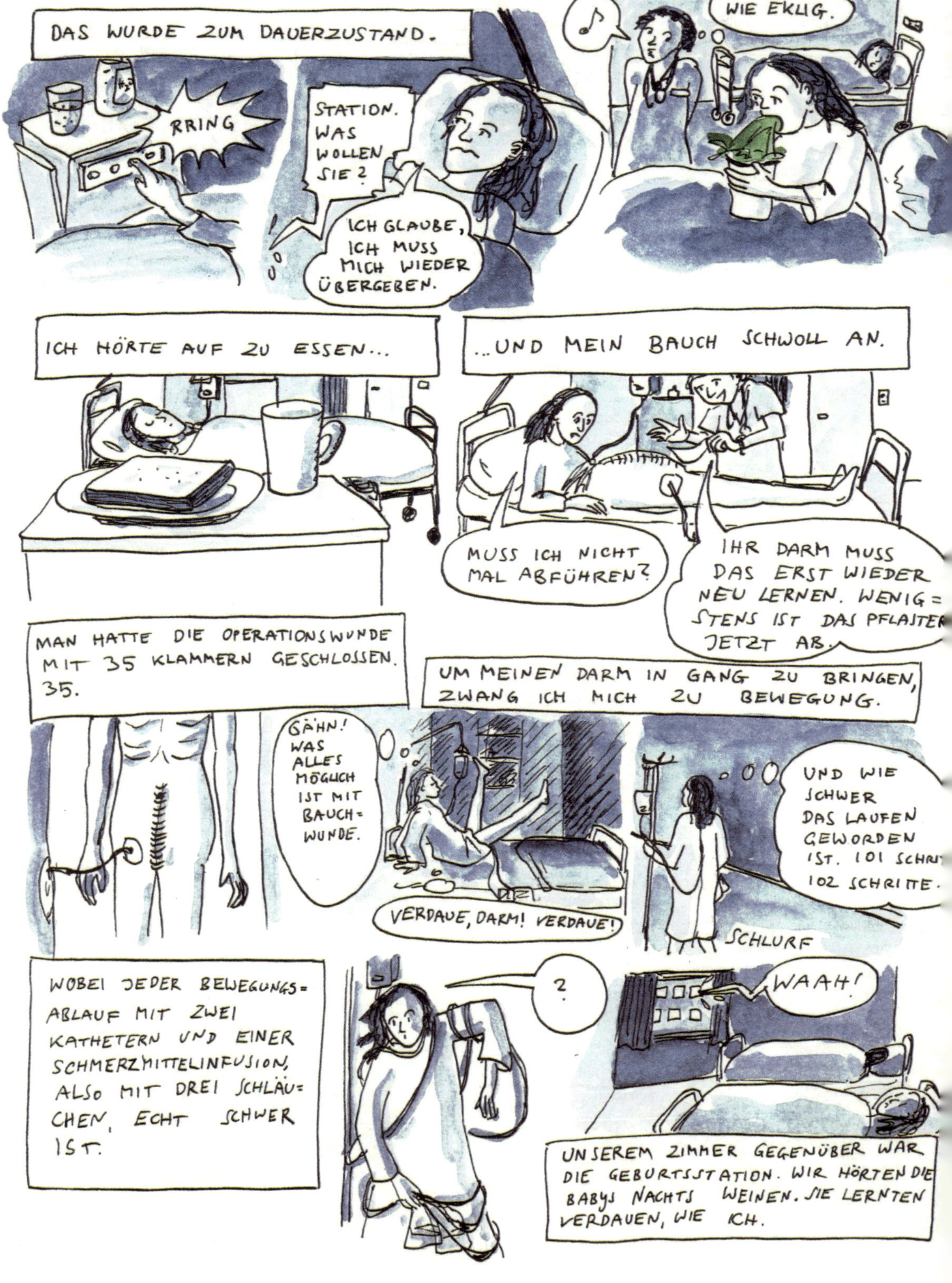
DAS WURDE ZUM DAUERZUSTAND.
RRING
STATION. WAS WOLLEN SIE?
ICH GLAUBE, ICH MUSS MICH WIEDER ÜBERGEBEN.
♪
WIE EKLIG.
ICH HÖRTE AUF ZU ESSEN...
...UND MEIN BAUCH SCHWOLL AN.
MUSS ICH NICHT MAL ABFÜHREN?
IHR DARM MUSS DAS ERST WIEDER NEU LERNEN. WENIG=STENS IST DAS PFLASTER JETZT AB.
MAN HATTE DIE OPERATIONSWUNDE MIT 35 KLAMMERN GESCHLOSSEN. 35.
UM MEINEN DARM IN GANG ZU BRINGEN, ZWANG ICH MICH ZU BEWEGUNG.
GÄHN! WAS ALLES MÖGLICH IST MIT BAUCH=WUNDE.
VERDAUE, DARM! VERDAUE!
UND WIE SCHWER DAS LAUFEN GEWORDEN IST. 101 SCHRI 102 SCHRITTE.
SCHLURF
WOBEI JEDER BEWEGUNGS=ABLAUF MIT ZWEI KATHETERN UND EINER SCHMERZMITTELINFUSION, ALSO MIT DREI SCHLÄU=CHEN, ECHT SCHWER IST.
?
WAAH!
UNSEREM ZIMMER GEGENÜBER WAR DIE GEBURTSSTATION. WIR HÖRTEN DIE BABYS NACHTS WEINEN. SIE LERNTEN VERDAUEN, WIE ICH.

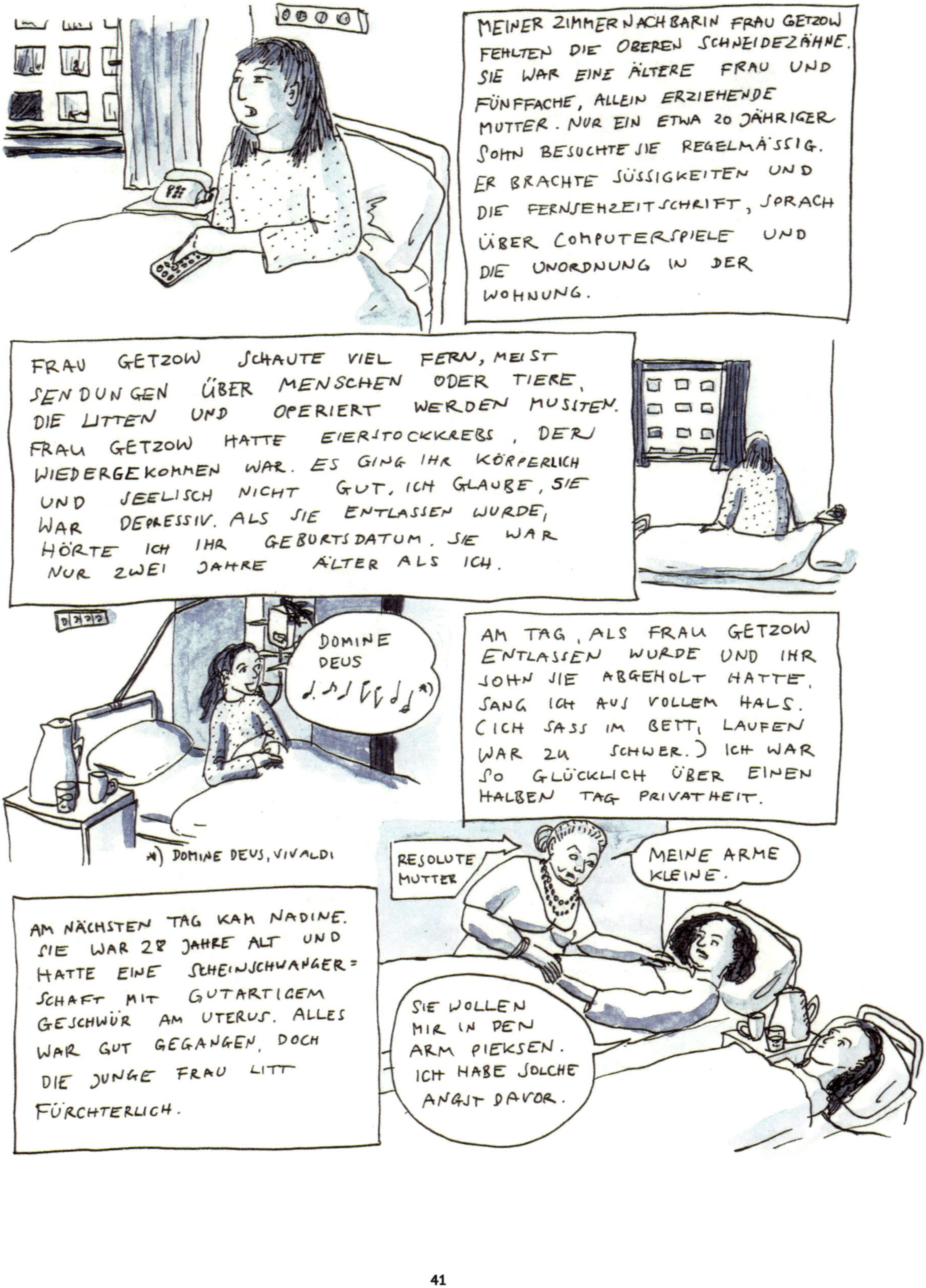
MEINER ZIMMERNACHBARIN FRAU GETZOW FEHLTEN DIE OBEREN SCHNEIDEZÄHNE. SIE WAR EINE ÄLTERE FRAU UND FÜNFFACHE, ALLEIN ERZIEHENDE MUTTER. NUR EIN ETWA 20 JÄHRIGER SOHN BESUCHTE SIE REGELMÄSSIG. ER BRACHTE SÜSSIGKEITEN UND DIE FERNSEHZEITSCHRIFT, SPRACH ÜBER COMPUTERSPIELE UND DIE UNORDNUNG IN DER WOHNUNG.
FRAU GETZOW SCHAUTE VIEL FERN, MEIST SENDUNGEN ÜBER MENSCHEN ODER TIERE, DIE LITTEN UND OPERIERT WERDEN MUSSTEN. FRAU GETZOW HATTE EIERSTOCKKREBS, DER WIEDERGEKOMMEN WAR. ES GING IHR KÖRPERLICH UND SEELISCH NICHT GUT, ICH GLAUBE, SIE WAR DEPRESSIV. ALS SIE ENTLASSEN WURDE, HÖRTE ICH IHR GEBURTSDATUM. SIE WAR NUR ZWEI JAHRE ÄLTER ALS ICH.
DOMINE DEUS *)
AM TAG, ALS FRAU GETZOW ENTLASSEN WURDE UND IHR SOHN SIE ABGEHOLT HATTE, SANG ICH AUS VOLLEM HALS. (ICH SASS IM BETT, LAUFEN WAR ZU SCHWER.) ICH WAR SO GLÜCKLICH ÜBER EINEN HALBEN TAG PRIVATHEIT.
*) DOMINE DEUS, VIVALDI
AM NÄCHSTEN TAG KAM NADINE. SIE WAR 28 JAHRE ALT UND HATTE EINE SCHEINSCHWANGER= SCHAFT MIT GUTARTIGEM GESCHWÜR AM UTERUS. ALLES WAR GUT GEGANGEN, DOCH DIE JUNGE FRAU LITT FÜRCHTERLICH.
RESOLUTE MUTTER
MEINE ARME KLEINE.
SIE WOLLEN MIR IN DEN ARM PIEKSEN. ICH HABE SOLCHE ANGST DAVOR.

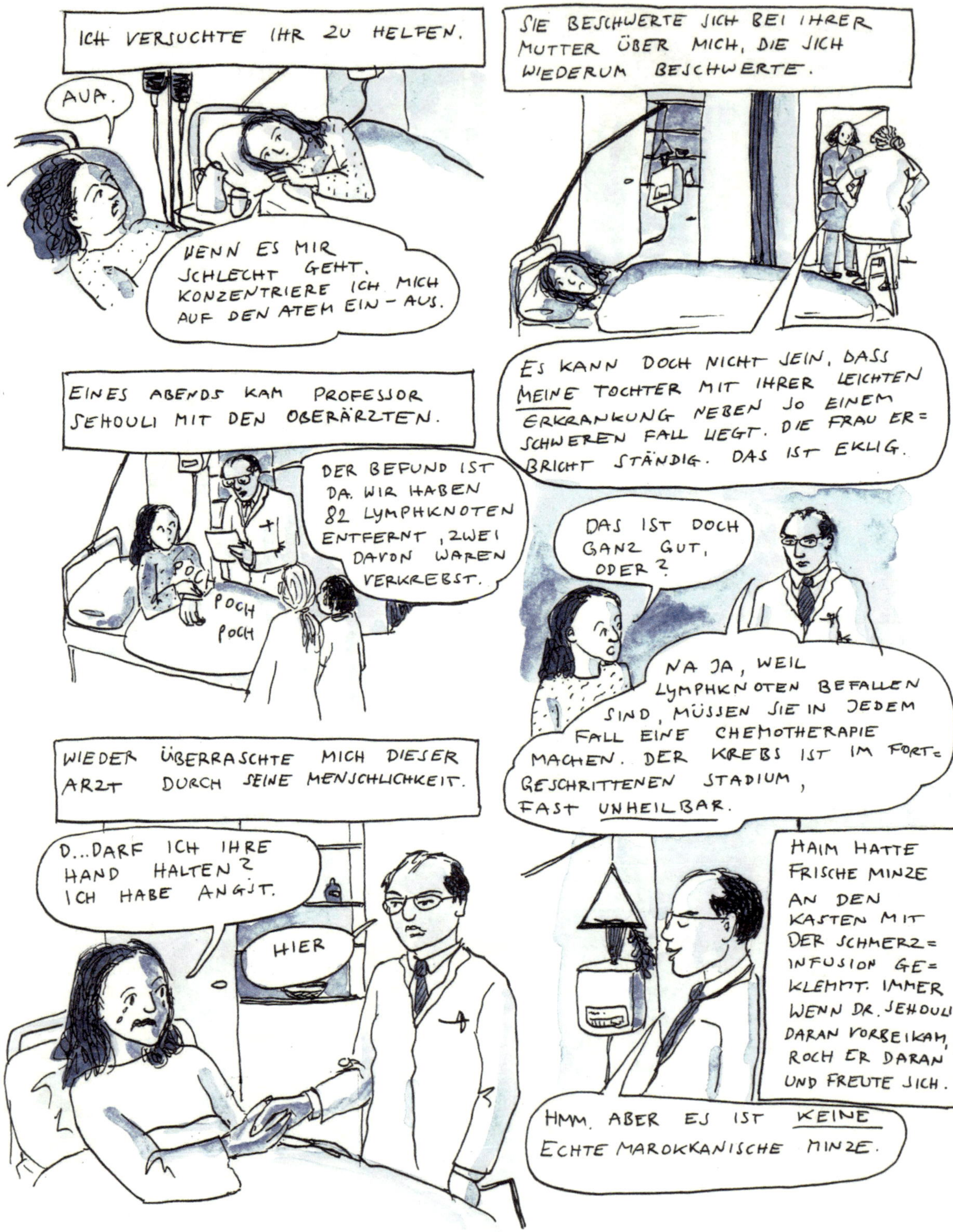

ICH VERSUCHTE IHR ZU HELFEN.
AUA.
WENN ES MIR SCHLECHT GEHT, KONZENTRIERE ICH MICH AUF DEN ATEM EIN-AUS.
SIE BESCHWERTE SICH BEI IHRER MUTTER ÜBER MICH, DIE SICH WIEDERUM BESCHWERTE.
ES KANN DOCH NICHT SEIN, DASS MEINE TOCHTER MIT IHRER LEICHTEN ERKRANKUNG NEBEN SO EINEM SCHWEREN FALL LIEGT. DIE FRAU ER= BRICHT STÄNDIG. DAS IST EKLIG.
EINES ABENDS KAM PROFESSOR SEHOULI MIT DEN OBERÄRZTEN.
DER BEFUND IST DA. WIR HABEN 82 LYMPHKNOTEN ENTFERNT, ZWEI DAVON WAREN VERKREBST.
POCH POCH POCH
DAS IST DOCH GANZ GUT, ODER?
NA JA, WEIL LYMPHKNOTEN BEFALLEN SIND, MÜSSEN SIE IN JEDEM FALL EINE CHEMOTHERAPIE MACHEN. DER KREBS IST IM FORT= GESCHRITTENEN STADIUM, FAST UNHEILBAR.
WIEDER ÜBERRASCHTE MICH DIESER ARZT DURCH SEINE MENSCHLICHKEIT.
D...DARF ICH IHRE HAND HALTEN? ICH HABE ANGST.
HIER
HAIM HATTE FRISCHE MINZE AN DEN KASTEN MIT DER SCHMERZ= INFUSION GE= KLEMMT. IMMER WENN DR. SEHOULI DARAN VORBEIKAM, ROCH ER DARAN UND FREUTE SICH.
HMM. ABER ES IST KEINE ECHTE MAROKKANISCHE MINZE.

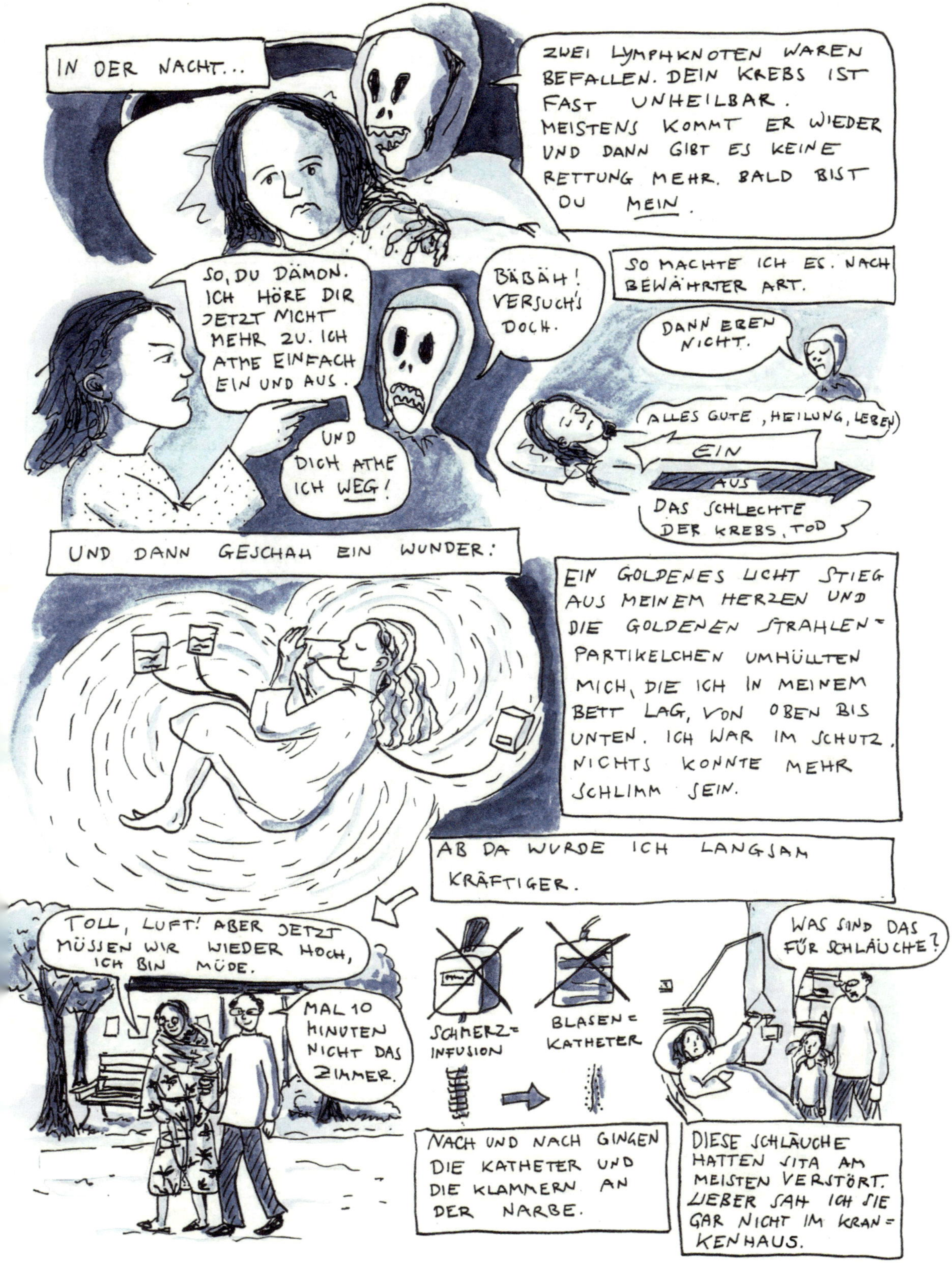
IN DER NACHT...
ZWEI LYMPHKNOTEN WAREN BEFALLEN. DEIN KREBS IST FAST UNHEILBAR. MEISTENS KOMMT ER WIEDER UND DANN GIBT ES KEINE RETTUNG MEHR. BALD BIST DU MEIN.
SO, DU DÄMON. ICH HÖRE DIR JETZT NICHT MEHR ZU. ICH ATME EINFACH EIN UND AUS.
UND DICH ATME ICH WEG!
BÄBÄH! VERSUCH'S DOCH.
SO MACHTE ICH ES. NACH BEWÄHRTER ART.
DANN EBEN NICHT.
ALLES GUTE, HEILUNG, LEBEN
EIN
AUS
DAS SCHLECHTE DER KREBS, TOD
UND DANN GESCHAH EIN WUNDER:
EIN GOLDENES LICHT STIEG AUS MEINEM HERZEN UND DIE GOLDENEN STRAHLEN-PARTIKELCHEN UMHÜLLTEN MICH, DIE ICH IN MEINEM BETT LAG, VON OBEN BIS UNTEN. ICH WAR IM SCHUTZ. NICHTS KONNTE MEHR SCHLIMM SEIN.
AB DA WURDE ICH LANGSAM KRÄFTIGER.
TOLL, LUFT! ABER JETZT MÜSSEN WIR WIEDER HOCH, ICH BIN MÜDE.
MAL 10 MINUTEN NICHT DAS ZIMMER.
SCHMERZ-INFUSION
BLASEN-KATHETER
NACH UND NACH GINGEN DIE KATHETER UND DIE KLAMMERN AN DER NARBE.
WAS SIND DAS FÜR SCHLÄUCHE?
DIESE SCHLÄUCHE HATTEN SITA AM MEISTEN VERSTÖRT. LIEBER SAH ICH SIE GAR NICHT IM KRANKENHAUS.

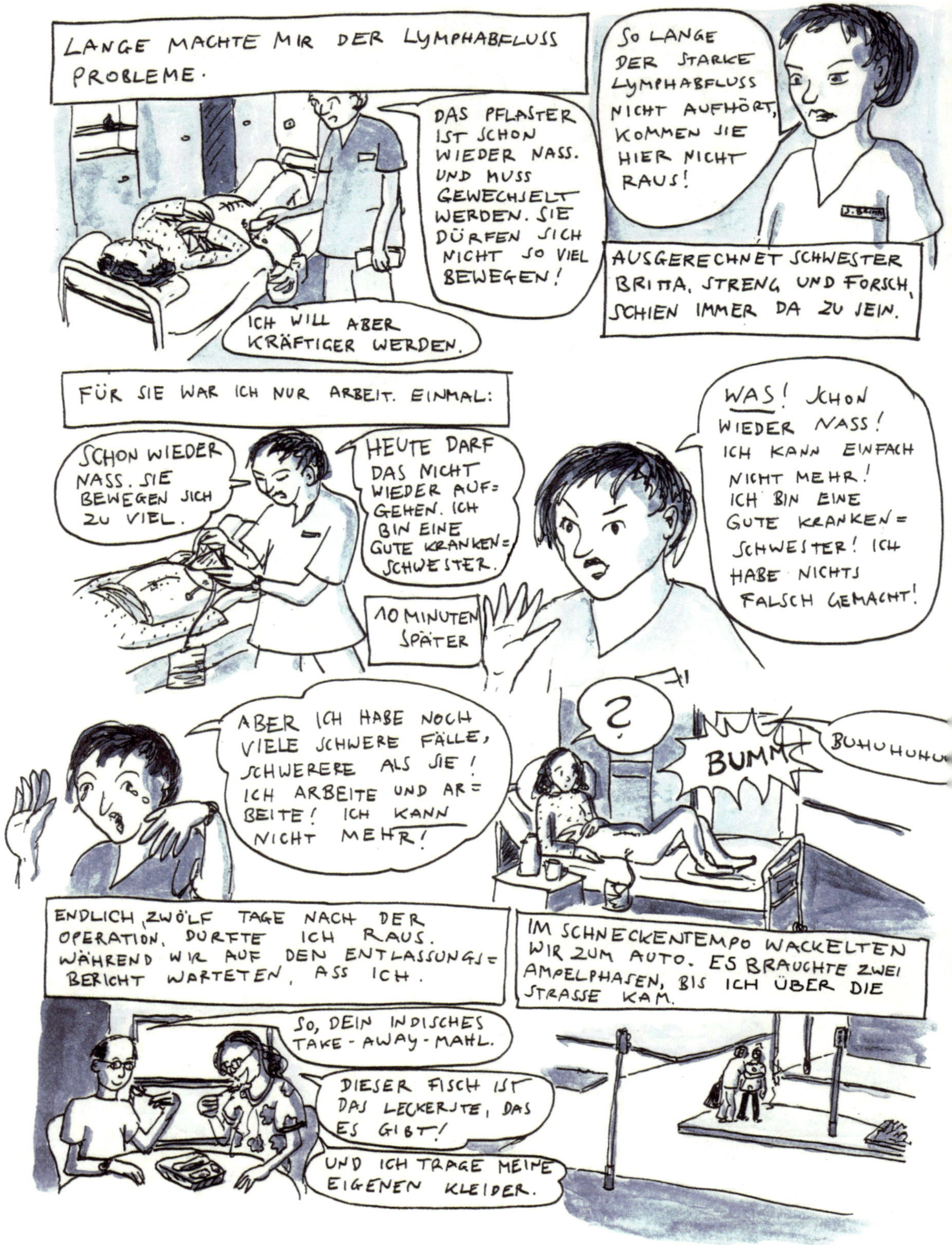
LANGE MACHTE MIR DER LYMPHABFLUSS PROBLEME.
DAS PFLASTER IST SCHON WIEDER NASS. UND MUSS GEWECHSELT WERDEN. SIE DÜRFEN SICH NICHT SO VIEL BEWEGEN!
ICH WILL ABER KRÄFTIGER WERDEN.
SO LANGE DER STARKE LYMPHABFLUSS NICHT AUFHÖRT, KOMMEN SIE HIER NICHT RAUS!
AUSGERECHNET SCHWESTER BRITTA, STRENG UND FORSCH, SCHIEN IMMER DA ZU SEIN.
FÜR SIE WAR ICH NUR ARBEIT. EINMAL:
SCHON WIEDER NASS. SIE BEWEGEN SICH ZU VIEL.
HEUTE DARF DAS NICHT WIEDER AUF= GEHEN. ICH BIN EINE GUTE KRANKEN= SCHWESTER.
10 MINUTEN SPÄTER
WAS! SCHON WIEDER NASS! ICH KANN EINFACH NICHT MEHR! ICH BIN EINE GUTE KRANKEN= SCHWESTER! ICH HABE NICHTS FALSCH GEMACHT!
ABER ICH HABE NOCH VIELE SCHWERE FÄLLE, SCHWERERE ALS SIE! ICH ARBEITE UND AR= BEITE! ICH KANN NICHT MEHR!
?
BUMM
BUHUHUHU
ENDLICH, ZWÖLF TAGE NACH DER OPERATION, DURFTE ICH RAUS. WÄHREND WIR AUF DEN ENTLASSUNGS= BERICHT WARTETEN, ASS ICH.
SO, DEIN INDISCHES TAKE-AWAY-MAHL.
DIESER FISCH IST DAS LECKERSTE, DAS ES GIBT!
UND ICH TRAGE MEINE EIGENEN KLEIDER.
IM SCHNECKENTEMPO WACKELTEN WIR ZUM AUTO. ES BRAUCHTE ZWEI AMPELPHASEN, BIS ICH ÜBER DIE STRASSE KAM.

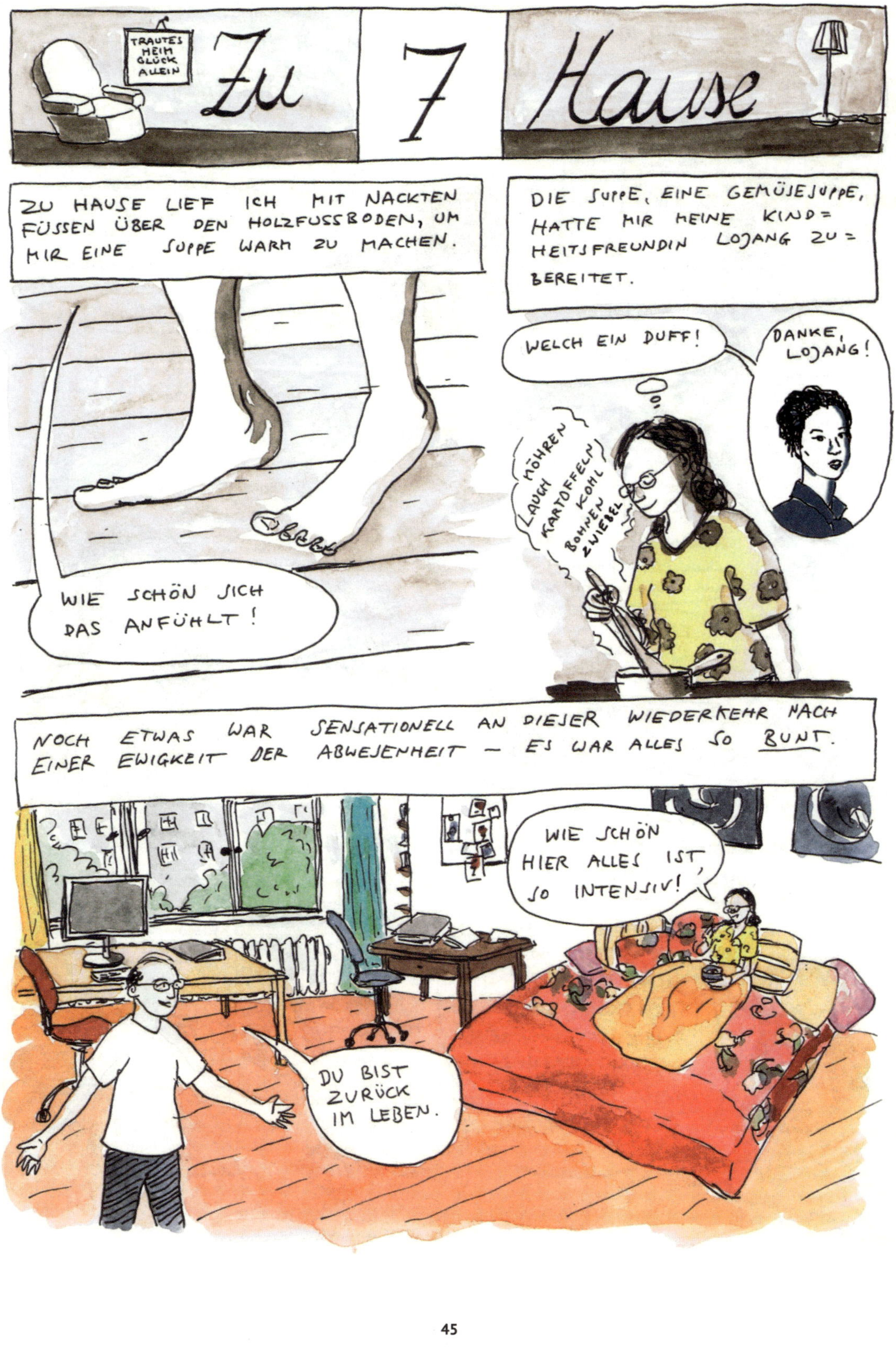

TRAUTES HEIM GLÜCK ALLEIN
Zu 7 Hause
ZU HAUSE LIEF ICH MIT NACKTEN FÜSSEN ÜBER DEN HOLZFUSSBODEN, UM MIR EINE SUPPE WARM ZU MACHEN.
WIE SCHÖN SICH DAS ANFÜHLT!
DIE SUPPE, EINE GEMÜSESUPPE, HATTE MIR MEINE KIND= HEITSFREUNDIN LOJANG ZU= BEREITET.
WELCH EIN DUFT!
DANKE, LOJANG!
MÖHREN
LAUCH
KARTOFFELN
KOHL
BOHNEN
ZWIEBEL
NOCH ETWAS WAR SENSATIONELL AN DIESER WIEDERKEHR NACH EINER EWIGKEIT DER ABWESENHEIT – ES WAR ALLES SO BUNT.
WIE SCHÖN HIER ALLES IST, SO INTENSIV!
DU BIST ZURÜCK IM LEBEN.

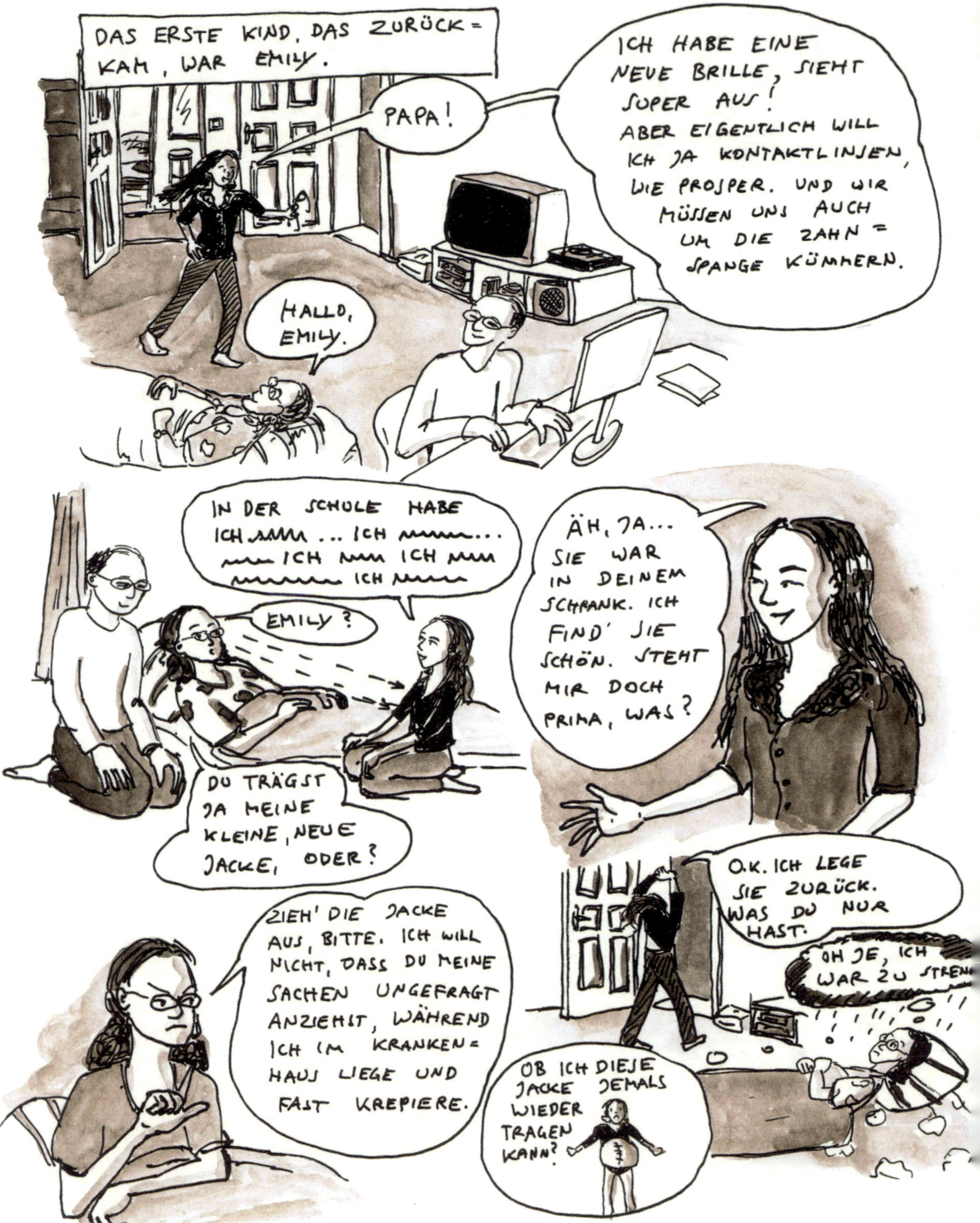
DAS ERSTE KIND, DAS ZURÜCK=KAM, WAR EMILY.
PAPA!
ICH HABE EINE NEUE BRILLE, SIEHT SUPER AUS! ABER EIGENTLICH WILL ICH JA KONTAKTLINSEN, WIE PROSPER. UND WIR MÜSSEN UNS AUCH UM DIE ZAHN=SPANGE KÜMMERN.
HALLO, EMILY.
IN DER SCHULE HABE ICH ... ICH ... ICH ICH ICH
EMILY?
DU TRÄGST JA MEINE KLEINE, NEUE JACKE, ODER?
ÄH, JA... SIE WAR IN DEINEM SCHRANK. ICH FIND' SIE SCHÖN. STEHT MIR DOCH PRIMA, WAS?
ZIEH' DIE JACKE AUS, BITTE. ICH WILL NICHT, DASS DU MEINE SACHEN UNGEFRAGT ANZIEHST, WÄHREND ICH IM KRANKEN=HAUS LIEGE UND FAST KREPIERE.
O.K. ICH LEGE SIE ZURÜCK. WAS DU NUR HAST.
OH JE, ICH WAR ZU STREN
OB ICH DIESE JACKE JEMALS WIEDER TRAGEN KANN?

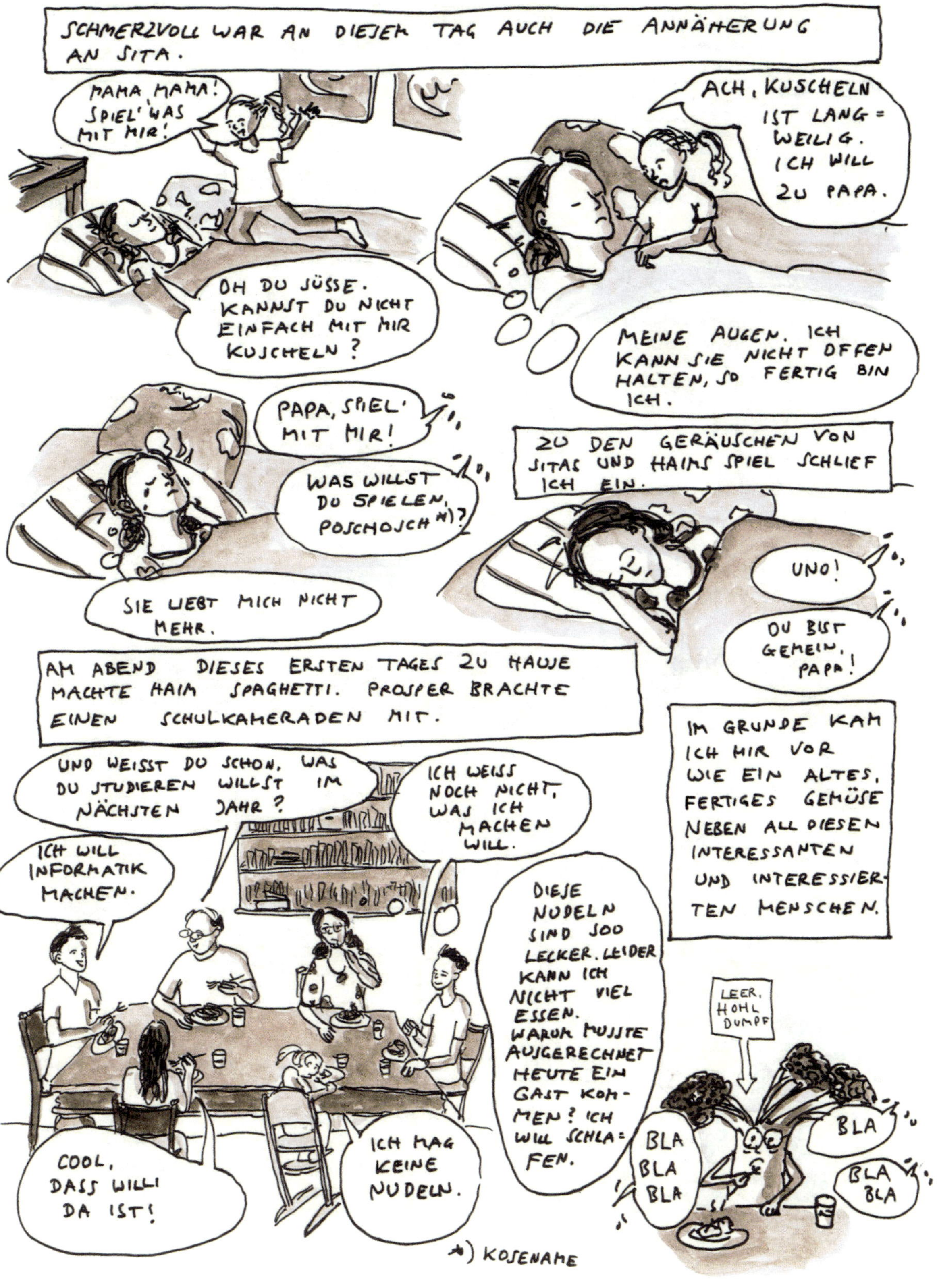

SCHMERZVOLL WAR AN DIESEM TAG AUCH DIE ANNÄHERUNG AN SITA.
MAMA MAMA! SPIEL' WAS MIT MIR!
OH DU SÜSSE. KANNST DU NICHT EINFACH MIT MIR KUSCHELN?
ACH, KUSCHELN IST LANG=WEILIG. ICH WILL ZU PAPA.
MEINE AUGEN. ICH KANN SIE NICHT OFFEN HALTEN, SO FERTIG BIN ICH.
PAPA, SPIEL' MIT MIR!
WAS WILLST DU SPIELEN, POSCHOJCH *)?
SIE LIEBT MICH NICHT MEHR.
ZU DEN GERÄUSCHEN VON SITAS UND HAIMS SPIEL SCHLIEF ICH EIN.
UNO!
DU BIST GEMEIN, PAPA!
AM ABEND DIESES ERSTEN TAGES ZU HAUSE MACHTE HAIM SPAGHETTI. PROSPER BRACHTE EINEN SCHULKAMERADEN MIT.
UND WEISST DU SCHON, WAS DU STUDIEREN WILLST IM NÄCHSTEN JAHR?
ICH WILL INFORMATIK MACHEN.
ICH WEISS NOCH NICHT, WAS ICH MACHEN WILL.
DIESE NUDELN SIND SOO LECKER. LEIDER KANN ICH NICHT VIEL ESSEN. WARUM MUSSTE AUSGERECHNET HEUTE EIN GAST KOMMEN? ICH WILL SCHLAFEN.
COOL, DASS WILLI DA IST!
ICH MAG KEINE NUDELN.
IM GRUNDE KAM ICH MIR VOR WIE EIN ALTES, FERTIGES GEMÜSE NEBEN ALL DIESEN INTERESSANTEN UND INTERESSIERTEN MENSCHEN.
LEER, HOHL DUMPF
BLA BLA BLA
BLA
BLA BLA
*) KOSENAME

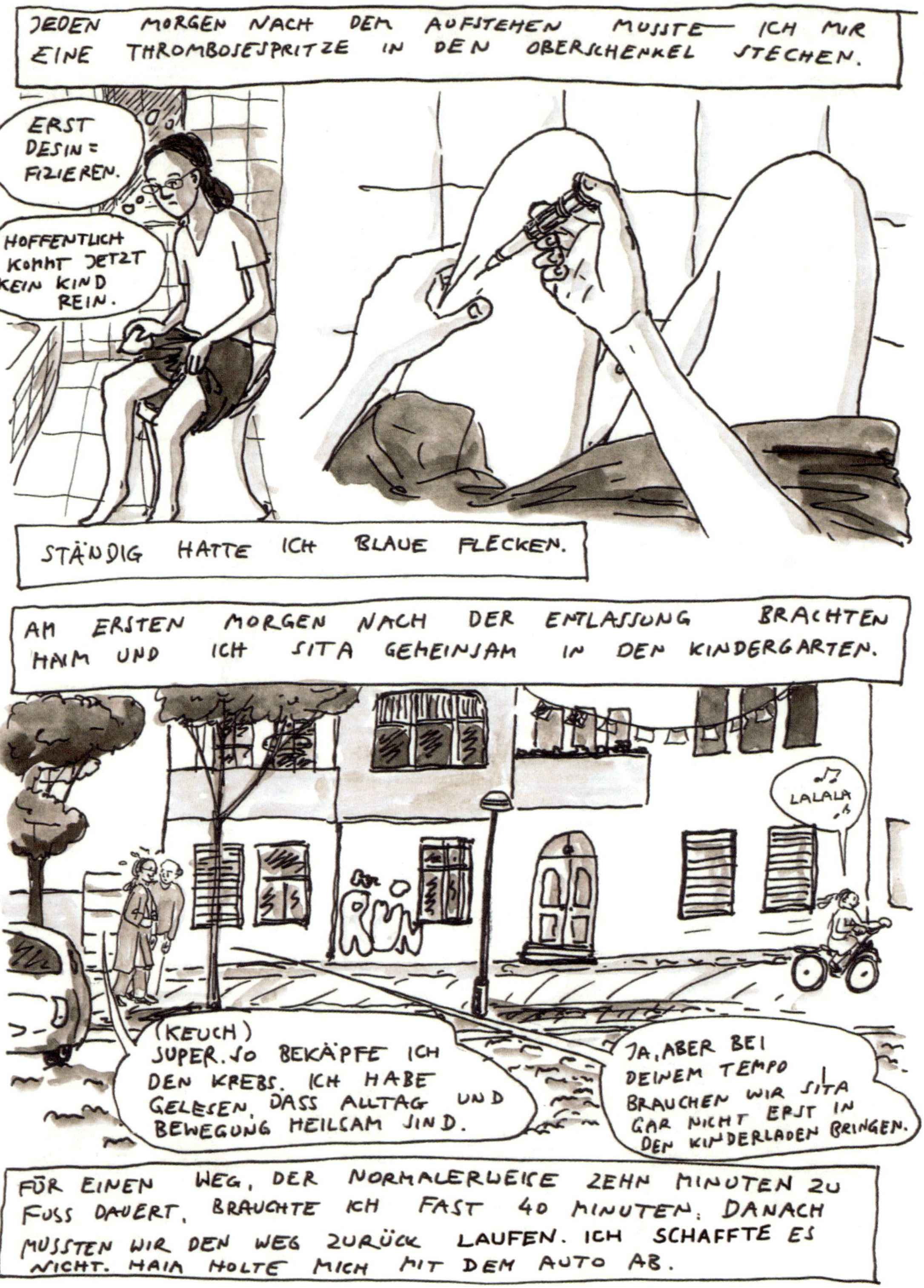
JEDEN MORGEN NACH DEM AUFSTEHEN MUSSTE ICH MIR EINE THROMBOSESPRITZE IN DEN OBERSCHENKEL STECHEN.
ERST DESIN= FIZIEREN.
HOFFENTLICH KOMMT JETZT KEIN KIND REIN.
STÄNDIG HATTE ICH BLAUE FLECKEN.
AM ERSTEN MORGEN NACH DER ENTLASSUNG BRACHTEN HAIM UND ICH SITA GEMEINSAM IN DEN KINDERGARTEN.
LALALA
(KEUCH) SUPER. SO BEKÄPFE ICH DEN KREBS. ICH HABE GELESEN, DASS ALLTAG UND BEWEGUNG HEILSAM SIND.
JA, ABER BEI DEINEM TEMPO BRAUCHEN WIR SITA GAR NICHT ERST IN DEN KINDERLADEN BRINGEN.
FÜR EINEN WEG, DER NORMALERWEISE ZEHN MINUTEN ZU FUSS DAUERT, BRAUCHTE ICH FAST 40 MINUTEN. DANACH MUSSTEN WIR DEN WEG ZURÜCK LAUFEN. ICH SCHAFFTE ES NICHT. HAIM HOLTE MICH MIT DEM AUTO AB.

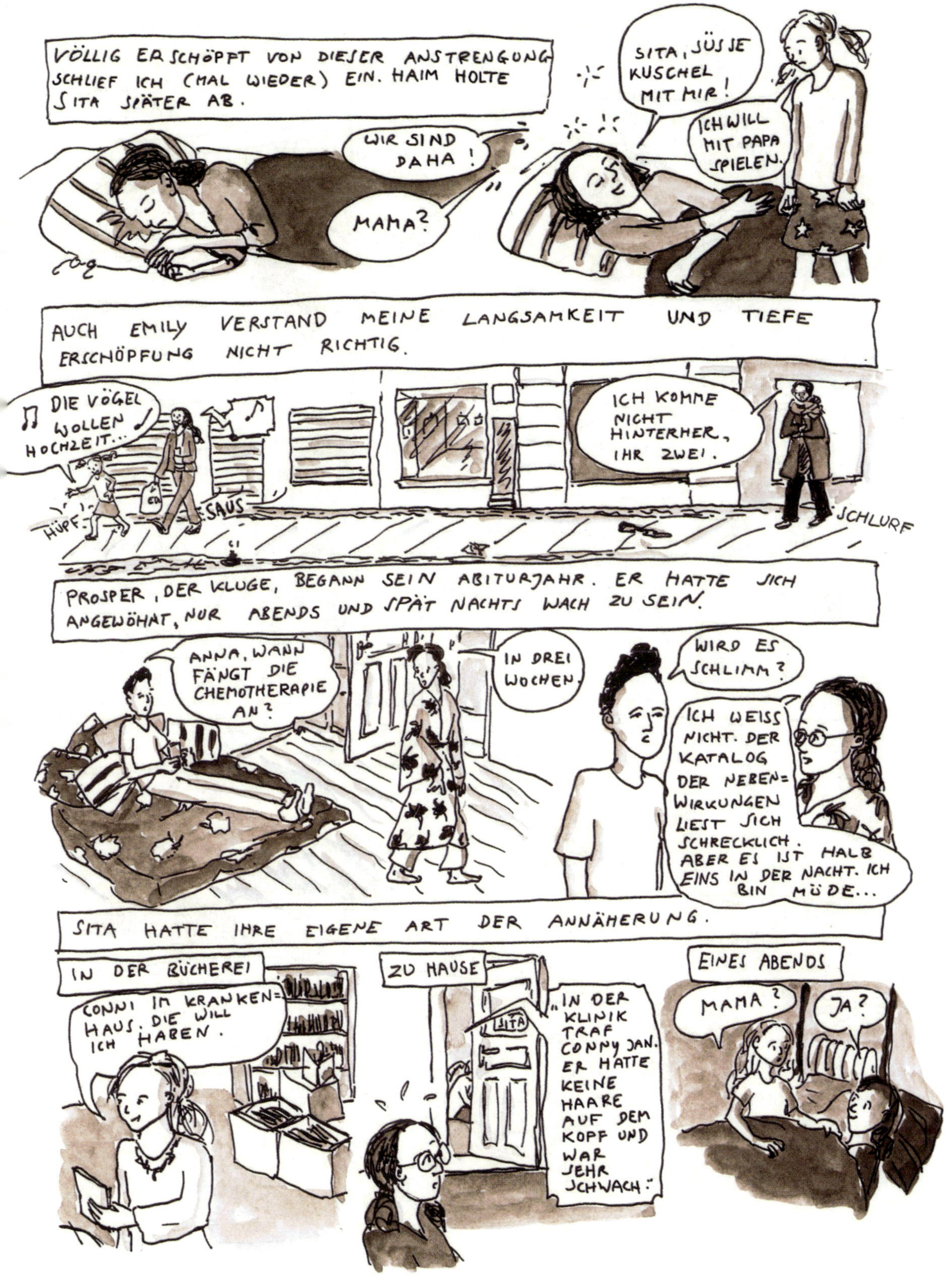
VÖLLIG ERSCHÖPFT VON DIESER ANSTRENGUNG SCHLIEF ICH (MAL WIEDER) EIN. HAIM HOLTE SITA SPÄTER AB.
WIR SIND DAHA!
MAMA?
SITA, SÜSSE KUSCHEL MIT MIR!
ICH WILL MIT PAPA SPIELEN.
AUCH EMILY VERSTAND MEINE LANGSAMKEIT UND TIEFE ERSCHÖPFUNG NICHT RICHTIG.
DIE VÖGEL WOLLEN HOCHZEIT...
HÜPF
SAUS
ICH KOMME NICHT HINTERHER, IHR ZWEI.
SCHLURF
PROSPER, DER KLUGE, BEGANN SEIN ABITURJAHR. ER HATTE SICH ANGEWÖHNT, NUR ABENDS UND SPÄT NACHTS WACH ZU SEIN.
ANNA, WANN FÄNGT DIE CHEMOTHERAPIE AN?
IN DREI WOCHEN.
WIRD ES SCHLIMM?
ICH WEISS NICHT. DER KATALOG DER NEBEN=WIRKUNGEN LIEST SICH SCHRECKLICH. ABER ES IST HALB EINS IN DER NACHT. ICH BIN MÜDE...
SITA HATTE IHRE EIGENE ART DER ANNÄHERUNG.
IN DER BÜCHEREI
CONNI IM KRANKEN=HAUS. DIE WILL ICH HABEN.
ZU HAUSE
SITA
„IN DER KLINIK TRAF CONNY JAN. ER HATTE KEINE HAARE AUF DEM KOPF UND WAR SEHR SCHWACH."
EINES ABENDS
MAMA?
JA?

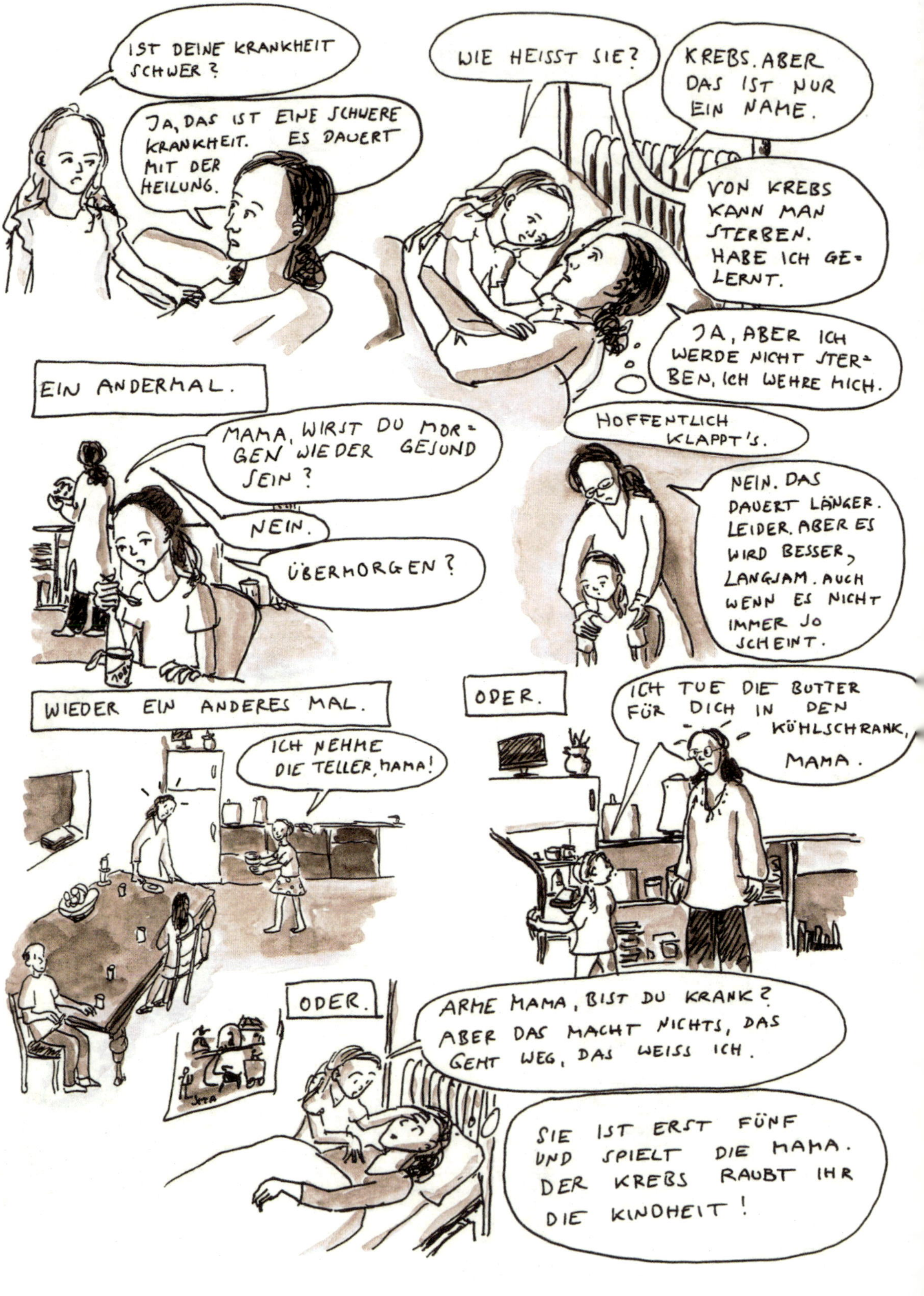
IST DEINE KRANKHEIT SCHWER?
JA, DAS IST EINE SCHWERE KRANKHEIT. ES DAUERT MIT DER HEILUNG.
WIE HEISST SIE?
KREBS. ABER DAS IST NUR EIN NAME.
VON KREBS KANN MAN STERBEN. HABE ICH GELERNT.
JA, ABER ICH WERDE NICHT STERBEN, ICH WEHRE MICH.
HOFFENTLICH KLAPPT'S.
EIN ANDERMAL.
MAMA, WIRST DU MORGEN WIEDER GESUND SEIN?
NEIN.
ÜBERMORGEN?
NEIN. DAS DAUERT LÄNGER. LEIDER. ABER ES WIRD BESSER, LANGSAM. AUCH WENN ES NICHT IMMER SO SCHEINT.
WIEDER EIN ANDERES MAL.
ICH NEHME DIE TELLER, MAMA!
ODER.
ICH TUE DIE BUTTER FÜR DICH IN DEN KÜHLSCHRANK, MAMA.
ODER.
ARME MAMA, BIST DU KRANK? ABER DAS MACHT NICHTS, DAS GEHT WEG, DAS WEISS ICH.
SIE IST ERST FÜNF UND SPIELT DIE MAMA. DER KREBS RAUBT IHR DIE KINDHEIT!

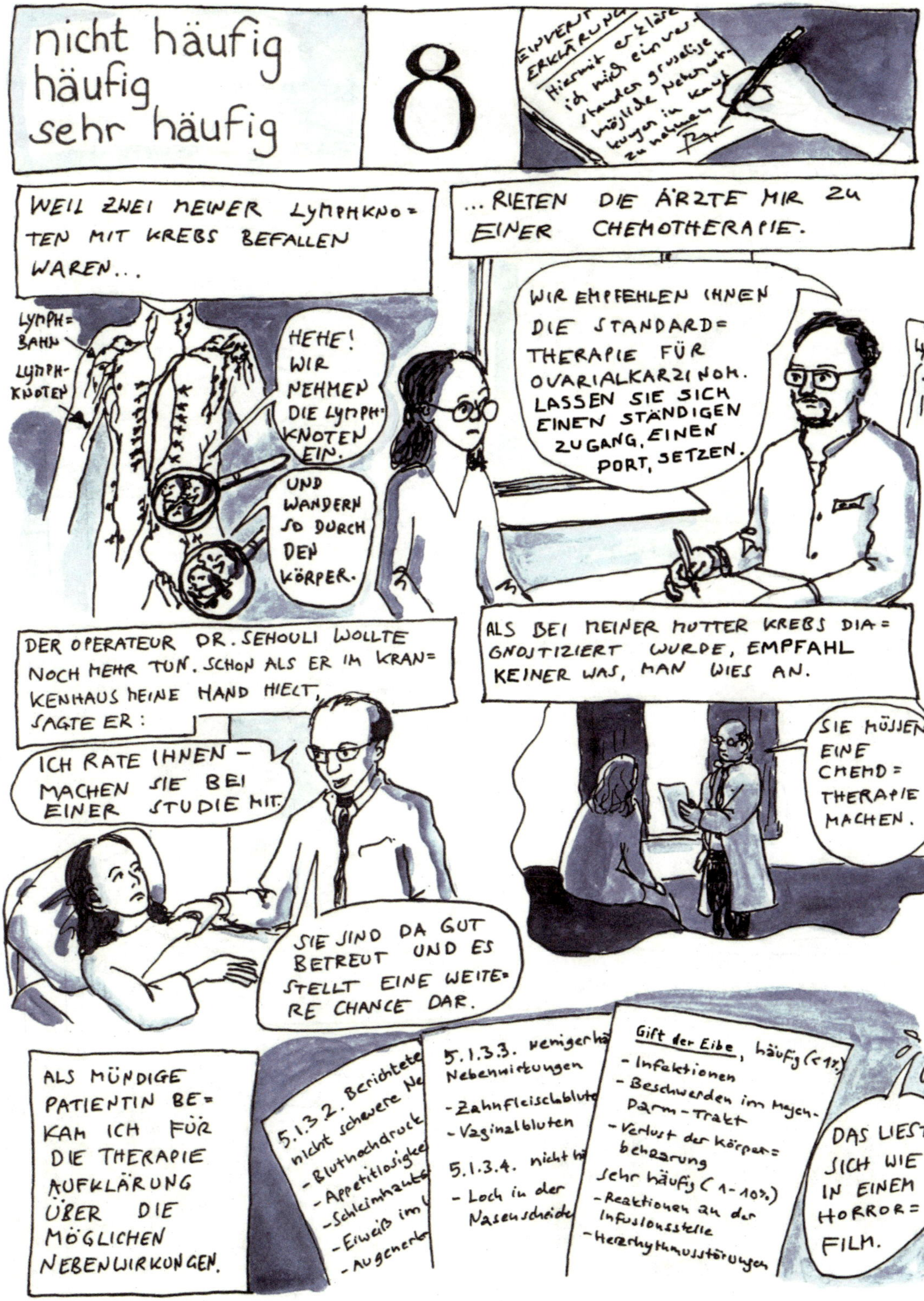
nicht häufig
häufig
sehr häufig
8
EINVERST…
ERKLÄRUNG
WEIL ZWEI MEINER LYMPHKNOTEN MIT KREBS BEFALLEN WAREN...
LYMPHBAHN
LYMPHKNOTEN
HEHE! WIR NEHMEN DIE LYMPHKNOTEN EIN.
UND WANDERN SO DURCH DEN KÖRPER.
...RIETEN DIE ÄRZTE MIR ZU EINER CHEMOTHERAPIE.
WIR EMPFEHLEN IHNEN DIE STANDARDTHERAPIE FÜR OVARIALKARZINOM. LASSEN SIE SICH EINEN STÄNDIGEN ZUGANG, EINEN PORT, SETZEN.
DER OPERATEUR DR. SEHOULI WOLLTE NOCH MEHR TUN. SCHON ALS ER IM KRANKENHAUS MEINE HAND HIELT, SAGTE ER:
ICH RATE IHNEN – MACHEN SIE BEI EINER STUDIE MIT.
SIE SIND DA GUT BETREUT UND ES STELLT EINE WEITERE CHANCE DAR.
ALS BEI MEINER MUTTER KREBS DIAGNOSTIZIERT WURDE, EMPFAHL KEINER WAS, MAN WIES AN.
SIE MÜSSEN EINE CHEMOTHERAPIE MACHEN.
ALS MÜNDIGE PATIENTIN BEKAM ICH FÜR DIE THERAPIE AUFKLÄRUNG ÜBER DIE MÖGLICHEN NEBENWIRKUNGEN.
5.1.3.2. Berichtete nicht schwere Ne
- Bluthochdruck
- Appetitlosigke
- Schleimhaute
- Eiweiß im
- Augenerk
5.1.3.3. weniger hä Nebenwirkungen
- Zahnfleischblute
- Vaginalbluten
5.1.3.4. nicht hä
- Loch in der Nasenscheide
Gift der Eibe, häufig (< 1%)
- Infektionen
- Beschwerden im Magen-Darm-Trakt
- Verlust der Körperbehaarung
sehr häufig (1-10%)
- Reaktionen an der Infusionsstelle
- Herzrhythmusstörungen
DAS LIEST SICH WIE IN EINEM HORRORFILM.

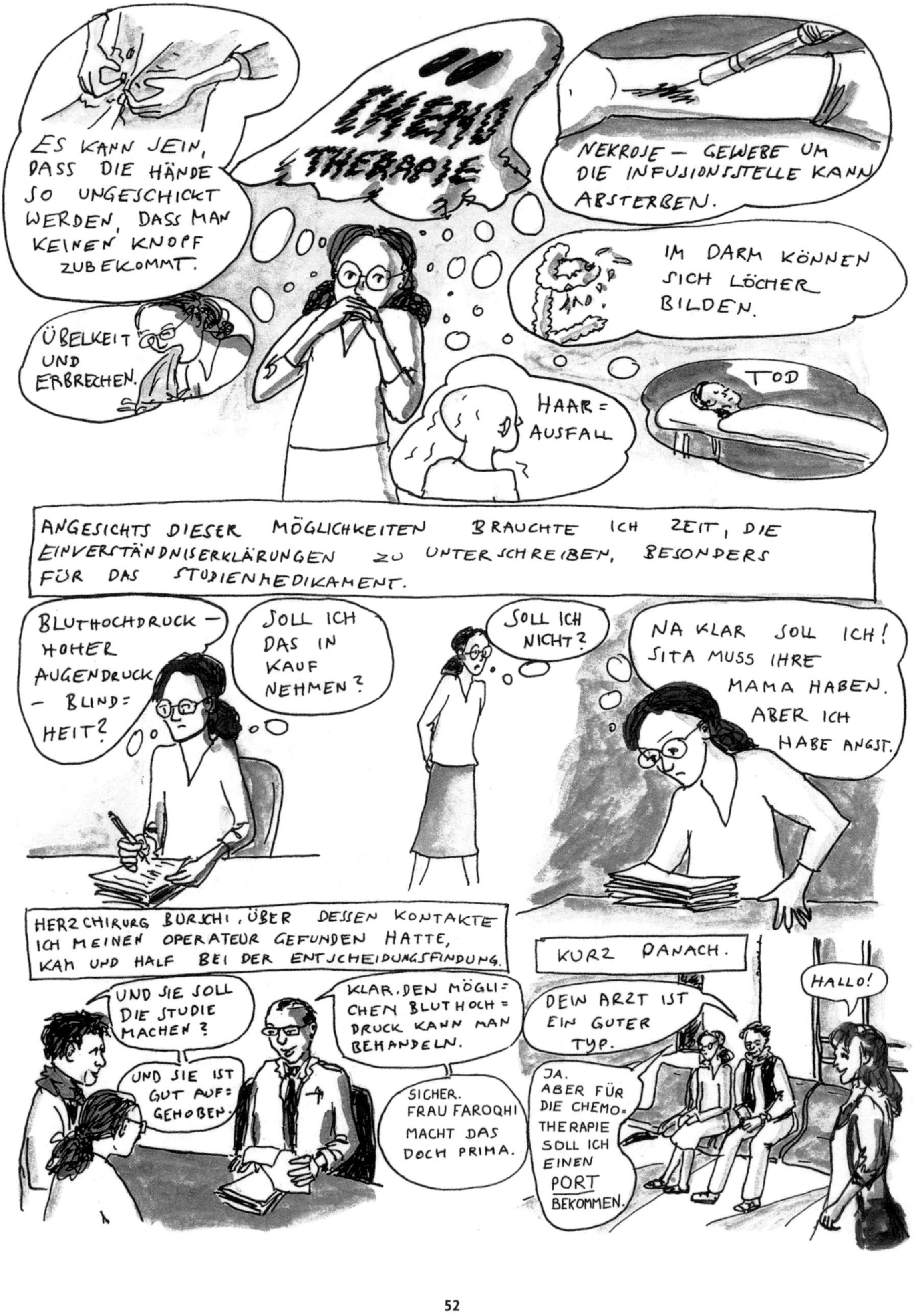
CHEMO THERAPIE
ES KANN SEIN, DASS DIE HÄNDE SO UNGESCHICKT WERDEN, DASS MAN KEINEN KNOPF ZUBEKOMMT.
NEKROSE – GEWEBE UM DIE INFUSIONSSTELLE KANN ABSTERBEN.
IM DARM KÖNNEN SICH LÖCHER BILDEN.
ÜBELKEIT UND ERBRECHEN.
HAAR= AUSFALL
TOD
ANGESICHTS DIESER MÖGLICHKEITEN BRAUCHTE ICH ZEIT, DIE EINVERSTÄNDNISERKLÄRUNGEN ZU UNTERSCHREIBEN, BESONDERS FÜR DAS STUDIENMEDIKAMENT.
BLUTHOCHDRUCK – HOHER AUGENDRUCK – BLIND= HEIT?
SOLL ICH DAS IN KAUF NEHMEN?
SOLL ICH NICHT?
NA KLAR SOLL ICH! SITA MUSS IHRE MAMA HABEN. ABER ICH HABE ANGST.
HERZCHIRURG BURSCHI, ÜBER DESSEN KONTAKTE ICH MEINEN OPERATEUR GEFUNDEN HATTE, KAM UND HALF BEI DER ENTSCHEIDUNGSFINDUNG.
UND SIE SOLL DIE STUDIE MACHEN?
UND SIE IST GUT AUF= GEHOBEN.
KLAR. DEN MÖGLI= CHEN BLUTHOCH= DRUCK KANN MAN BEHANDELN.
SICHER. FRAU FAROQHI MACHT DAS DOCH PRIMA.
KURZ DANACH.
HALLO!
DEIN ARZT IST EIN GUTER TYP.
JA. ABER FÜR DIE CHEMO= THERAPIE SOLL ICH EINEN PORT BEKOMMEN.

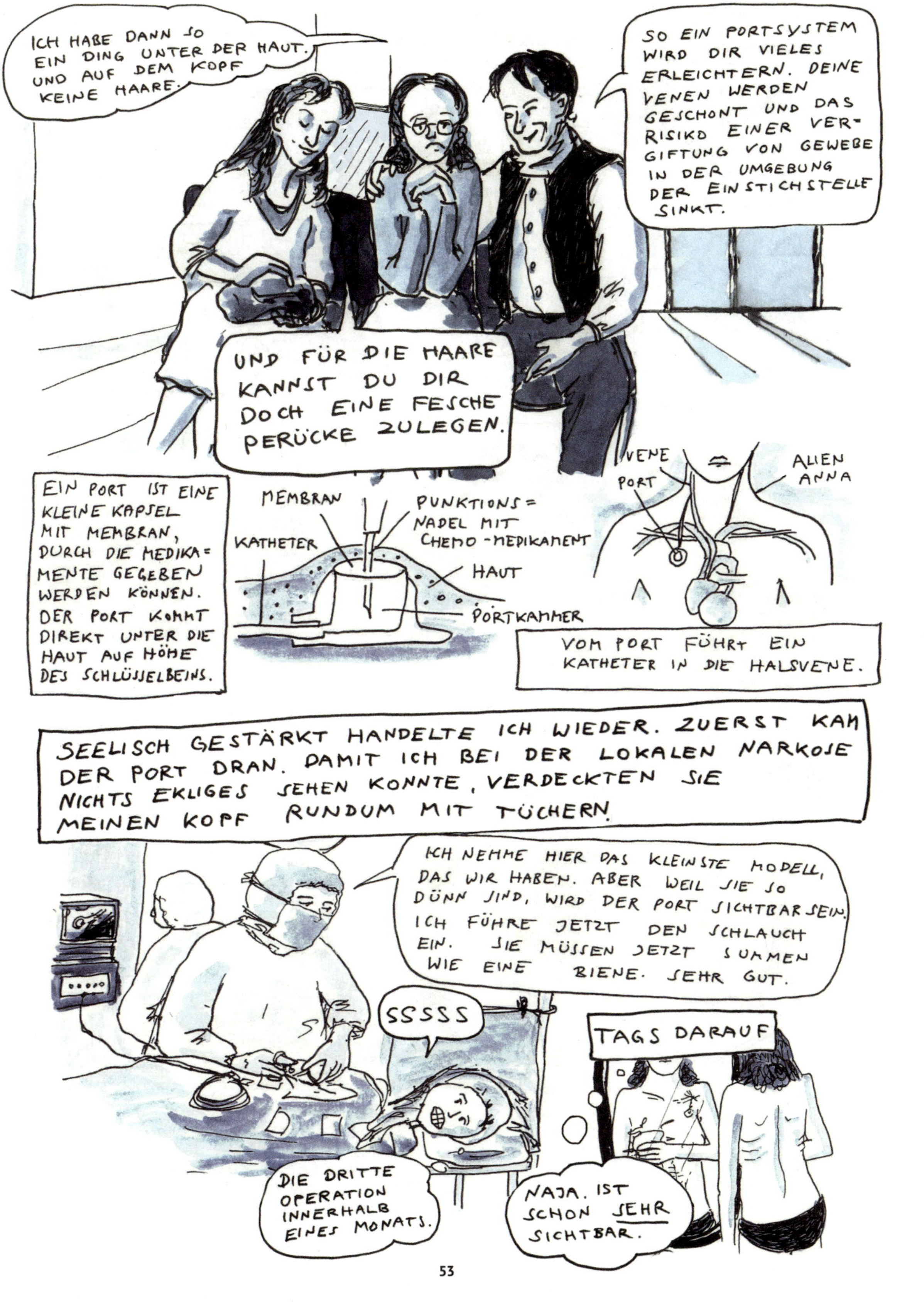
ICH HABE DANN SO EIN DING UNTER DER HAUT. UND AUF DEM KOPF KEINE HAARE.
SO EIN PORTSYSTEM WIRD DIR VIELES ERLEICHTERN. DEINE VENEN WERDEN GESCHONT UND DAS RISIKO EINER VERGIFTUNG VON GEWEBE IN DER UMGEBUNG DER EINSTICHSTELLE SINKT.
UND FÜR DIE HAARE KANNST DU DIR DOCH EINE FESCHE PERÜCKE ZULEGEN.
EIN PORT IST EINE KLEINE KAPSEL MIT MEMBRAN, DURCH DIE MEDIKAMENTE GEGEBEN WERDEN KÖNNEN. DER PORT KOMMT DIREKT UNTER DIE HAUT AUF HÖHE DES SCHLÜSSELBEINS.
MEMBRAN
KATHETER
PUNKTIONS=NADEL MIT CHEMO-MEDIKAMENT
HAUT
PORTKAMMER
VENE
PORT
ALIEN ANNA
VOM PORT FÜHRT EIN KATHETER IN DIE HALSVENE.
SEELISCH GESTÄRKT HANDELTE ICH WIEDER. ZUERST KAM DER PORT DRAN. DAMIT ICH BEI DER LOKALEN NARKOSE NICHTS EKLIGES SEHEN KONNTE, VERDECKTEN SIE MEINEN KOPF RUNDUM MIT TÜCHERN.
ICH NEHME HIER DAS KLEINSTE MODELL, DAS WIR HABEN. ABER WEIL SIE SO DÜNN SIND, WIRD DER PORT SICHTBAR SEIN. ICH FÜHRE JETZT DEN SCHLAUCH EIN. SIE MÜSSEN JETZT SUMMEN WIE EINE BIENE. SEHR GUT.
SSSSS
DIE DRITTE OPERATION INNERHALB EINES MONATS.
TAGS DARAUF
NAJA. IST SCHON SEHR SICHTBAR.

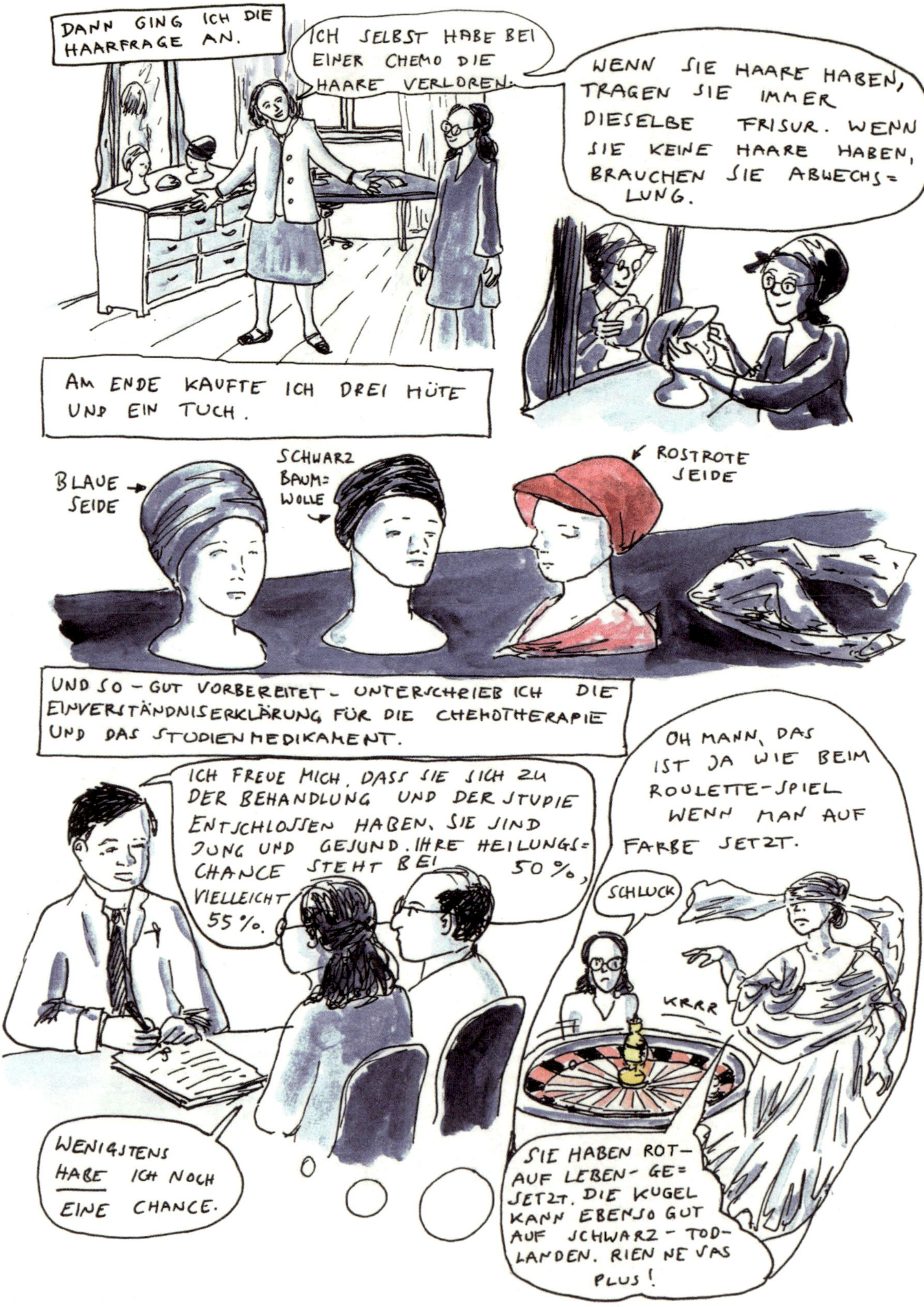
DANN GING ICH DIE HAARFRAGE AN.
ICH SELBST HABE BEI EINER CHEMO DIE HAARE VERLOREN.
WENN SIE HAARE HABEN, TRAGEN SIE IMMER DIESELBE FRISUR. WENN SIE KEINE HAARE HABEN, BRAUCHEN SIE ABWECHS= LUNG.
AM ENDE KAUFTE ICH DREI HÜTE UND EIN TUCH.
BLAUE SEIDE
SCHWARZ BAUM= WOLLE
ROSTROTE SEIDE
UND SO – GUT VORBEREITET – UNTERSCHRIEB ICH DIE EINVERSTÄNDNISERKLÄRUNG FÜR DIE CHEMOTHERAPIE UND DAS STUDIENMEDIKAMENT.
ICH FREUE MICH, DASS SIE SICH ZU DER BEHANDLUNG UND DER STUDIE ENTSCHLOSSEN HABEN. SIE SIND JUNG UND GESUND. IHRE HEILUNGS= CHANCE STEHT BEI 50%, VIELLEICHT 55%.
OH MANN, DAS IST JA WIE BEIM ROULETTE-SPIEL WENN MAN AUF FARBE SETZT.
SCHLUCK
KRRR
WENIGSTENS HABE ICH NOCH EINE CHANCE.
SIE HABEN ROT – AUF LEBEN – GE= SETZT. DIE KUGEL KANN EBENSO GUT AUF SCHWARZ – TOD – LANDEN. RIEN NE VAS PLUS!

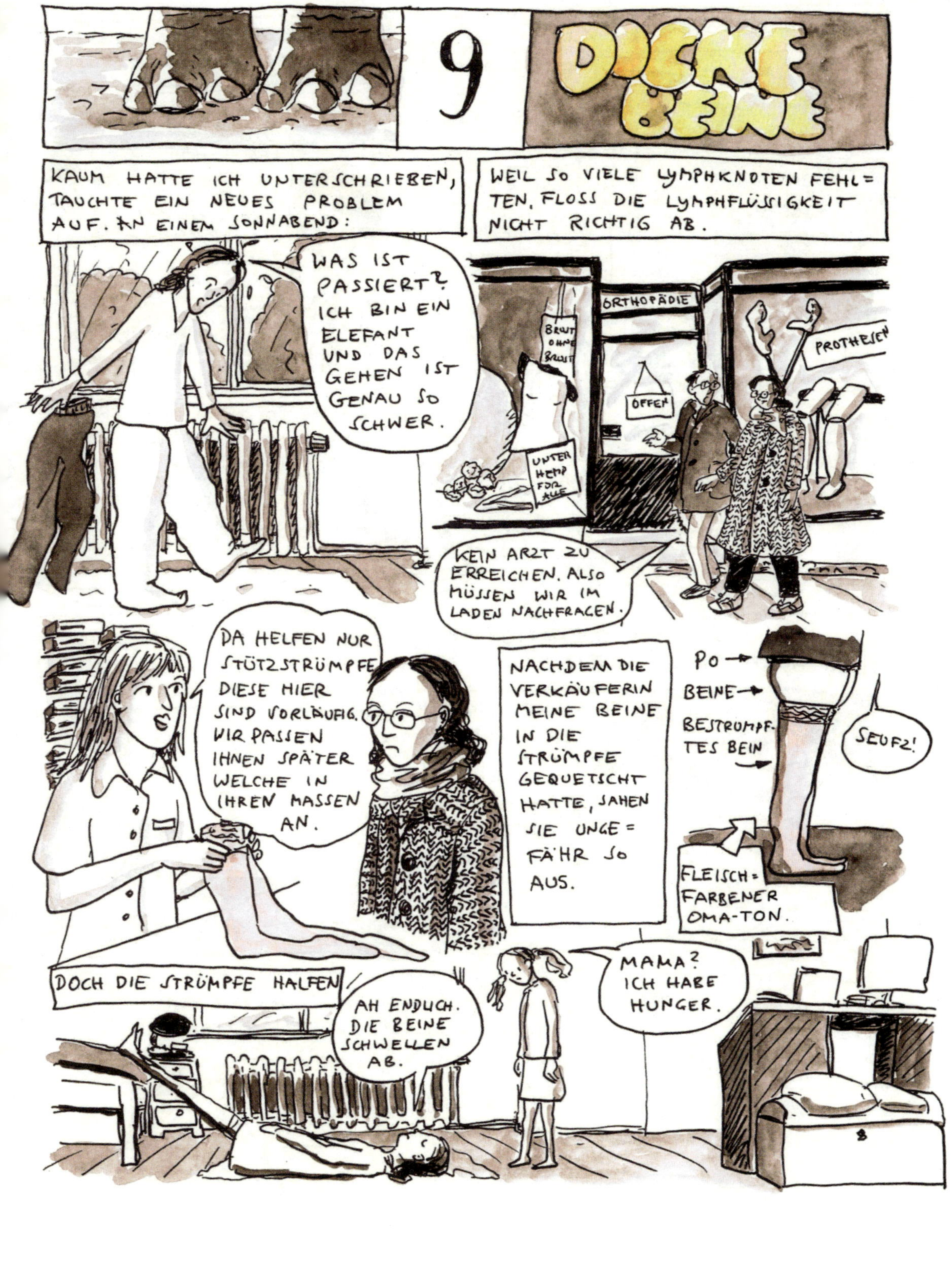
9
DICKE BEINE
KAUM HATTE ICH UNTERSCHRIEBEN, TAUCHTE EIN NEUES PROBLEM AUF. AN EINEM SONNABEND:
WAS IST PASSIERT? ICH BIN EIN ELEFANT UND DAS GEHEN IST GENAU SO SCHWER.
WEIL SO VIELE LYMPHKNOTEN FEHLTEN, FLOSS DIE LYMPHFLÜSSIGKEIT NICHT RICHTIG AB.
ORTHOPÄDIE
BRUST OHNE BRUST
OFFEN
PROTHESEN
UNTERHEMD FÜR ALLE
KEIN ARZT ZU ERREICHEN. ALSO MÜSSEN WIR IM LADEN NACHFRAGEN.
DA HELFEN NUR STÜTZSTRÜMPFE. DIESE HIER SIND VORLÄUFIG. WIR PASSEN IHNEN SPÄTER WELCHE IN IHREN MASSEN AN.
NACHDEM DIE VERKÄUFERIN MEINE BEINE IN DIE STRÜMPFE GEQUETSCHT HATTE, SAHEN SIE UNGEFÄHR SO AUS.
PO
BEINE
BESTRÜMPFTES BEIN
SEUFZ!
FLEISCHFARBENER OMA-TON.
DOCH DIE STRÜMPFE HALFEN.
AH ENDLICH. DIE BEINE SCHWELLEN AB.
MAMA? ICH HABE HUNGER.

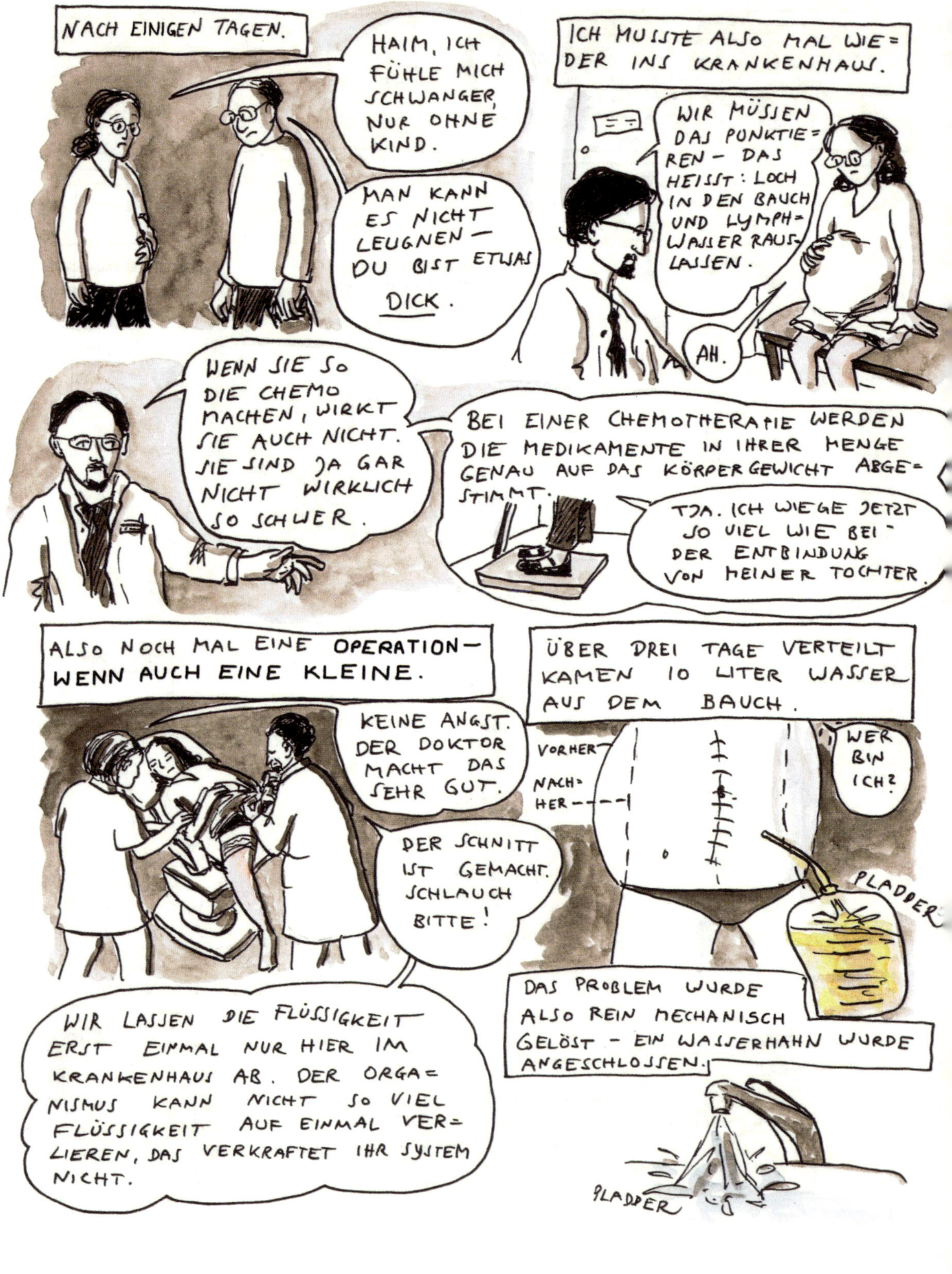
NACH EINIGEN TAGEN.
HAIM, ICH FÜHLE MICH SCHWANGER, NUR OHNE KIND.
MAN KANN ES NICHT LEUGNEN – DU BIST ETWAS DICK.
ICH MUSSTE ALSO MAL WIEDER INS KRANKENHAUS.
WIR MÜSSEN DAS PUNKTIEREN – DAS HEISST: LOCH IN DEN BAUCH UND LYMPHWASSER RAUSLASSEN.
AH.
WENN SIE SO DIE CHEMO MACHEN, WIRKT SIE AUCH NICHT. SIE SIND JA GAR NICHT WIRKLICH SO SCHWER.
BEI EINER CHEMOTHERAPIE WERDEN DIE MEDIKAMENTE IN IHRER MENGE GENAU AUF DAS KÖRPERGEWICHT ABGESTIMMT.
TJA. ICH WIEGE JETZT SO VIEL WIE BEI DER ENTBINDUNG VON MEINER TOCHTER.
ALSO NOCH MAL EINE OPERATION – WENN AUCH EINE KLEINE.
KEINE ANGST. DER DOKTOR MACHT DAS SEHR GUT.
DER SCHNITT IST GEMACHT. SCHLAUCH BITTE!
WIR LASSEN DIE FLÜSSIGKEIT ERST EINMAL NUR HIER IM KRANKENHAUS AB. DER ORGANISMUS KANN NICHT SO VIEL FLÜSSIGKEIT AUF EINMAL VERLIEREN, DAS VERKRAFTET IHR SYSTEM NICHT.
ÜBER DREI TAGE VERTEILT KAMEN 10 LITER WASSER AUS DEM BAUCH.
VORHER
NACHHER
WER BIN ICH?
PLADDER
DAS PROBLEM WURDE ALSO REIN MECHANISCH GELÖST – EIN WASSERHAHN WURDE ANGESCHLOSSEN.
PLADDER

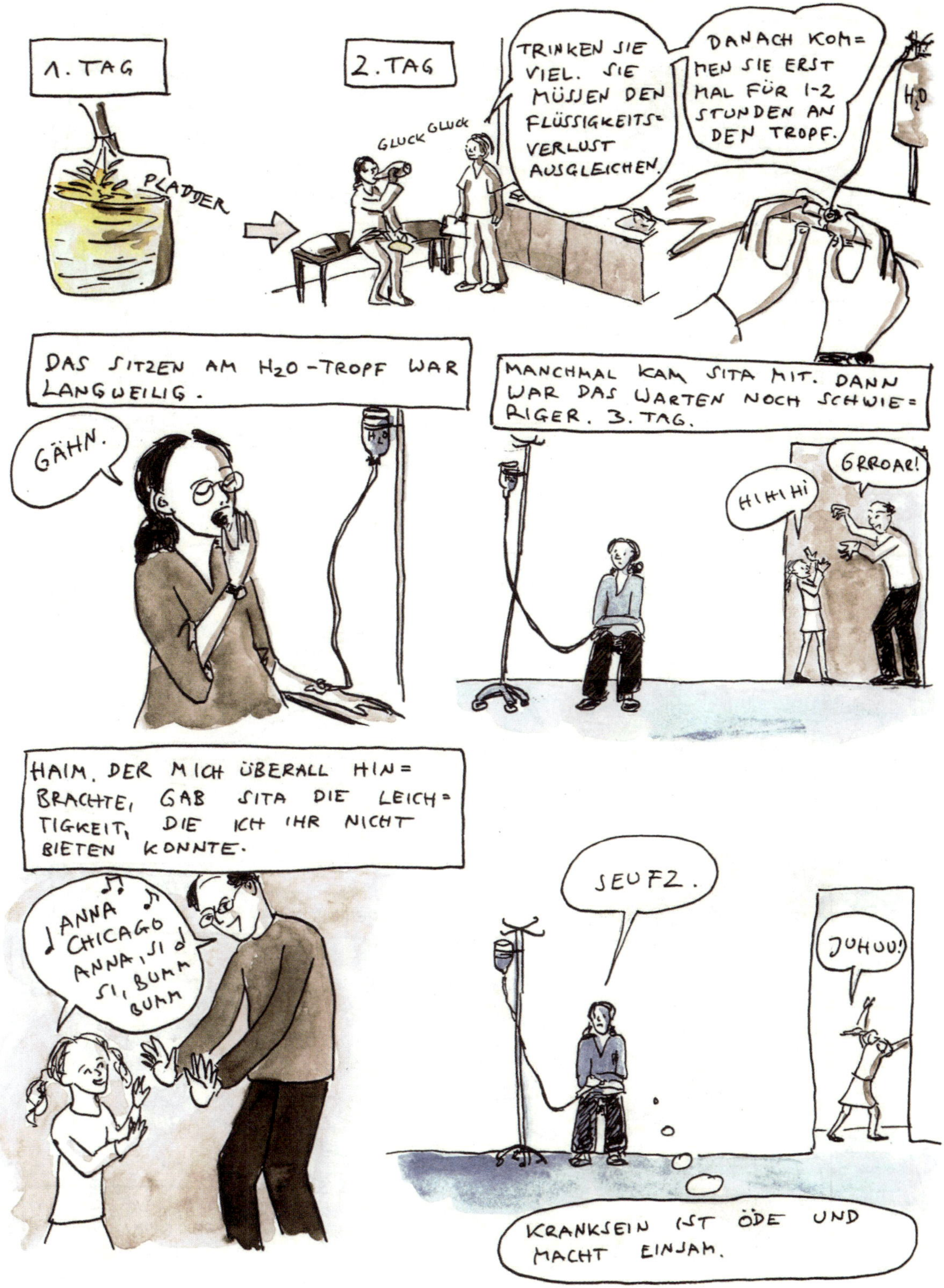
1. TAG
PLADDER
2. TAG
GLUCK GLUCK
TRINKEN SIE VIEL. SIE MÜSSEN DEN FLÜSSIGKEITS= VERLUST AUSGLEICHEN.
DANACH KOM= MEN SIE ERST MAL FÜR 1-2 STUNDEN AN DEN TROPF.
H₂O
DAS SITZEN AM H₂O-TROPF WAR LANGWEILIG.
GÄHN.
MANCHMAL KAM SITA MIT. DANN WAR DAS WARTEN NOCH SCHWIE= RIGER. 3. TAG.
GRROAR!
HIHIHI
HAIM, DER MICH ÜBERALL HIN= BRACHTE, GAB SITA DIE LEICH= TIGKEIT, DIE ICH IHR NICHT BIETEN KONNTE.
ANNA CHICAGO ANNA, SI SI, BUMM BUMM
SEUFZ.
JUHUU!
KRANKSEIN IST ÖDE UND MACHT EINSAM.

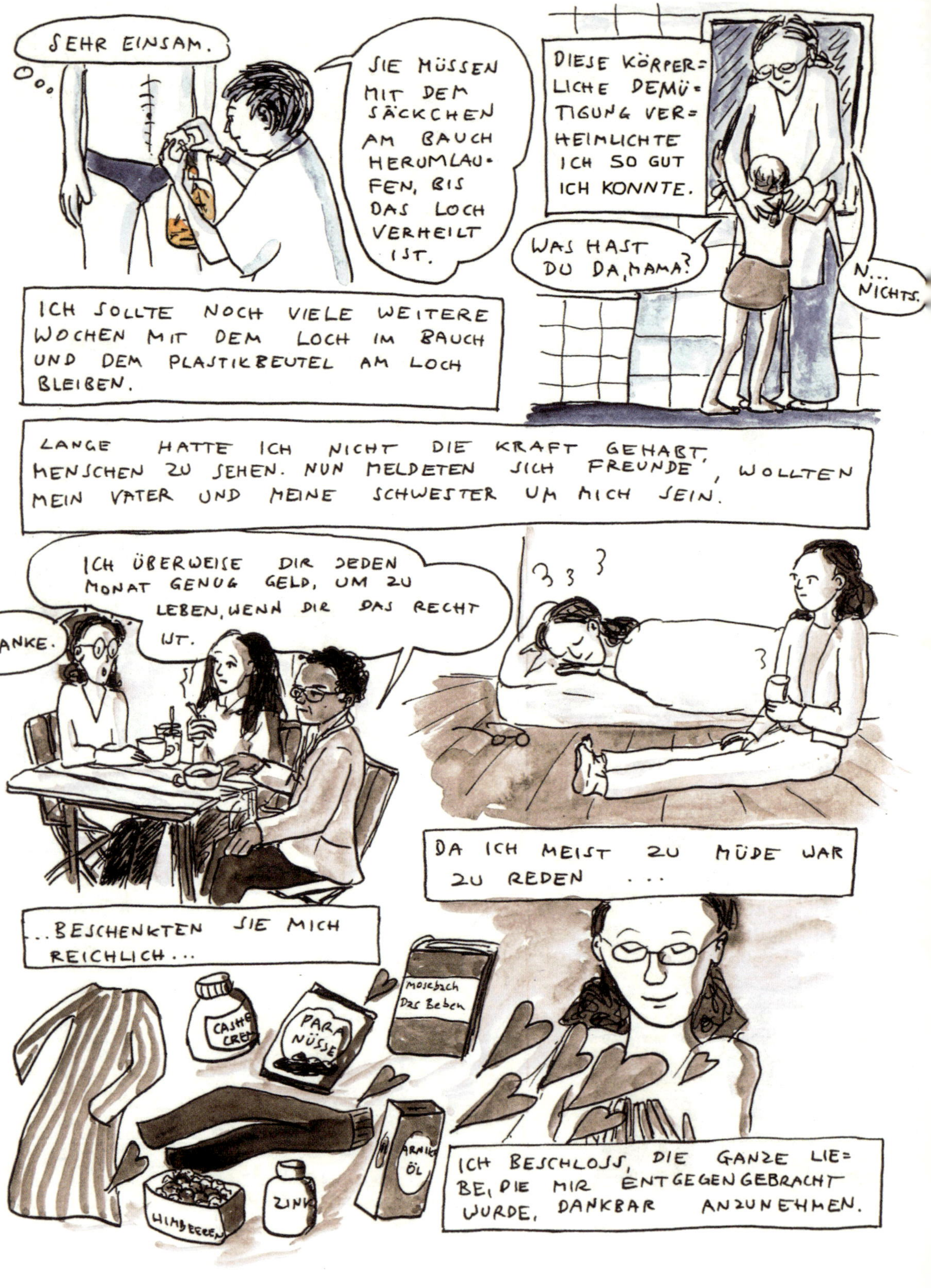
SEHR EINSAM.
SIE MÜSSEN MIT DEM SÄCKCHEN AM BAUCH HERUMLAUFEN, BIS DAS LOCH VERHEILT IST.
DIESE KÖRPERLICHE DEMÜTIGUNG VERHEIMLICHTE ICH SO GUT ICH KONNTE.
WAS HAST DU DA, MAMA?
N... NICHTS.
ICH SOLLTE NOCH VIELE WEITERE WOCHEN MIT DEM LOCH IM BAUCH UND DEM PLASTIKBEUTEL AM LOCH BLEIBEN.
LANGE HATTE ICH NICHT DIE KRAFT GEHABT, MENSCHEN ZU SEHEN. NUN MELDETEN SICH FREUNDE, WOLLTEN MEIN VATER UND MEINE SCHWESTER UM MICH SEIN.
ICH ÜBERWEISE DIR JEDEN MONAT GENUG GELD, UM ZU LEBEN, WENN DIR DAS RECHT IST.
DANKE.
DA ICH MEIST ZU MÜDE WAR ZU REDEN ...
...BESCHENKTEN SIE MICH REICHLICH...
Mosebach Das Beben
PARANÜSSE
CASHEWCREME
ARNIKA ÖL
ZINK
HIMBEEREN
ICH BESCHLOSS, DIE GANZE LIEBE, DIE MIR ENTGEGENGEBRACHT WURDE, DANKBAR ANZUNEHMEN.

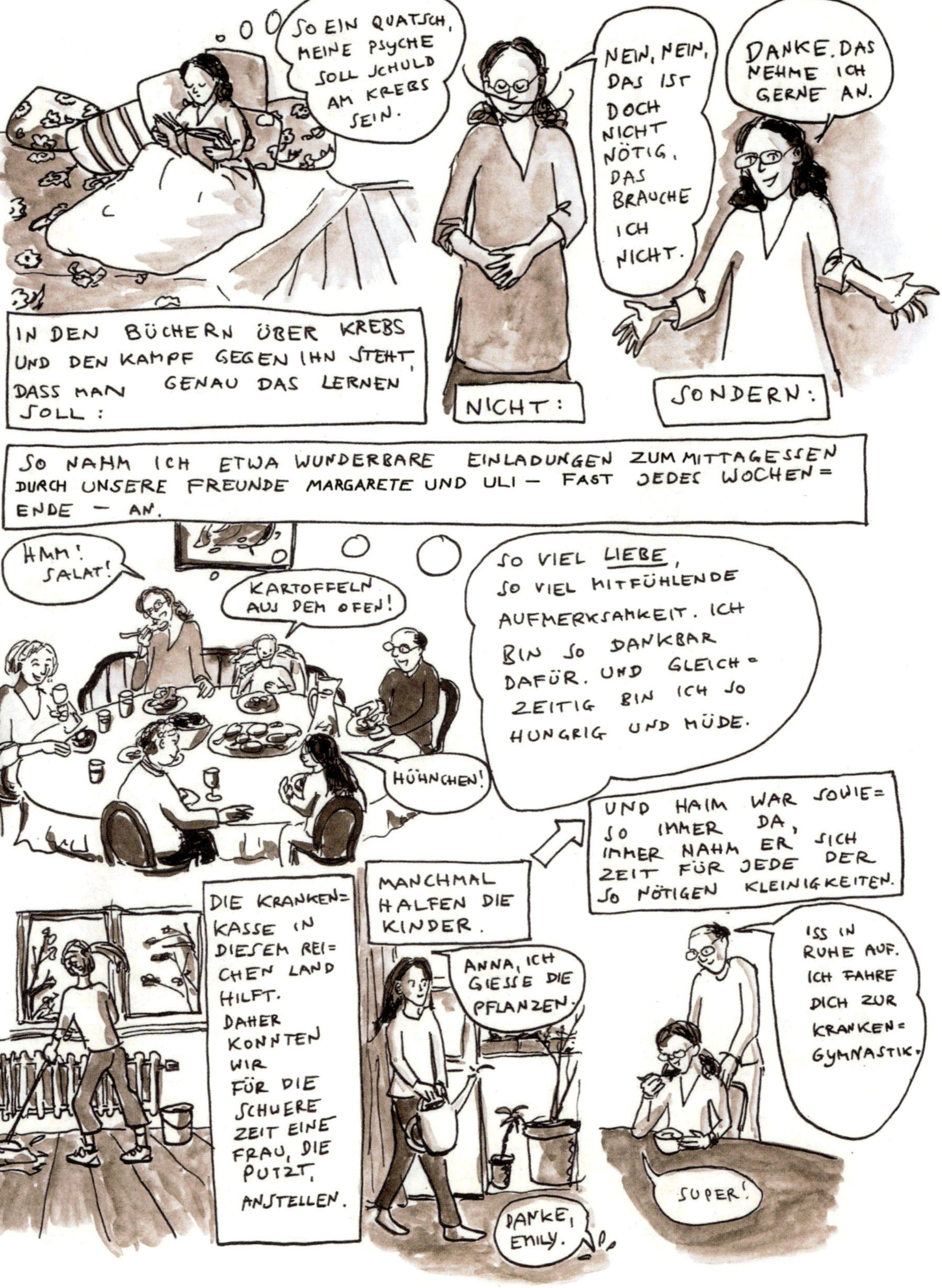
SO EIN QUATSCH, MEINE PSYCHE SOLL SCHULD AM KREBS SEIN.
IN DEN BÜCHERN ÜBER KREBS UND DEN KAMPF GEGEN IHN STEHT, DASS MAN GENAU DAS LERNEN SOLL:
NICHT:
NEIN, NEIN, DAS IST DOCH NICHT NÖTIG. DAS BRAUCHE ICH NICHT.
SONDERN:
DANKE. DAS NEHME ICH GERNE AN.
SO NAHM ICH ETWA WUNDERBARE EINLADUNGEN ZUM MITTAGESSEN DURCH UNSERE FREUNDE MARGARETE UND ULI – FAST JEDES WOCHEN=ENDE – AN.
HMM! SALAT!
KARTOFFELN AUS DEM OFEN!
HÜHNCHEN!
SO VIEL LIEBE, SO VIEL MITFÜHLENDE AUFMERKSAMKEIT. ICH BIN SO DANKBAR DAFÜR. UND GLEICH=ZEITIG BIN ICH SO HUNGRIG UND MÜDE.
DIE KRANKEN=KASSE IN DIESEM REI=CHEN LAND HILFT. DAHER KONNTEN WIR FÜR DIE SCHWERE ZEIT EINE FRAU, DIE PUTZT, ANSTELLEN.
MANCHMAL HALFEN DIE KINDER.
ANNA, ICH GIESSE DIE PFLANZEN.
DANKE, EMILY.
UND HAIM WAR SOWIE=SO IMMER DA, IMMER NAHM ER SICH ZEIT FÜR JEDE DER SO NÖTIGEN KLEINIGKEITEN.
ISS IN RUHE AUF. ICH FAHRE DICH ZUR KRANKEN=GYMNASTIK.
SUPER!

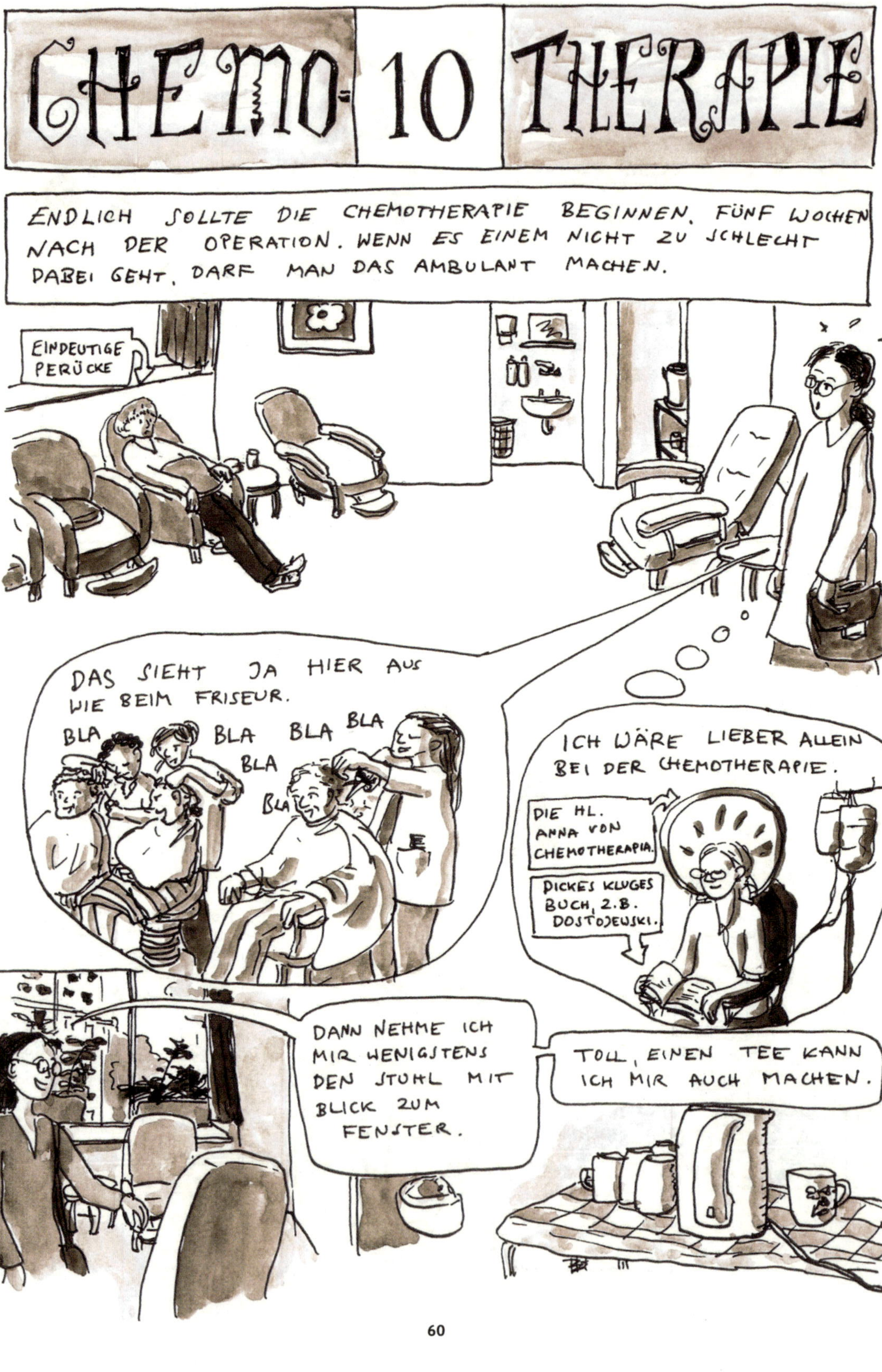
CHEMO 10 THERAPIE
ENDLICH SOLLTE DIE CHEMOTHERAPIE BEGINNEN, FÜNF WOCHEN NACH DER OPERATION. WENN ES EINEM NICHT ZU SCHLECHT DABEI GEHT, DARF MAN DAS AMBULANT MACHEN.
EINDEUTIGE PERÜCKE
DAS SIEHT JA HIER AUS WIE BEIM FRISEUR.
BLA BLA BLA BLA BLA BLA
ICH WÄRE LIEBER ALLEIN BEI DER CHEMOTHERAPIE.
DIE HL. ANNA VON CHEMOTHERAPIA.
DICKES KLUGES BUCH, Z.B. DOSTOJEWSKI.
DANN NEHME ICH MIR WENIGSTENS DEN STUHL MIT BLICK ZUM FENSTER.
TOLL, EINEN TEE KANN ICH MIR AUCH MACHEN.

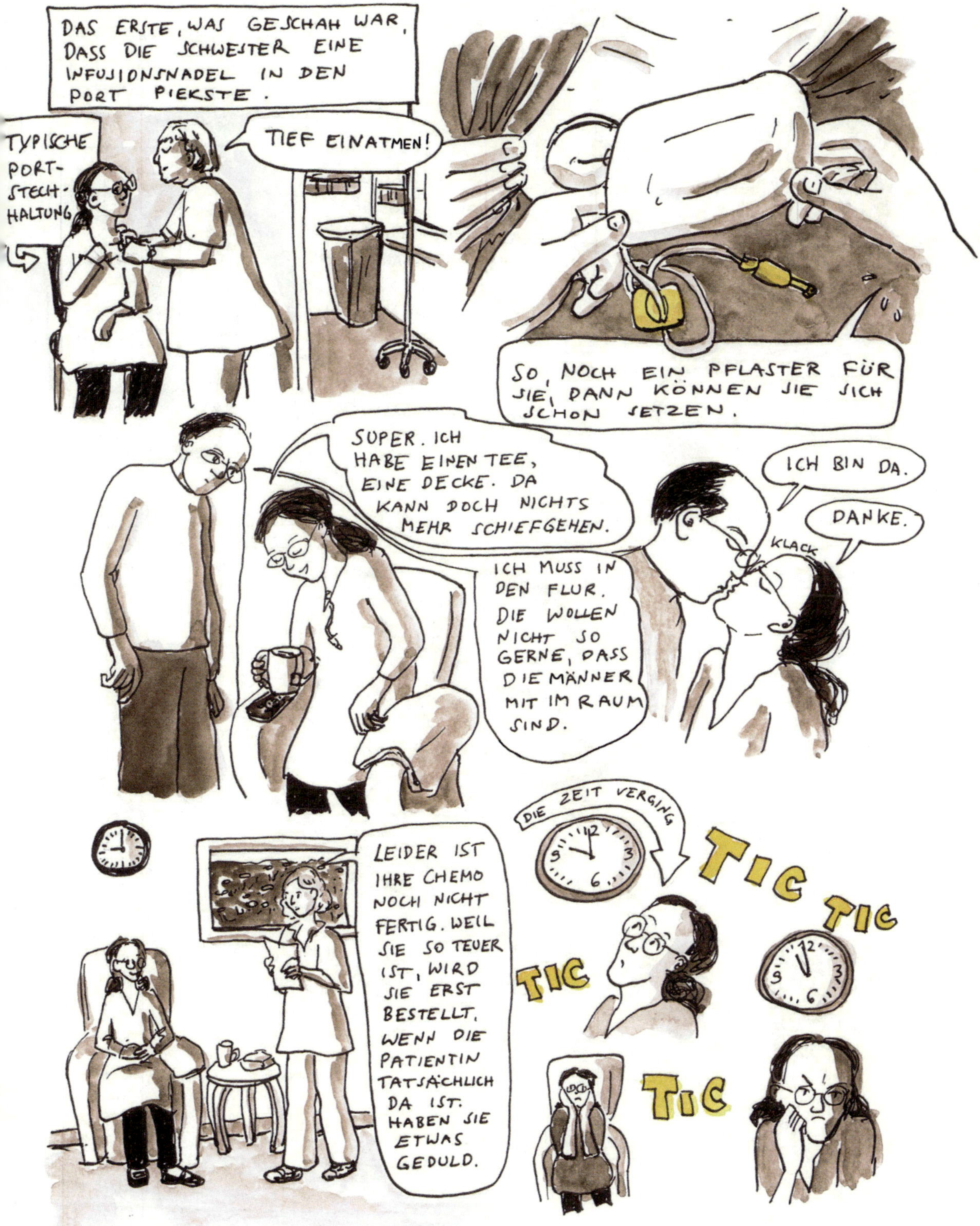
DAS ERSTE, WAS GESCHAH WAR, DASS DIE SCHWESTER EINE INFUSIONSNADEL IN DEN PORT PIEKSTE.
TYPISCHE PORT-STECH-HALTUNG
TIEF EINATMEN!
SO, NOCH EIN PFLASTER FÜR SIE, DANN KÖNNEN SIE SICH SCHON SETZEN.
SUPER. ICH HABE EINEN TEE, EINE DECKE. DA KANN DOCH NICHTS MEHR SCHIEFGEHEN.
ICH MUSS IN DEN FLUR. DIE WOLLEN NICHT SO GERNE, DASS DIE MÄNNER MIT IM RAUM SIND.
ICH BIN DA.
KLACK
DANKE.
LEIDER IST IHRE CHEMO NOCH NICHT FERTIG. WEIL SIE SO TEUER IST, WIRD SIE ERST BESTELLT, WENN DIE PATIENTIN TATSÄCHLICH DA IST. HABEN SIE ETWAS GEDULD.
DIE ZEIT VERGING
TIC
TIC
TIC
TIC

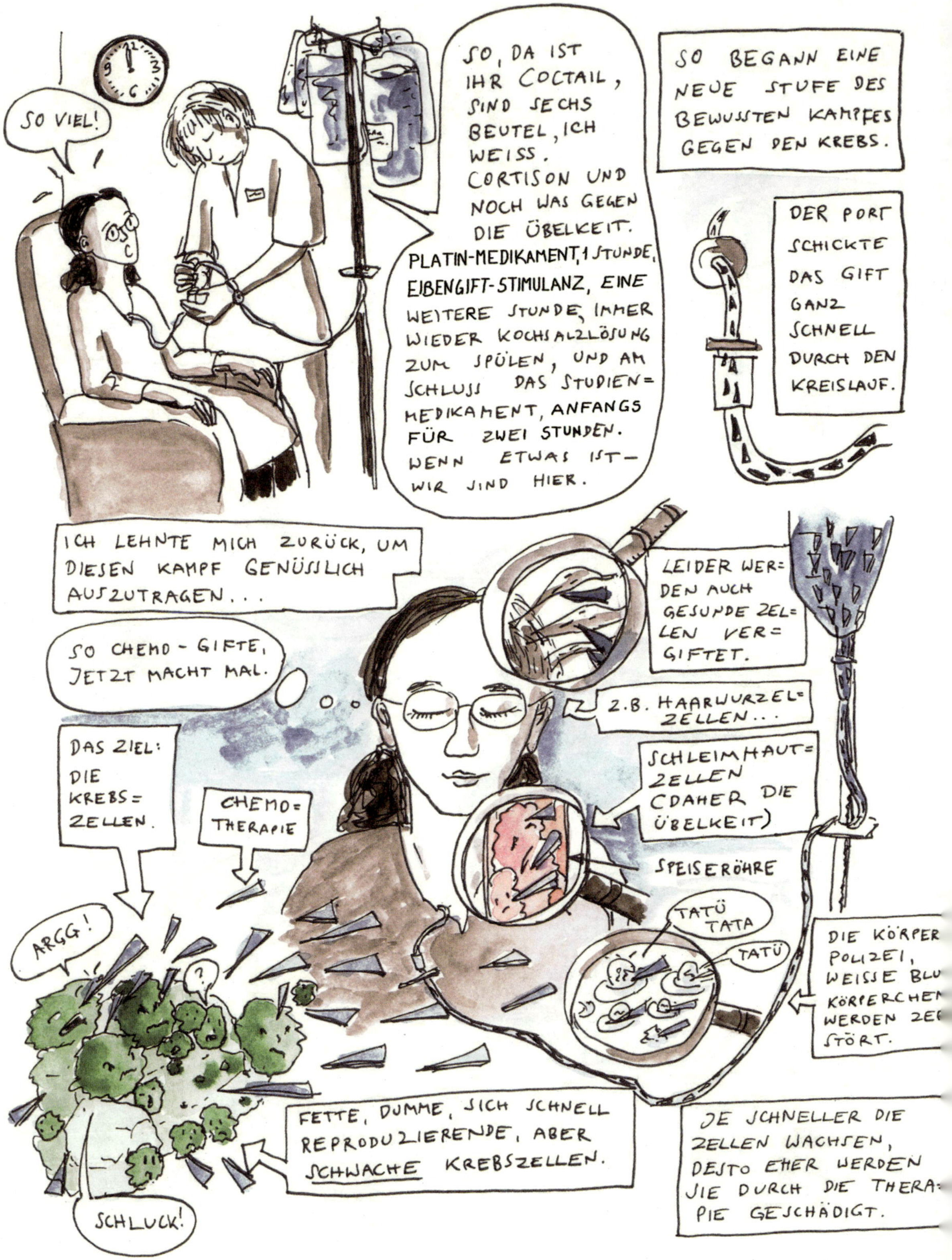
SO VIEL!
SO, DA IST IHR COCTAIL, SIND SECHS BEUTEL, ICH WEISS. CORTISON UND NOCH WAS GEGEN DIE ÜBELKEIT. PLATIN-MEDIKAMENT, 1 STUNDE, EIBENGIFT-STIMULANZ, EINE WEITERE STUNDE, IMMER WIEDER KOCHSALZLÖSUNG ZUM SPÜLEN, UND AM SCHLUSS DAS STUDIEN=MEDIKAMENT, ANFANGS FÜR ZWEI STUNDEN. WENN ETWAS IST – WIR SIND HIER.
SO BEGANN EINE NEUE STUFE DES BEWUSSTEN KAMPFES GEGEN DEN KREBS.
DER PORT SCHICKTE DAS GIFT GANZ SCHNELL DURCH DEN KREISLAUF.
ICH LEHNTE MICH ZURÜCK, UM DIESEN KAMPF GENÜSSLICH AUSZUTRAGEN...
LEIDER WER= DEN AUCH GESUNDE ZEL= LEN VER= GIFTET.
SO CHEMO-GIFTE, JETZT MACHT MAL.
Z.B. HAARWURZEL= ZELLEN...
DAS ZIEL: DIE KREBS= ZELLEN.
CHEMO= THERAPIE
SCHLEIMHAUT= ZELLEN (DAHER DIE ÜBELKEIT)
SPEISERÖHRE
TATÜ TATA
TATÜ
DIE KÖRPER POLIZEI, WEISSE BLU KÖRPERCHEN WERDEN ZE STÖRT.
ARGG!
?
FETTE, DUMME, SICH SCHNELL REPRODUZIERENDE, ABER SCHWACHE KREBSZELLEN.
JE SCHNELLER DIE ZELLEN WACHSEN, DESTO EHER WERDEN SIE DURCH DIE THERA= PIE GESCHÄDIGT.
SCHLUCK!

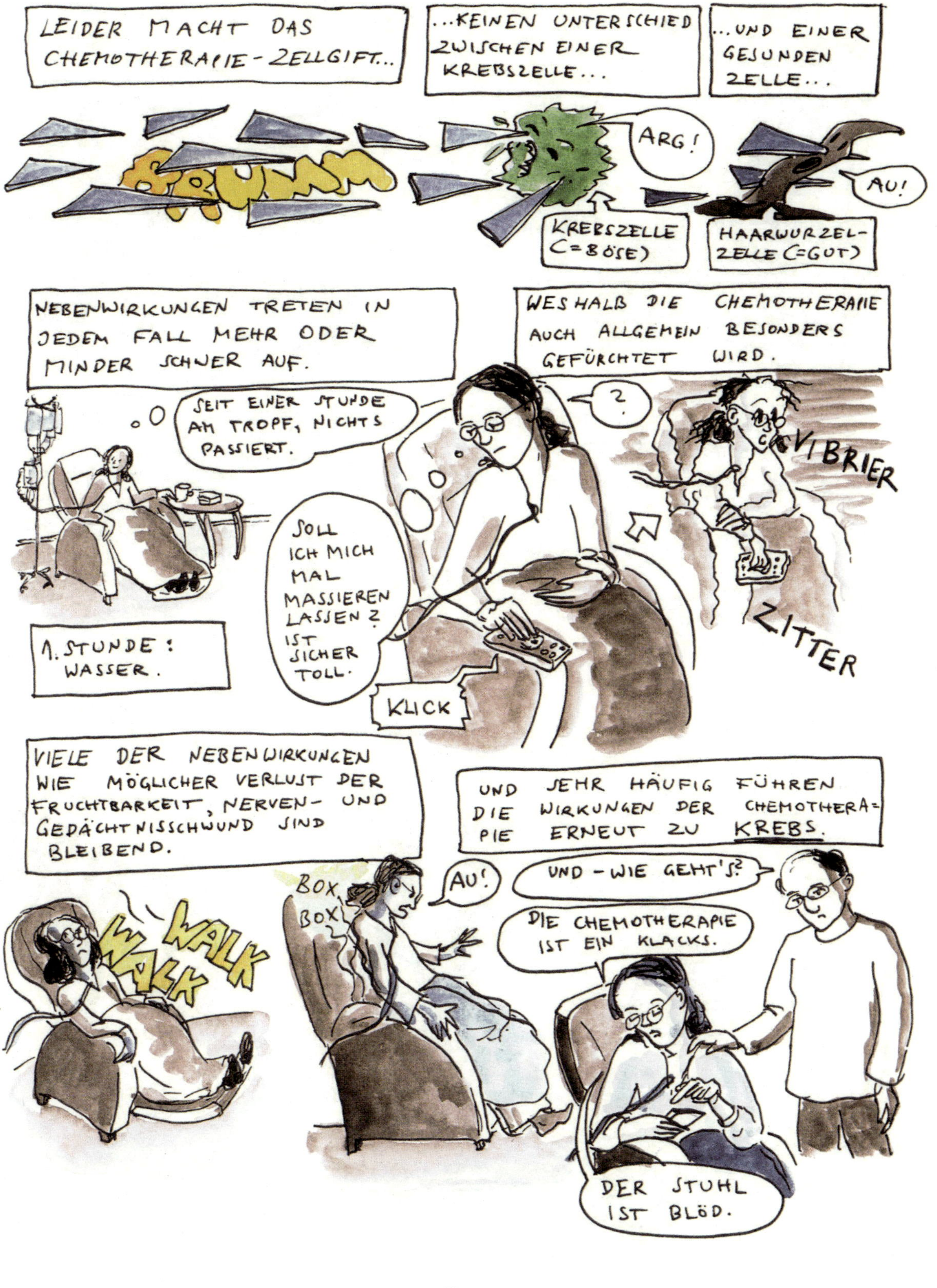

LEIDER MACHT DAS CHEMOTHERAPIE-ZELLGIFT...
...KEINEN UNTERSCHIED ZWISCHEN EINER KREBSZELLE...
...UND EINER GESUNDEN ZELLE...
BRUMM
ARG!
AU!
KREBSZELLE (=BÖSE)
HAARWURZEL-ZELLE (=GUT)
NEBENWIRKUNGEN TRETEN IN JEDEM FALL MEHR ODER MINDER SCHWER AUF.
WESHALB DIE CHEMOTHERAPIE AUCH ALLGEMEIN BESONDERS GEFÜRCHTET WIRD.
SEIT EINER STUNDE AM TROPF, NICHTS PASSIERT.
1. STUNDE: WASSER.
SOLL ICH MICH MAL MASSIEREN LASSEN? IST SICHER TOLL.
KLICK
?
VIBRIER
ZITTER
VIELE DER NEBENWIRKUNGEN WIE MÖGLICHER VERLUST DER FRUCHTBARKEIT, NERVEN- UND GEDÄCHTNISSCHWUND SIND BLEIBEND.
UND SEHR HÄUFIG FÜHREN DIE WIRKUNGEN DER CHEMOTHERAPIE ERNEUT ZU KREBS.
WALK
WALK
BOX
BOX
AU!
UND – WIE GEHT'S?
DIE CHEMOTHERAPIE IST EIN KLACKS.
DER STUHL IST BLÖD.

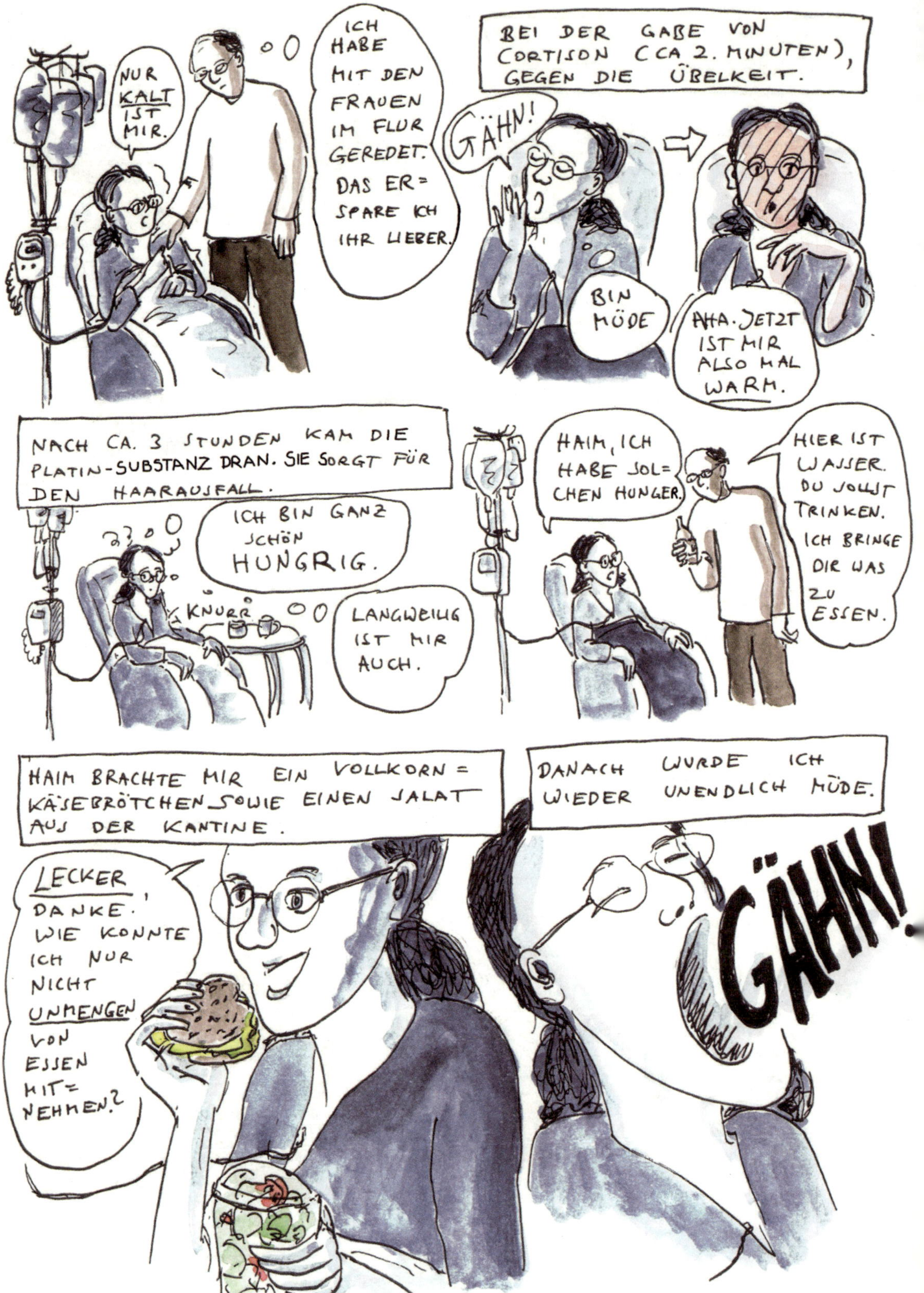
NUR KALT IST MIR.
ICH HABE MIT DEN FRAUEN IM FLUR GEREDET. DAS ER= SPARE ICH IHR LIEBER.
BEI DER GABE VON CORTISON (CA 2. MINUTEN), GEGEN DIE ÜBELKEIT.
GÄHN!
BIN MÜDE
AHA. JETZT IST MIR ALSO MAL WARM.
NACH CA. 3 STUNDEN KAM DIE PLATIN-SUBSTANZ DRAN. SIE SORGT FÜR DEN HAARAUSFALL.
ICH BIN GANZ SCHÖN HUNGRIG.
KNURR
LANGWEILIG IST MIR AUCH.
HAIM, ICH HABE SOLCHEN HUNGER.
HIER IST WASSER. DU SOLLST TRINKEN. ICH BRINGE DIR WAS ZU ESSEN.
HAIM BRACHTE MIR EIN VOLLKORN= KÄSEBRÖTCHEN SOWIE EINEN SALAT AUS DER KANTINE.
LECKER, DANKE. WIE KONNTE ICH NUR NICHT UNMENGEN VON ESSEN MIT= NEHMEN?
DANACH WURDE ICH WIEDER UNENDLICH MÜDE.
GÄHN!

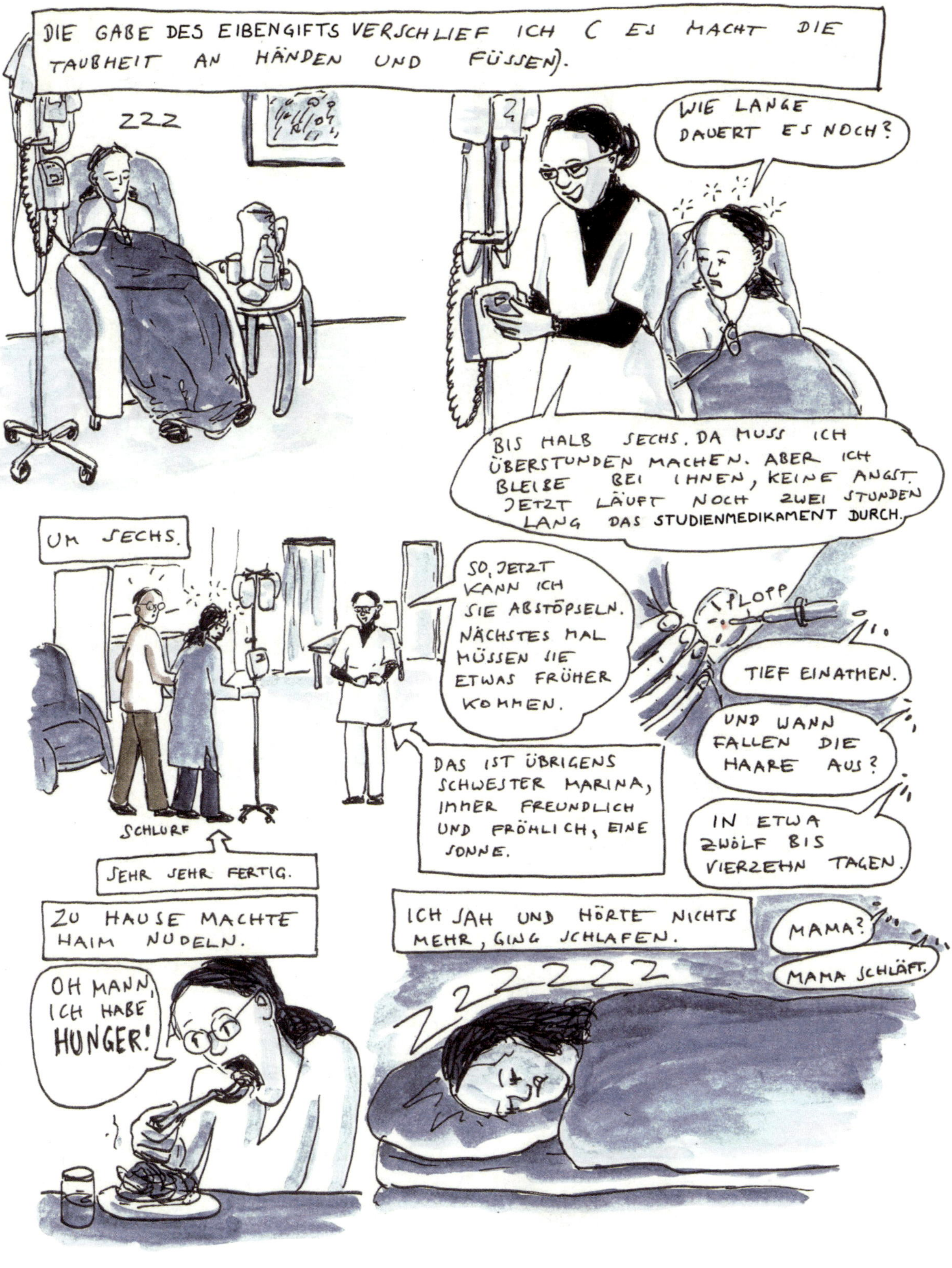
DIE GABE DES EIBENGIFTS VERSCHLIEF ICH (ES MACHT DIE TAUBHEIT AN HÄNDEN UND FÜSSEN).
ZZZ
WIE LANGE DAUERT ES NOCH?
BIS HALB SECHS. DA MUSS ICH ÜBERSTUNDEN MACHEN. ABER ICH BLEIBE BEI IHNEN, KEINE ANGST. JETZT LÄUFT NOCH ZWEI STUNDEN LANG DAS STUDIENMEDIKAMENT DURCH.
UM SECHS.
SO, JETZT KANN ICH SIE ABSTÖPSELN. NÄCHSTES MAL MÜSSEN SIE ETWAS FRÜHER KOMMEN.
PLOPP
TIEF EINATMEN.
UND WANN FALLEN DIE HAARE AUS?
IN ETWA ZWÖLF BIS VIERZEHN TAGEN.
DAS IST ÜBRIGENS SCHWESTER MARINA, IMMER FREUNDLICH UND FRÖHLICH, EINE SONNE.
SCHLURF
SEHR SEHR FERTIG.
ZU HAUSE MACHTE HAIM NUDELN.
OH MANN, ICH HABE HUNGER!
ICH SAH UND HÖRTE NICHTS MEHR, GING SCHLAFEN.
MAMA?
MAMA SCHLÄFT.
ZZZZZZ

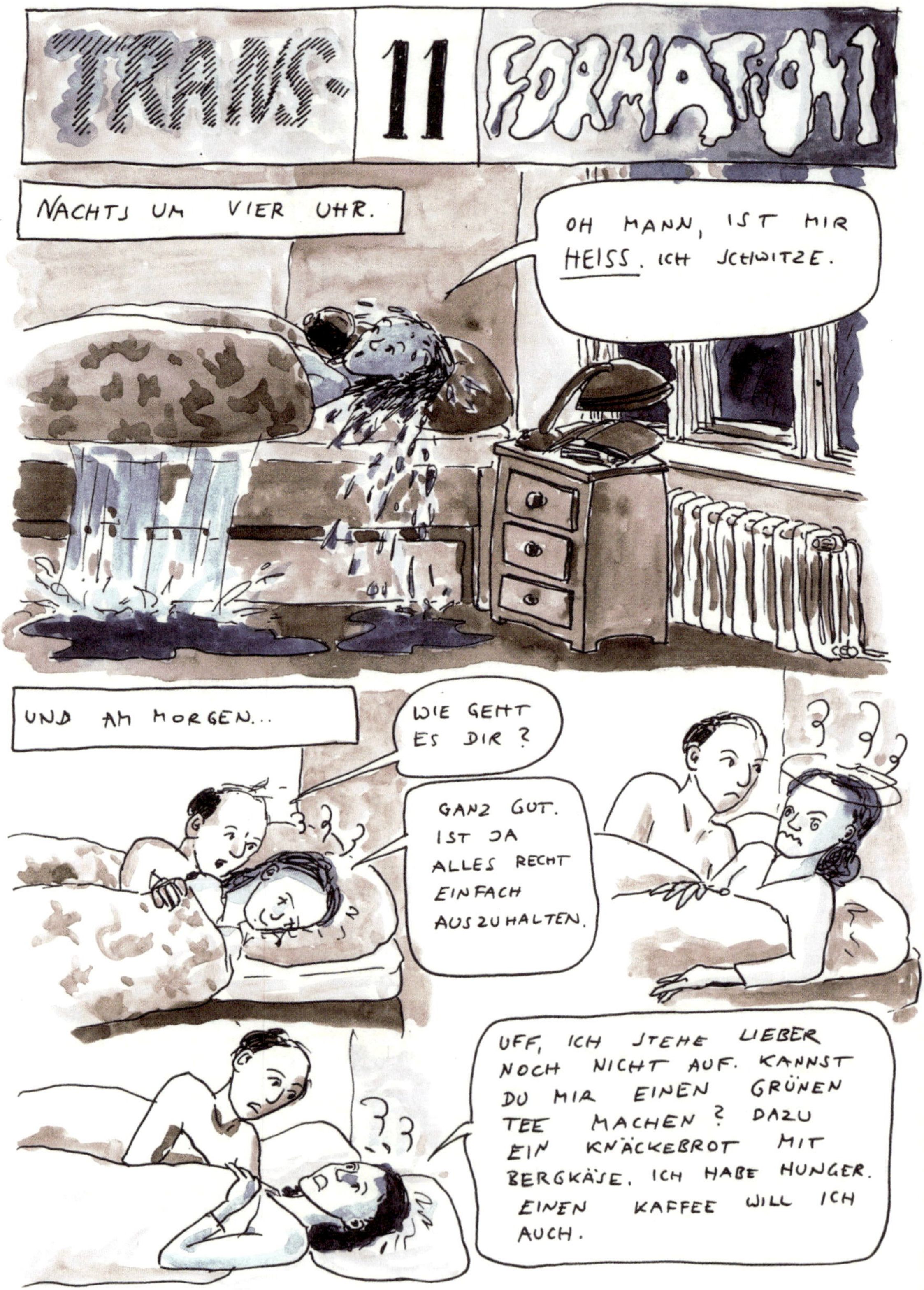
TRANS- 11 FORMATION
NACHTS UM VIER UHR.
OH MANN, IST MIR HEISS. ICH SCHWITZE.
UND AM MORGEN...
WIE GEHT ES DIR?
GANZ GUT. IST JA ALLES RECHT EINFACH AUSZUHALTEN.
UFF, ICH STEHE LIEBER NOCH NICHT AUF. KANNST DU MIR EINEN GRÜNEN TEE MACHEN? DAZU EIN KNÄCKEBROT MIT BERGKÄSE. ICH HABE HUNGER. EINEN KAFFEE WILL ICH AUCH.

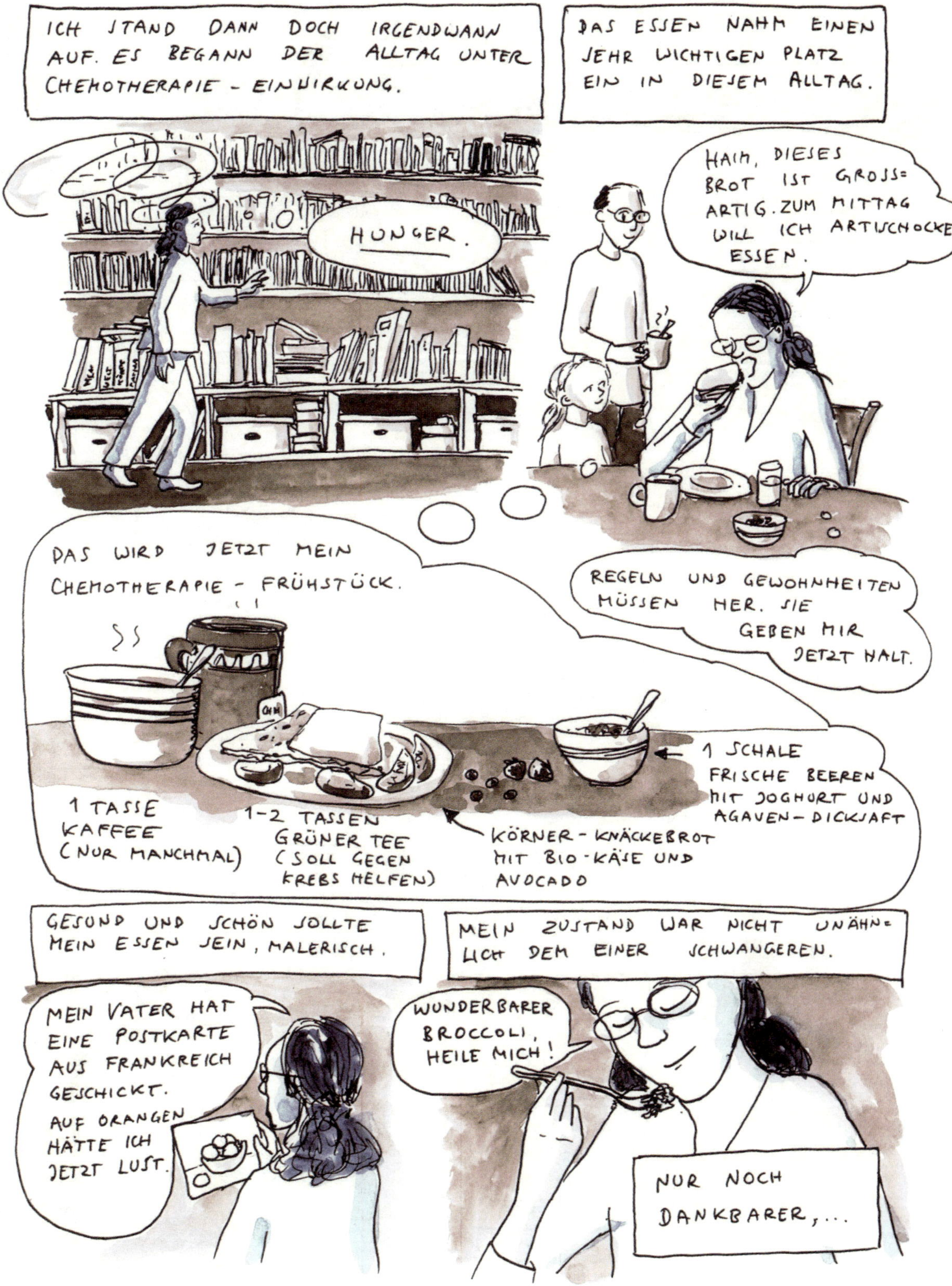
ICH STAND DANN DOCH IRGENDWANN AUF. ES BEGANN DER ALLTAG UNTER CHEMOTHERAPIE-EINWIRKUNG.
HUNGER.
DAS ESSEN NAHM EINEN SEHR WICHTIGEN PLATZ EIN IN DIESEM ALLTAG.
HAIM, DIESES BROT IST GROSS=ARTIG. ZUM MITTAG WILL ICH ARTISCHOCKEN ESSEN.
DAS WIRD JETZT MEIN CHEMOTHERAPIE-FRÜHSTÜCK.
REGELN UND GEWOHNHEITEN MÜSSEN HER. SIE GEBEN MIR JETZT HALT.
1 SCHALE FRISCHE BEEREN MIT JOGHURT UND AGAVEN-DICKSAFT
1 TASSE KAFFEE (NUR MANCHMAL)
1-2 TASSEN GRÜNER TEE (SOLL GEGEN KREBS HELFEN)
KÖRNER-KNÄCKEBROT MIT BIO-KÄSE UND AVOCADO
GESUND UND SCHÖN SOLLTE MEIN ESSEN SEIN, MALERISCH.
MEIN VATER HAT EINE POSTKARTE AUS FRANKREICH GESCHICKT.
AUF ORANGEN HÄTTE ICH JETZT LUST.
MEIN ZUSTAND WAR NICHT UNÄHNLICH DEM EINER SCHWANGEREN.
WUNDERBARER BROCCOLI, HEILE MICH!
NUR NOCH DANKBARER, ...

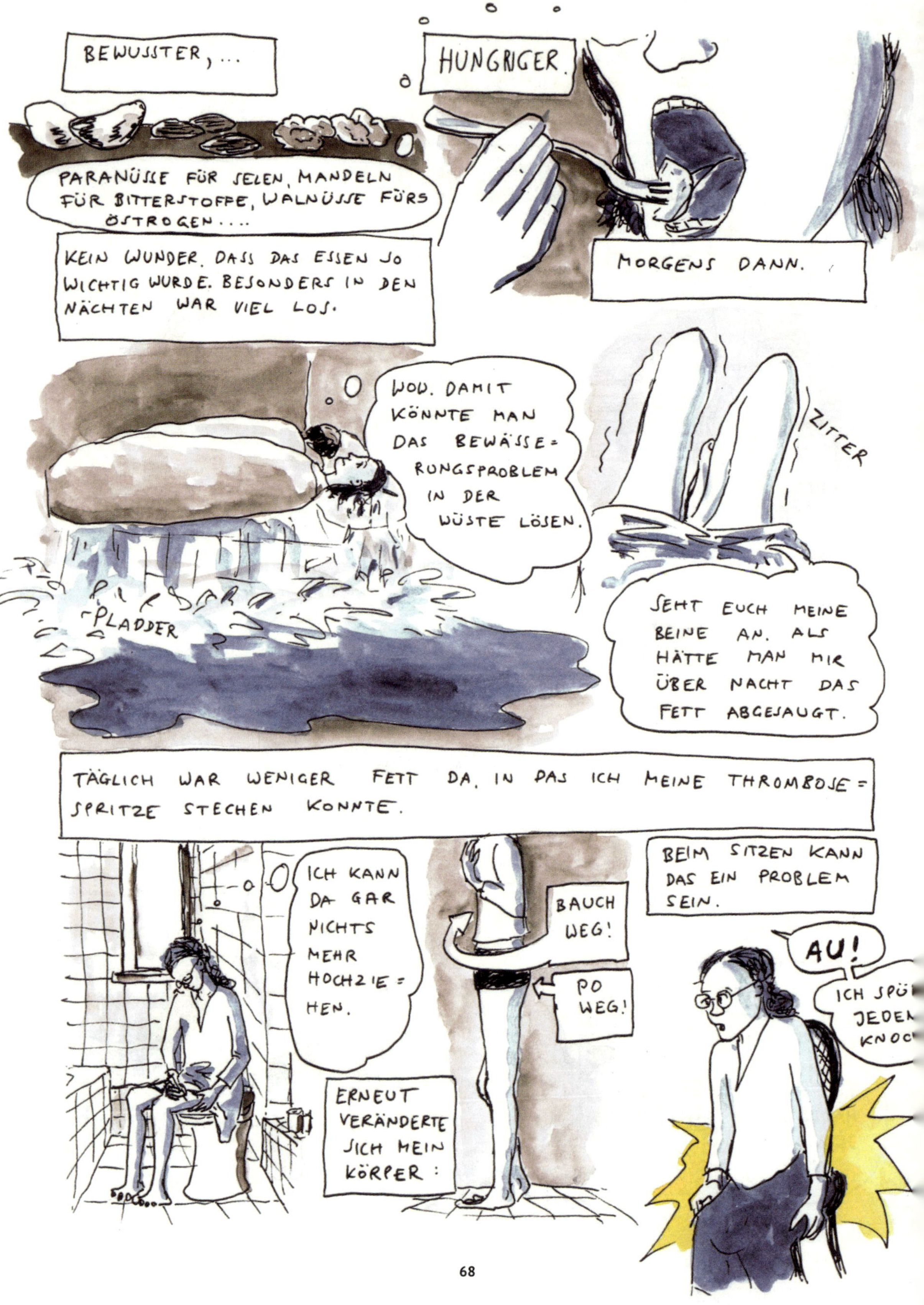
BEWUSSTER, ...
PARANÜSSE FÜR SELEN, MANDELN FÜR BITTERSTOFFE, WALNÜSSE FÜRS ÖSTROGEN ....
HUNGRIGER.
MORGENS DANN.
KEIN WUNDER, DASS DAS ESSEN SO WICHTIG WURDE. BESONDERS IN DEN NÄCHTEN WAR VIEL LOS.
WOW. DAMIT KÖNNTE MAN DAS BEWÄSSE= RUNGSPROBLEM IN DER WÜSTE LÖSEN.
PLADDER
ZITTER
SEHT EUCH MEINE BEINE AN. ALS HÄTTE MAN MIR ÜBER NACHT DAS FETT ABGESAUGT.
TÄGLICH WAR WENIGER FETT DA, IN DAS ICH MEINE THROMBOSE= SPRITZE STECHEN KONNTE.
ICH KANN DA GAR NICHTS MEHR HOCHZIE= HEN.
ERNEUT VERÄNDERTE SICH MEIN KÖRPER:
BAUCH WEG!
PO WEG!
BEIM SITZEN KANN DAS EIN PROBLEM SEIN.
AU!
ICH SPÜ
JEDEN
KNOC

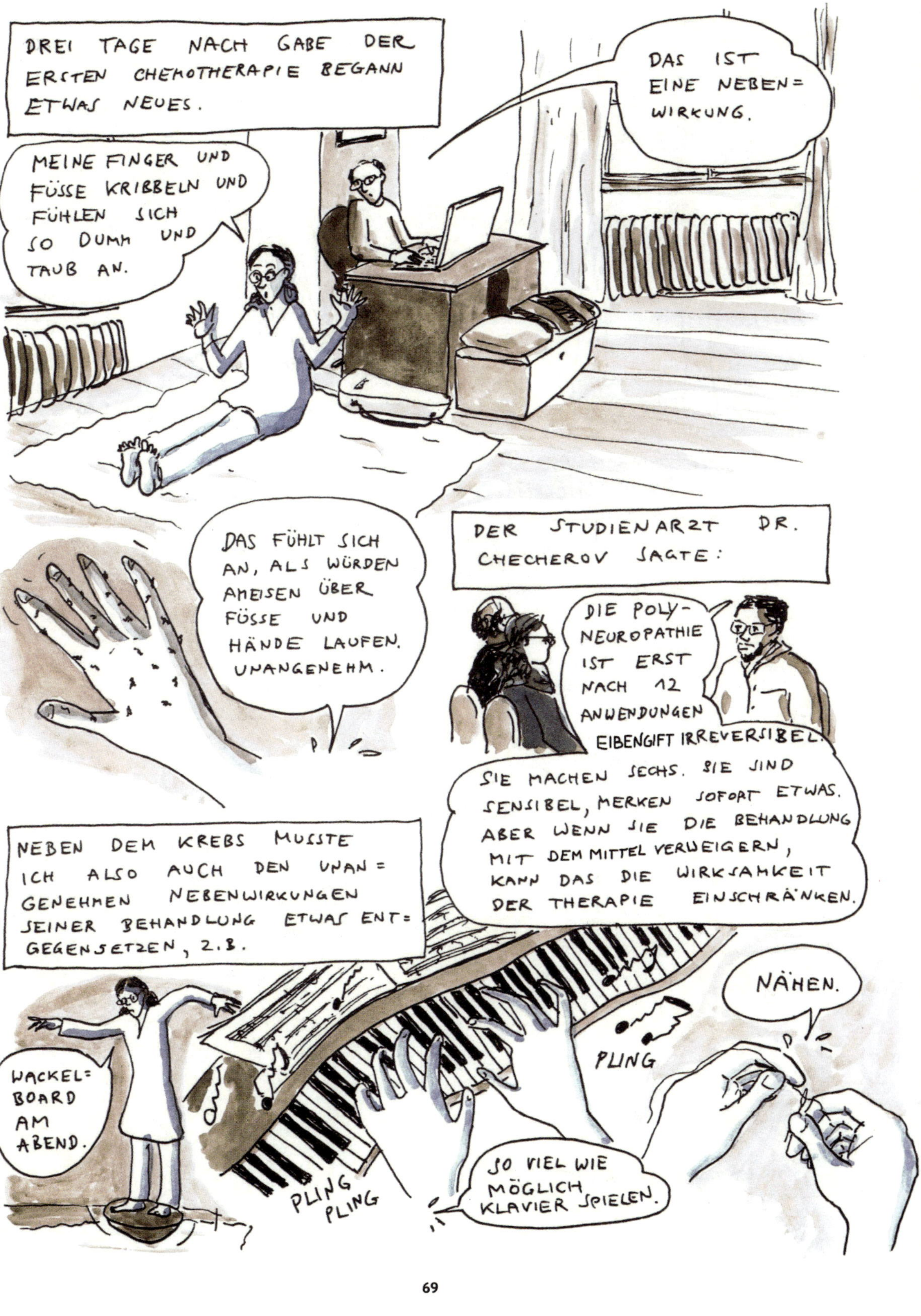

DREI TAGE NACH GABE DER ERSTEN CHEMOTHERAPIE BEGANN ETWAS NEUES.
MEINE FINGER UND FÜSSE KRIBBELN UND FÜHLEN SICH SO DUMM UND TAUB AN.
DAS IST EINE NEBEN= WIRKUNG.
DAS FÜHLT SICH AN, ALS WÜRDEN AMEISEN ÜBER FÜSSE UND HÄNDE LAUFEN. UNANGENEHM.
DER STUDIENARZT DR. CHECHEROV SAGTE:
DIE POLY- NEUROPATHIE IST ERST NACH 12 ANWENDUNGEN EIBENGIFT IRREVERSIBEL.
SIE MACHEN SECHS. SIE SIND SENSIBEL, MERKEN SOFORT ETWAS. ABER WENN SIE DIE BEHANDLUNG MIT DEM MITTEL VERWEIGERN, KANN DAS DIE WIRKSAMKEIT DER THERAPIE EINSCHRÄNKEN.
NEBEN DEM KREBS MUSSTE ICH ALSO AUCH DEN UNAN= GENEHMEN NEBENWIRKUNGEN SEINER BEHANDLUNG ETWAS ENT= GEGENSETZEN, Z.B.
WACKEL= BOARD AM ABEND.
PLING PLING
SO VIEL WIE MÖGLICH KLAVIER SPIELEN.
PLING
NÄHEN.

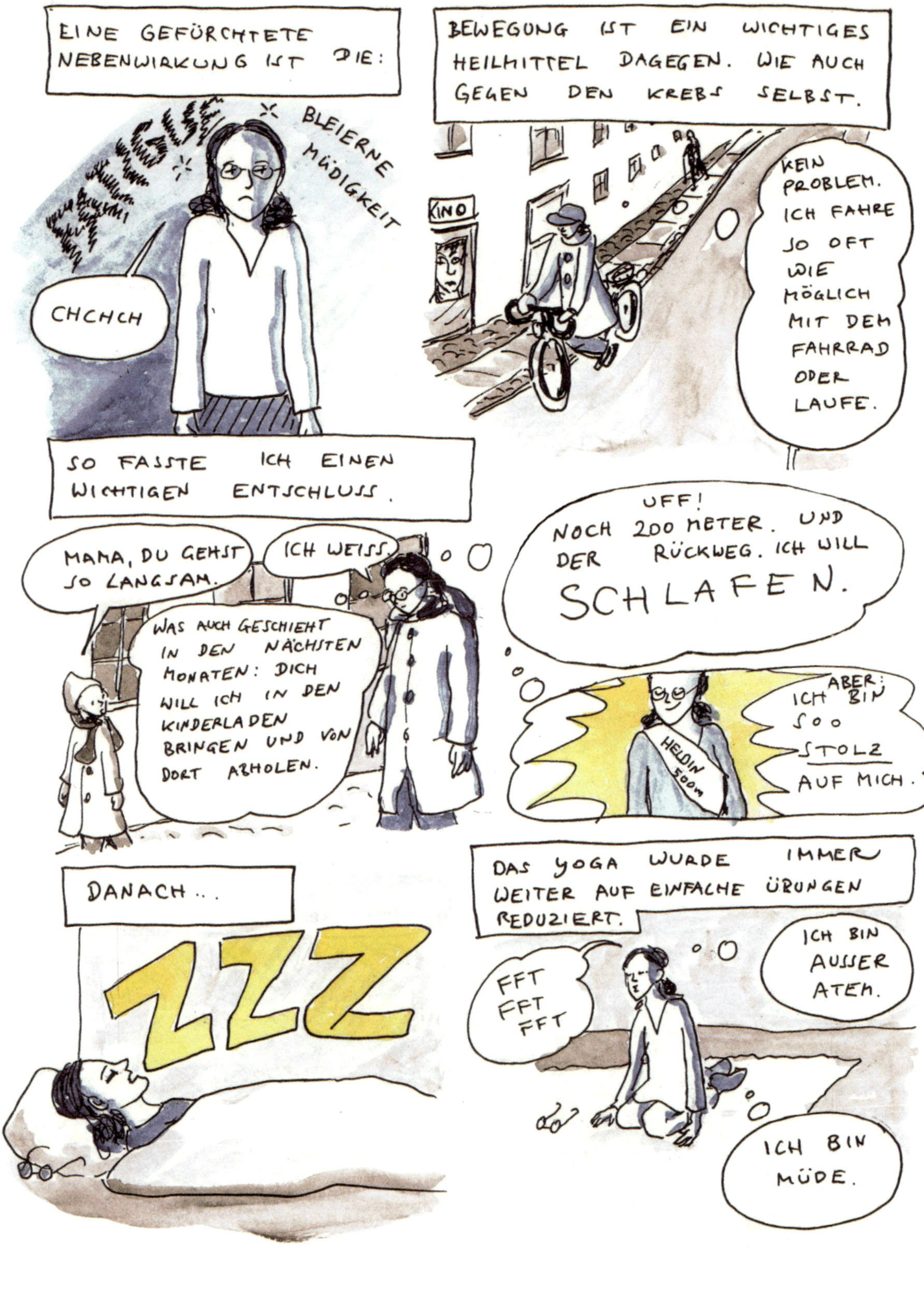

EINE GEFÜRCHTETE NEBENWIRKUNG IST DIE:
FATIGUE
BLEIERNE MÜDIGKEIT
CHCHCH
BEWEGUNG IST EIN WICHTIGES HEILMITTEL DAGEGEN. WIE AUCH GEGEN DEN KREBS SELBST.
KINO
KEIN PROBLEM. ICH FAHRE SO OFT WIE MÖGLICH MIT DEM FAHRRAD ODER LAUFE.
SO FASSTE ICH EINEN WICHTIGEN ENTSCHLUSS.
MAMA, DU GEHST SO LANGSAM.
ICH WEISS.
WAS AUCH GESCHIEHT IN DEN NÄCHSTEN MONATEN: DICH WILL ICH IN DEN KINDERLADEN BRINGEN UND VON DORT ABHOLEN.
UFF! NOCH 200 METER. UND DER RÜCKWEG. ICH WILL SCHLAFEN.
HELDIN 500m
ABER: ICH BIN SOO STOLZ AUF MICH.
DANACH...
ZZZ
DAS YOGA WURDE IMMER WEITER AUF EINFACHE ÜBUNGEN REDUZIERT.
FFT FFT FFT
ICH BIN AUSSER ATEM.
ICH BIN MÜDE.

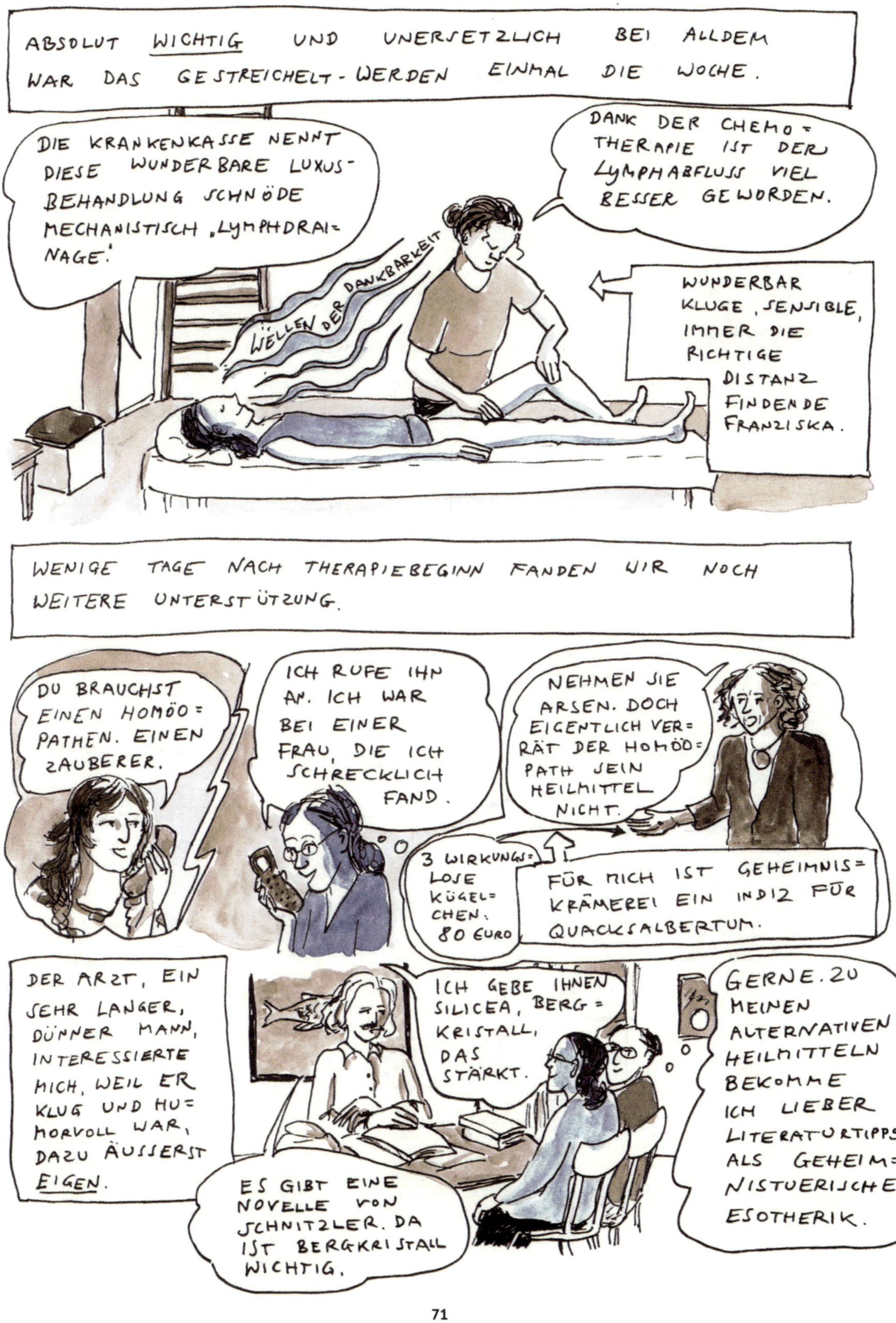
ABSOLUT WICHTIG UND UNERSETZLICH BEI ALLDEM WAR DAS GESTREICHELT-WERDEN EINMAL DIE WOCHE.
DIE KRANKENKASSE NENNT DIESE WUNDERBARE LUXUS-BEHANDLUNG SCHNÖDE MECHANISTISCH „LYMPHDRAI-NAGE".
DANK DER CHEMO-THERAPIE IST DER LYMPHABFLUSS VIEL BESSER GEWORDEN.
WELLEN DER DANKBARKEIT
WUNDERBAR KLUGE, SENSIBLE, IMMER DIE RICHTIGE DISTANZ FINDENDE FRANZISKA.
WENIGE TAGE NACH THERAPIEBEGINN FANDEN WIR NOCH WEITERE UNTERSTÜTZUNG.
DU BRAUCHST EINEN HOMÖO-PATHEN. EINEN ZAUBERER.
ICH RUFE IHN AN. ICH WAR BEI EINER FRAU, DIE ICH SCHRECKLICH FAND.
NEHMEN SIE ARSEN. DOCH EIGENTLICH VER-RÄT DER HOMÖO-PATH SEIN HEILMITTEL NICHT.
3 WIRKUNGS-LOSE KÜGEL-CHEN: 80 EURO
FÜR MICH IST GEHEIMNIS-KRÄMEREI EIN INDIZ FÜR QUACKSALBERTUM.
DER ARZT, EIN SEHR LANGER, DÜNNER MANN, INTERESSIERTE MICH, WEIL ER KLUG UND HU-MORVOLL WAR, DAZU ÄUSSERST EIGEN.
ICH GEBE IHNEN SILICEA, BERG-KRISTALL, DAS STÄRKT.
ES GIBT EINE NOVELLE VON SCHNITZLER. DA IST BERGKRISTALL WICHTIG.
GERNE. ZU MEINEN ALTERNATIVEN HEILMITTELN BEKOMME ICH LIEBER LITERATURTIPPS ALS GEHEIM-NISTUERISCHE ESOTHERIK.

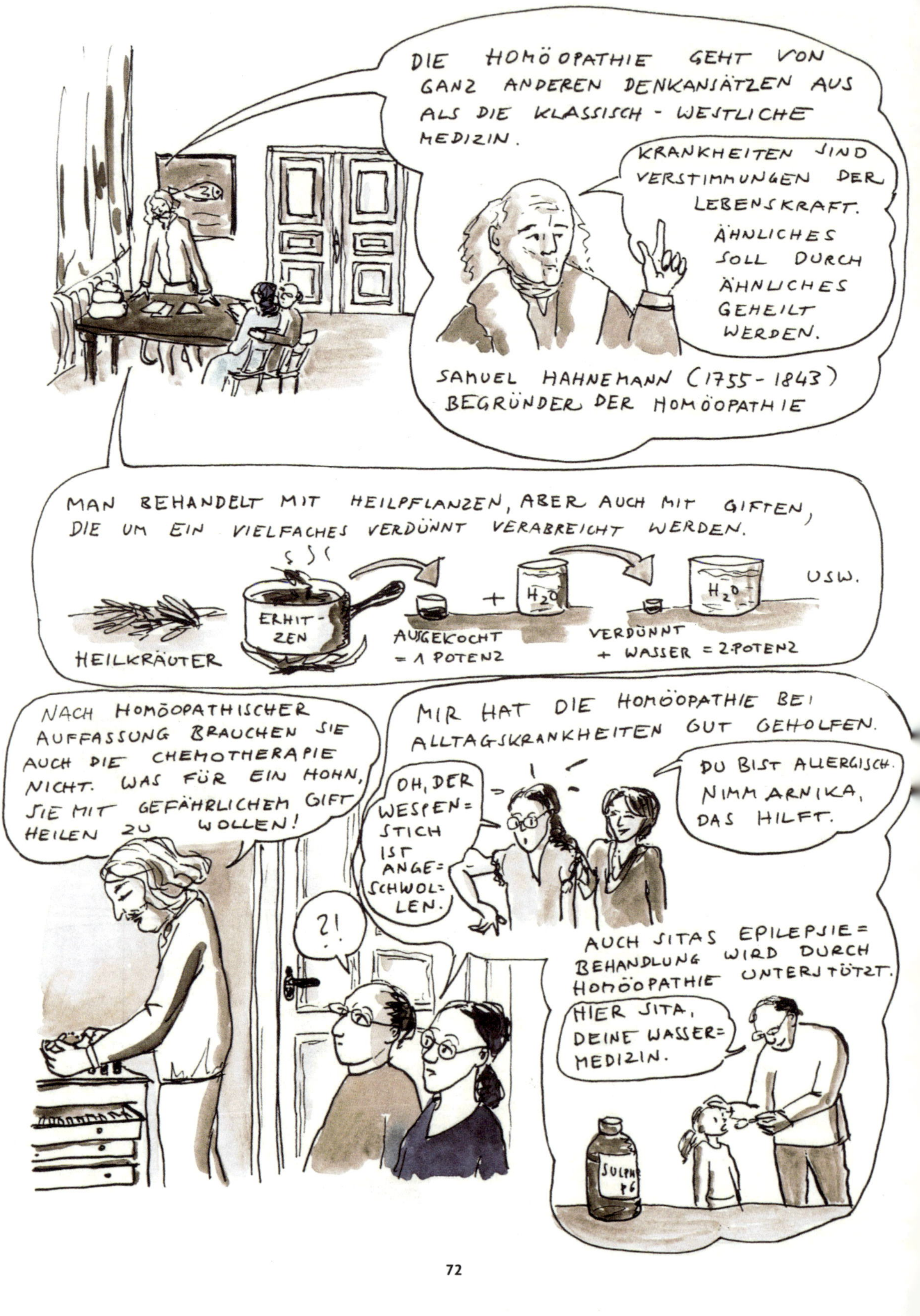

DIE HOMÖOPATHIE GEHT VON GANZ ANDEREN DENKANSÄTZEN AUS ALS DIE KLASSISCH-WESTLICHE MEDIZIN.
KRANKHEITEN SIND VERSTIMMUNGEN DER LEBENSKRAFT.
ÄHNLICHES SOLL DURCH ÄHNLICHES GEHEILT WERDEN.
SAMUEL HAHNEMANN (1755-1843) BEGRÜNDER DER HOMÖOPATHIE
MAN BEHANDELT MIT HEILPFLANZEN, ABER AUCH MIT GIFTEN, DIE UM EIN VIELFACHES VERDÜNNT VERABREICHT WERDEN.
HEILKRÄUTER
ERHITZEN
AUSGEKOCHT = 1 POTENZ
H_2O
H_2O
VERDÜNNT + WASSER = 2. POTENZ
USW.
NACH HOMÖOPATHISCHER AUFFASSUNG BRAUCHEN SIE AUCH DIE CHEMOTHERAPIE NICHT. WAS FÜR EIN HOHN, SIE MIT GEFÄHRLICHEM GIFT HEILEN ZU WOLLEN!
?!
MIR HAT DIE HOMÖOPATHIE BEI ALLTAGSKRANKHEITEN GUT GEHOLFEN.
OH, DER WESPENSTICH IST ANGESCHWOLLEN.
DU BIST ALLERGISCH. NIMM ARNIKA, DAS HILFT.
AUCH SITAS EPILEPSIEBEHANDLUNG WIRD DURCH HOMÖOPATHIE UNTERSTÜTZT.
HIER SITA, DEINE WASSERMEDIZIN.

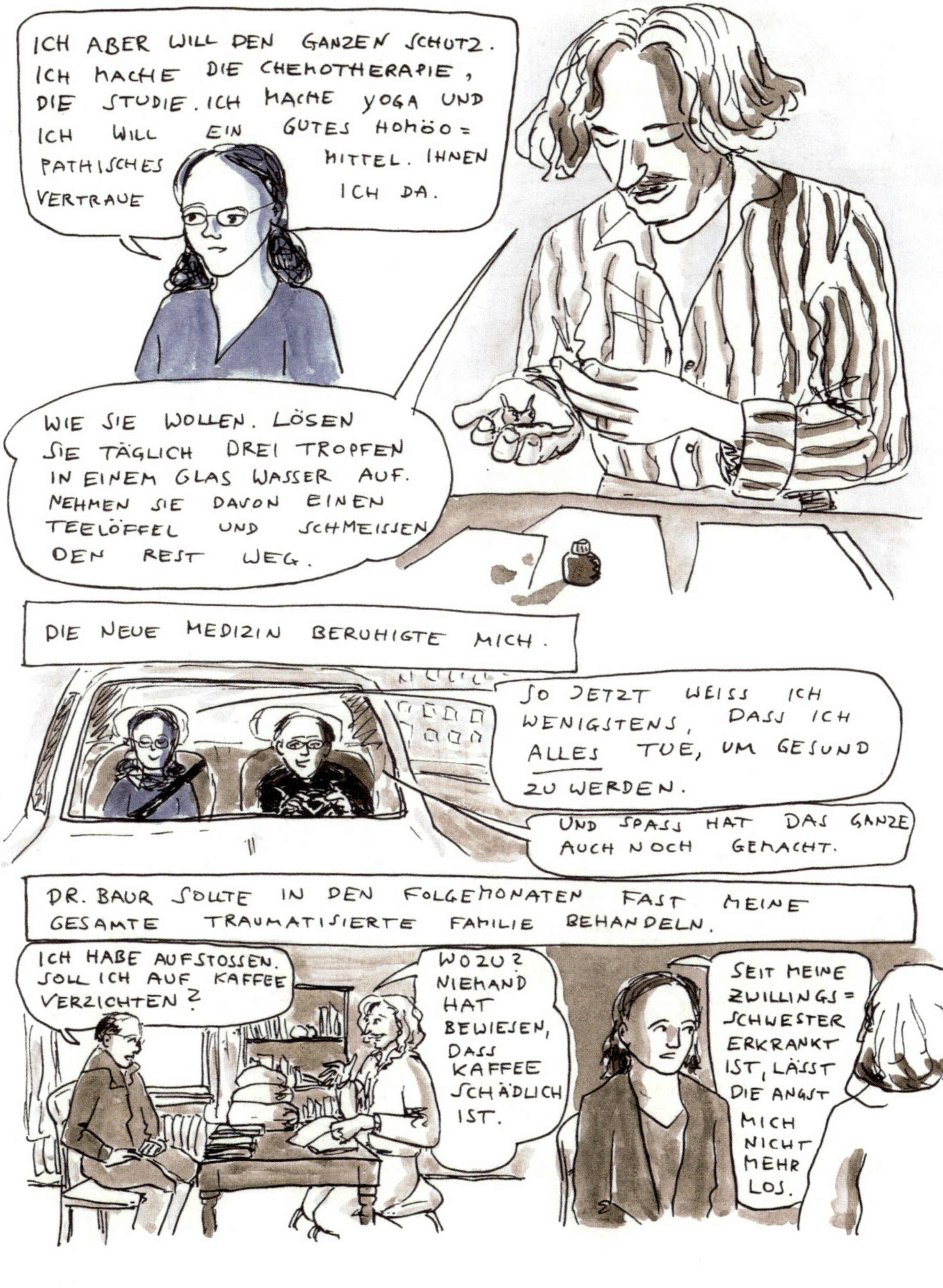
ICH ABER WILL DEN GANZEN SCHUTZ. ICH MACHE DIE CHEMOTHERAPIE, DIE STUDIE. ICH MACHE YOGA UND ICH WILL EIN GUTES HOMÖO=PATHISCHES MITTEL. IHNEN VERTRAUE ICH DA.
WIE SIE WOLLEN. LÖSEN SIE TÄGLICH DREI TROPFEN IN EINEM GLAS WASSER AUF. NEHMEN SIE DAVON EINEN TEELÖFFEL UND SCHMEISSEN DEN REST WEG.
DIE NEUE MEDIZIN BERUHIGTE MICH.
SO JETZT WEISS ICH WENIGSTENS, DASS ICH ALLES TUE, UM GESUND ZU WERDEN.
UND SPASS HAT DAS GANZE AUCH NOCH GEMACHT.
DR. BAUR SOLLTE IN DEN FOLGEMONATEN FAST MEINE GESAMTE TRAUMATISIERTE FAMILIE BEHANDELN.
ICH HABE AUFSTOSSEN. SOLL ICH AUF KAFFEE VERZICHTEN?
WOZU? NIEMAND HAT BEWIESEN, DASS KAFFEE SCHÄDLICH IST.
SEIT MEINE ZWILLINGS=SCHWESTER ERKRANKT IST, LÄSST DIE ANGST MICH NICHT MEHR LOS.

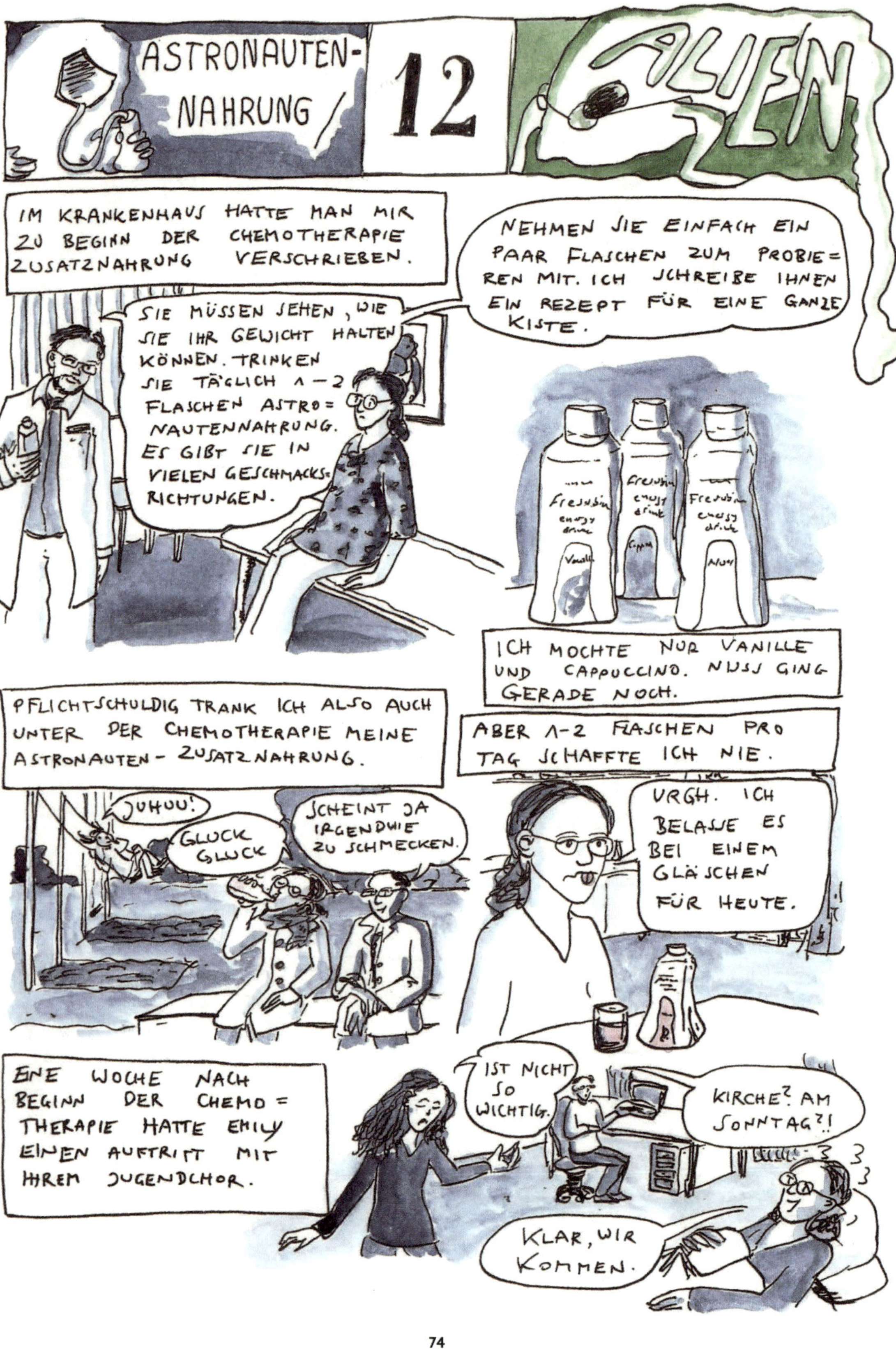

ASTRONAUTEN-NAHRUNG /
12
ALIEN
IM KRANKENHAUS HATTE MAN MIR ZU BEGINN DER CHEMOTHERAPIE ZUSATZNAHRUNG VERSCHRIEBEN.
SIE MÜSSEN SEHEN, WIE SIE IHR GEWICHT HALTEN KÖNNEN. TRINKEN SIE TÄGLICH 1-2 FLASCHEN ASTRO=NAUTENNAHRUNG. ES GIBT SIE IN VIELEN GESCHMACKS=RICHTUNGEN.
NEHMEN SIE EINFACH EIN PAAR FLASCHEN ZUM PROBIE=REN MIT. ICH SCHREIBE IHNEN EIN REZEPT FÜR EINE GANZE KISTE.
ICH MOCHTE NUR VANILLE UND CAPPUCCINO. NUSS GING GERADE NOCH.
PFLICHTSCHULDIG TRANK ICH ALSO AUCH UNTER DER CHEMOTHERAPIE MEINE ASTRONAUTEN-ZUSATZNAHRUNG.
JUHUU!
GLUCK GLUCK
SCHEINT JA IRGENDWIE ZU SCHMECKEN.
ABER 1-2 FLASCHEN PRO TAG SCHAFFTE ICH NIE.
URGH. ICH BELASSE ES BEI EINEM GLÄSCHEN FÜR HEUTE.
EINE WOCHE NACH BEGINN DER CHEMO=THERAPIE HATTE EMILY EINEN AUFTRITT MIT IHREM JUGENDCHOR.
IST NICHT SO WICHTIG.
KIRCHE? AM SONNTAG?!
KLAR, WIR KOMMEN.

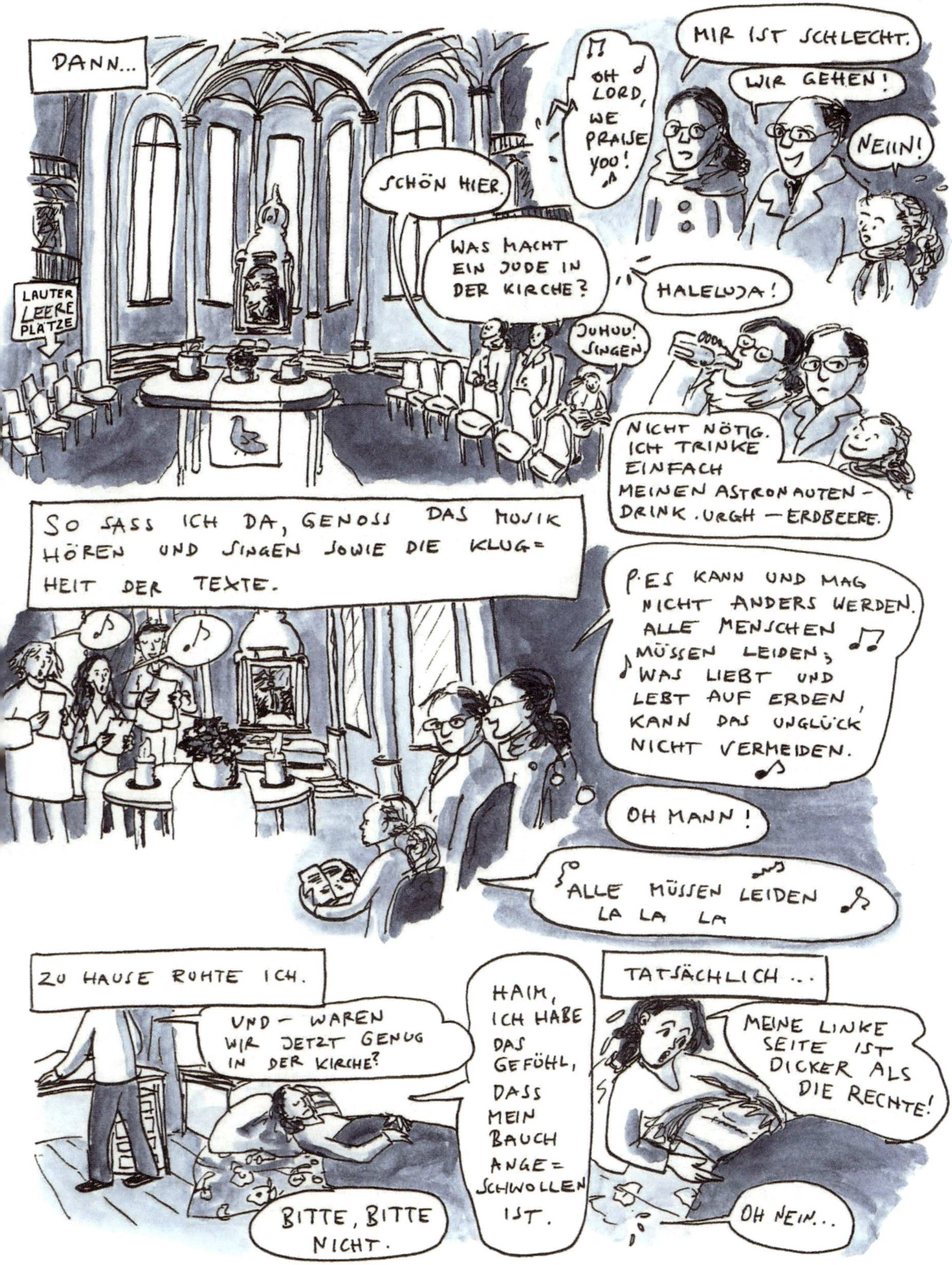
DANN...
LAUTER LEERE PLÄTZE
SCHÖN HIER.
WAS MACHT EIN JUDE IN DER KIRCHE?
OH LORD, WE PRAISE YOU!
MIR IST SCHLECHT.
WIR GEHEN!
NEIIN!
HALELUJA!
JUHUU! SINGEN.
NICHT NÖTIG. ICH TRINKE EINFACH MEINEN ASTRONAUTEN-DRINK. URGH — ERDBEERE.
SO SASS ICH DA, GENOSS DAS MUSIK HÖREN UND SINGEN SOWIE DIE KLUGHEIT DER TEXTE.
ES KANN UND MAG NICHT ANDERS WERDEN. ALLE MENSCHEN MÜSSEN LEIDEN; WAS LIEBT UND LEBT AUF ERDEN, KANN DAS UNGLÜCK NICHT VERMEIDEN.
OH MANN!
ALLE MÜSSEN LEIDEN LA LA LA
ZU HAUSE RUHTE ICH.
UND — WAREN WIR JETZT GENUG IN DER KIRCHE?
BITTE, BITTE NICHT.
HAIM, ICH HABE DAS GEFÜHL, DASS MEIN BAUCH ANGESCHWOLLEN IST.
TATSÄCHLICH...
MEINE LINKE SEITE IST DICKER ALS DIE RECHTE!
OH NEIN...

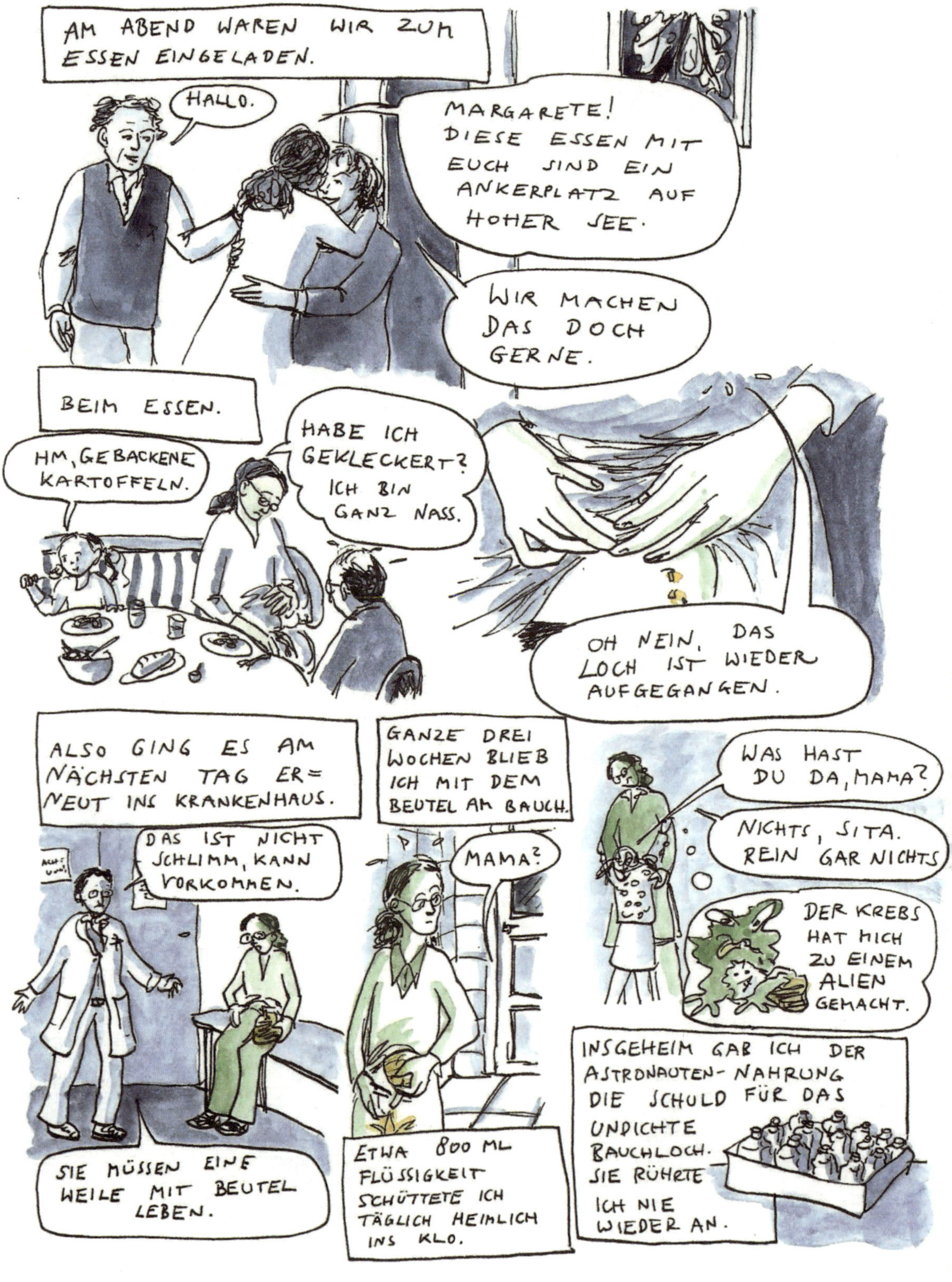
AM ABEND WAREN WIR ZUM ESSEN EINGELADEN.
HALLO.
MARGARETE! DIESE ESSEN MIT EUCH SIND EIN ANKERPLATZ AUF HOHER SEE.
WIR MACHEN DAS DOCH GERNE.
BEIM ESSEN.
HM, GEBACKENE KARTOFFELN.
HABE ICH GEKLECKERT? ICH BIN GANZ NASS.
OH NEIN, DAS LOCH IST WIEDER AUFGEGANGEN.
ALSO GING ES AM NÄCHSTEN TAG ER= NEUT INS KRANKENHAUS.
DAS IST NICHT SCHLIMM, KANN VORKOMMEN.
SIE MÜSSEN EINE WEILE MIT BEUTEL LEBEN.
GANZE DREI WOCHEN BLIEB ICH MIT DEM BEUTEL AM BAUCH.
MAMA?
ETWA 800 ML FLÜSSIGKEIT SCHÜTTETE ICH TÄGLICH HEIMLICH INS KLO.
WAS HAST DU DA, MAMA?
NICHTS, SITA. REIN GAR NICHTS.
DER KREBS HAT MICH ZU EINEM ALIEN GEMACHT.
INSGEHEIM GAB ICH DER ASTRONAUTEN-NAHRUNG DIE SCHULD FÜR DAS UNDICHTE BAUCHLOCH. SIE RÜHRTE ICH NIE WIEDER AN.

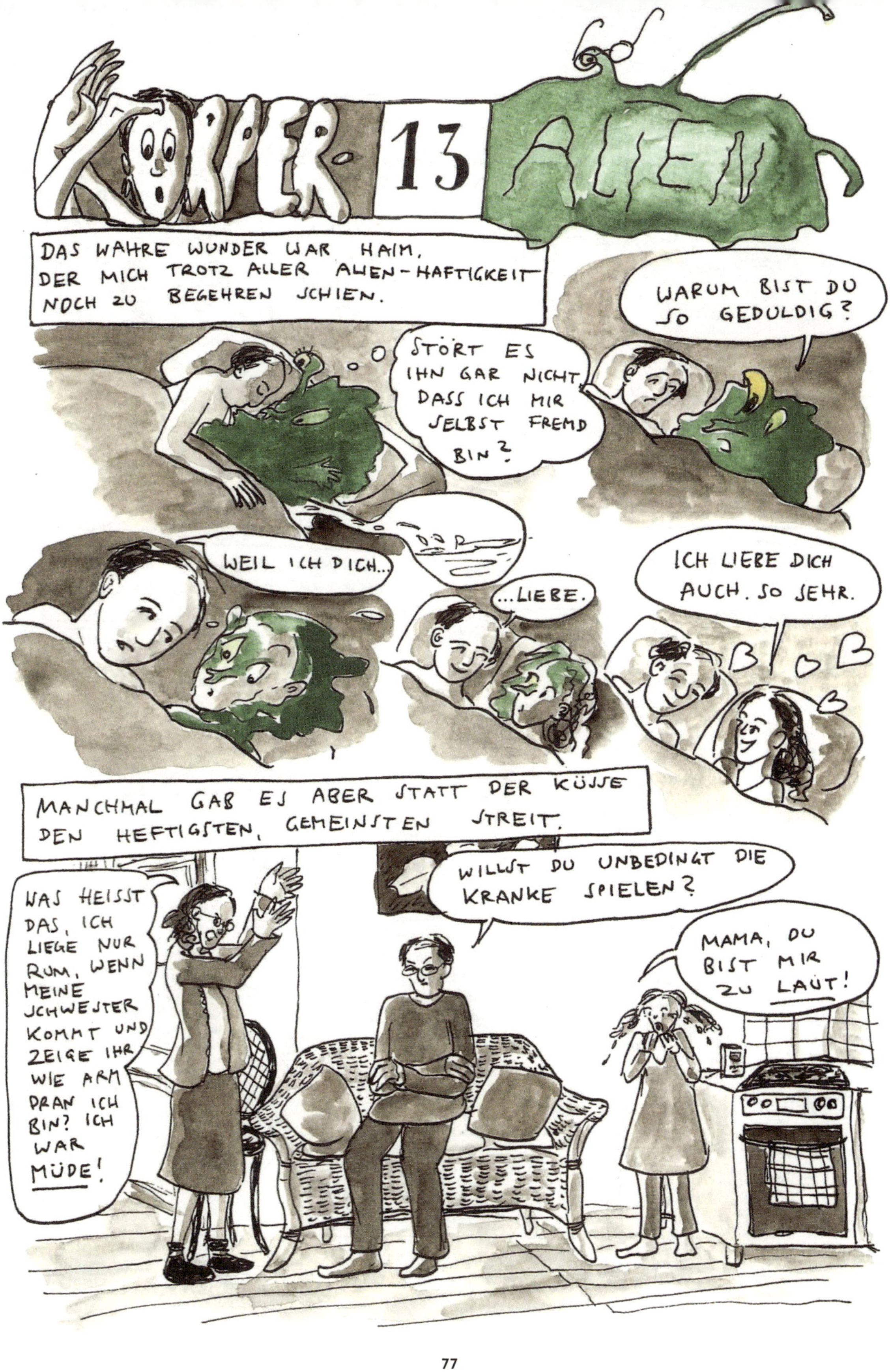
KÖRPER 13 ALIEN
DAS WAHRE WUNDER WAR HAIM, DER MICH TROTZ ALLER ALIEN-HAFTIGKEIT NOCH ZU BEGEHREN SCHIEN.
STÖRT ES IHN GAR NICHT, DASS ICH MIR SELBST FREMD BIN?
WARUM BIST DU SO GEDULDIG?
WEIL ICH DICH...
...LIEBE.
ICH LIEBE DICH AUCH. SO SEHR.
MANCHMAL GAB ES ABER STATT DER KÜSSE DEN HEFTIGSTEN, GEMEINSTEN STREIT.
WILLST DU UNBEDINGT DIE KRANKE SPIELEN?
WAS HEISST DAS, ICH LIEGE NUR RUM, WENN MEINE SCHWESTER KOMMT UND ZEIGE IHR WIE ARM DRAN ICH BIN? ICH WAR MÜDE!
MAMA, DU BIST MIR ZU LAUT!

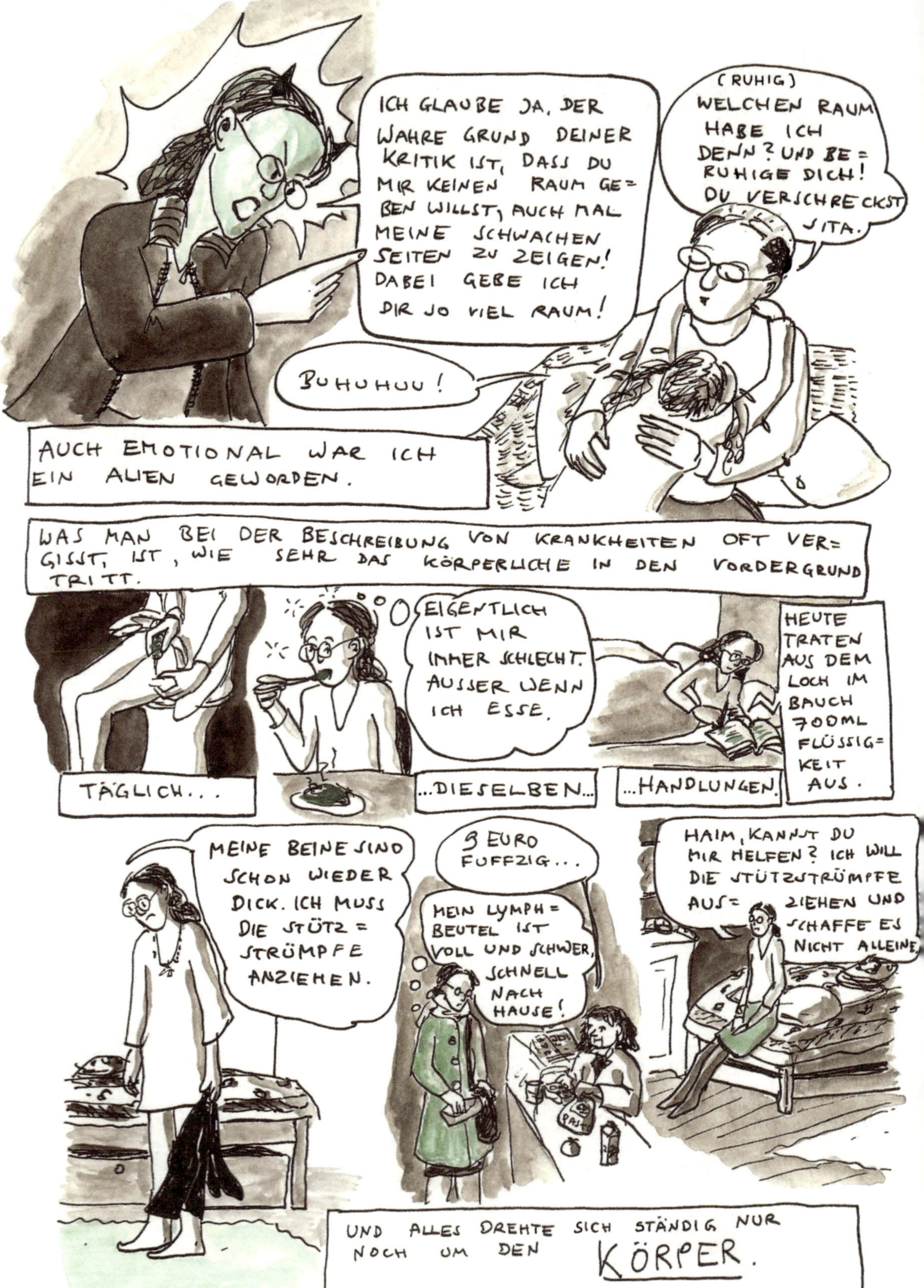
ICH GLAUBE JA, DER WAHRE GRUND DEINER KRITIK IST, DASS DU MIR KEINEN RAUM GEBEN WILLST, AUCH MAL MEINE SCHWACHEN SEITEN ZU ZEIGEN! DABEI GEBE ICH DIR SO VIEL RAUM!
(RUHIG) WELCHEN RAUM HABE ICH DENN? UND BERUHIGE DICH! DU VERSCHRECKST SITA.
BUHUHUU!
AUCH EMOTIONAL WAR ICH EIN ALIEN GEWORDEN.
WAS MAN BEI DER BESCHREIBUNG VON KRANKHEITEN OFT VERGISST, IST, WIE SEHR DAS KÖRPERLICHE IN DEN VORDERGRUND TRITT.
EIGENTLICH IST MIR IMMER SCHLECHT. AUSSER WENN ICH ESSE.
HEUTE TRATEN AUS DEM LOCH IM BAUCH 700ML FLÜSSIGKEIT AUS.
TÄGLICH...
...DIESELBEN...
...HANDLUNGEN.
MEINE BEINE SIND SCHON WIEDER DICK. ICH MUSS DIE STÜTZSTRÜMPFE ANZIEHEN.
3 EURO FUFFZIG...
MEIN LYMPHBEUTEL IST VOLL UND SCHWER, SCHNELL NACH HAUSE!
HAIM, KANNST DU MIR HELFEN? ICH WILL DIE STÜTZSTRÜMPFE AUSZIEHEN UND SCHAFFE ES NICHT ALLEINE.
UND ALLES DREHTE SICH STÄNDIG NUR NOCH UM DEN KÖRPER.

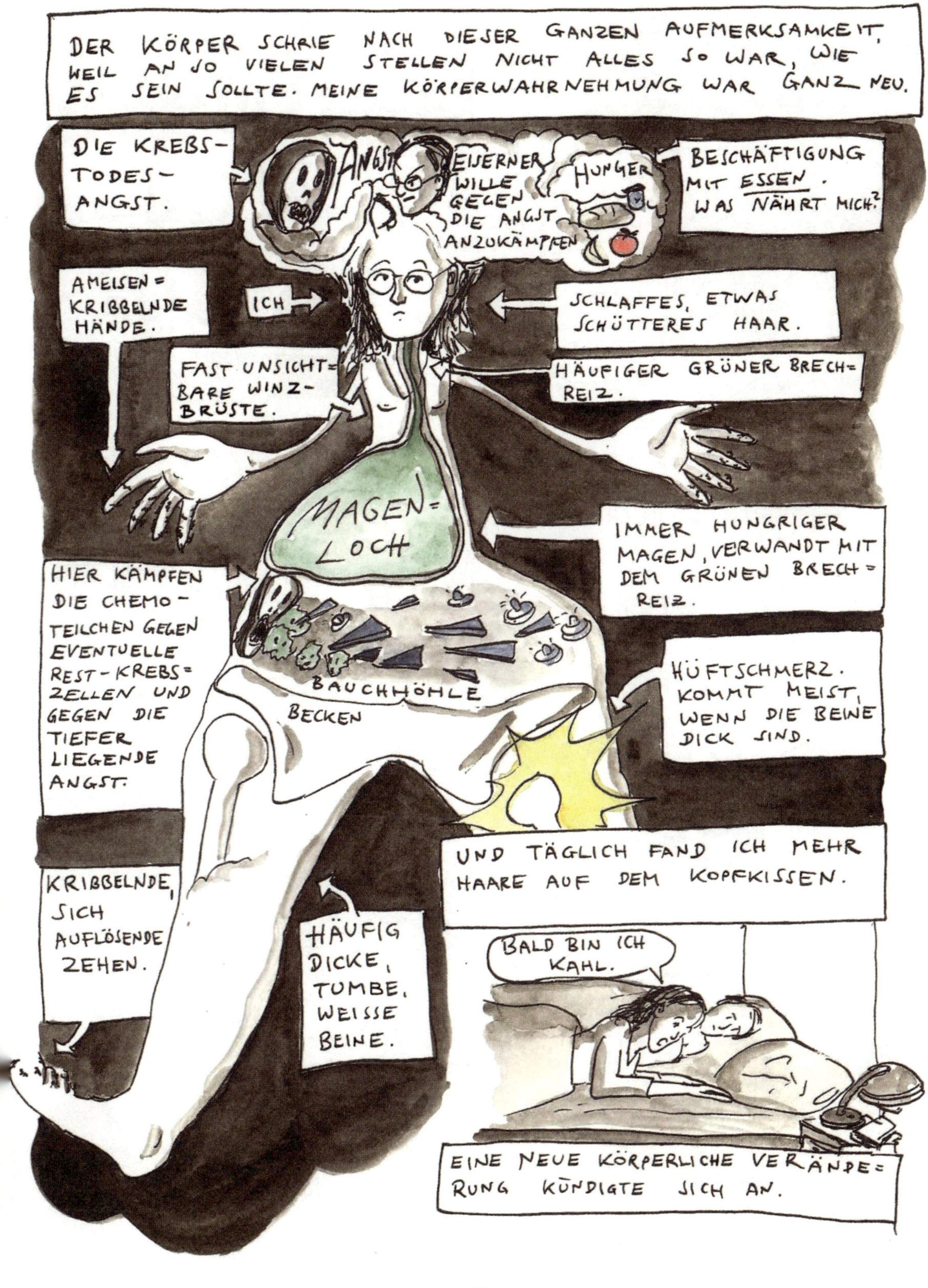
DER KÖRPER SCHRIE NACH DIESER GANZEN AUFMERKSAMKEIT, WEIL AN SO VIELEN STELLEN NICHT ALLES SO WAR, WIE ES SEIN SOLLTE. MEINE KÖRPERWAHRNEHMUNG WAR GANZ NEU.
DIE KREBS-TODES-ANGST.
ANGST
EISERNER WILLE GEGEN DIE ANGST ANZUKÄMPFEN
HUNGER
BESCHÄFTIGUNG MIT ESSEN. WAS NÄHRT MICH?
AMEISEN=KRIBBELNDE HÄNDE.
ICH
SCHLAFFES, ETWAS SCHÜTTERES HAAR.
FAST UNSICHT=BARE WINZ-BRÜSTE.
HÄUFIGER GRÜNER BRECH=REIZ.
MAGEN=LOCH
IMMER HUNGRIGER MAGEN, VERWANDT MIT DEM GRÜNEN BRECH=REIZ.
HIER KÄMPFEN DIE CHEMO-TEILCHEN GEGEN EVENTUELLE REST-KREBS=ZELLEN UND GEGEN DIE TIEFER LIEGENDE ANGST.
BAUCHHÖHLE
BECKEN
HÜFTSCHMERZ. KOMMT MEIST, WENN DIE BEINE DICK SIND.
UND TÄGLICH FAND ICH MEHR HAARE AUF DEM KOPFKISSEN.
KRIBBELNDE, SICH AUFLÖSENDE ZEHEN.
HÄUFIG DICKE, TUMBE, WEISSE BEINE.
BALD BIN ICH KAHL.
EINE NEUE KÖRPERLICHE VERÄNDE=RUNG KÜNDIGTE SICH AN.

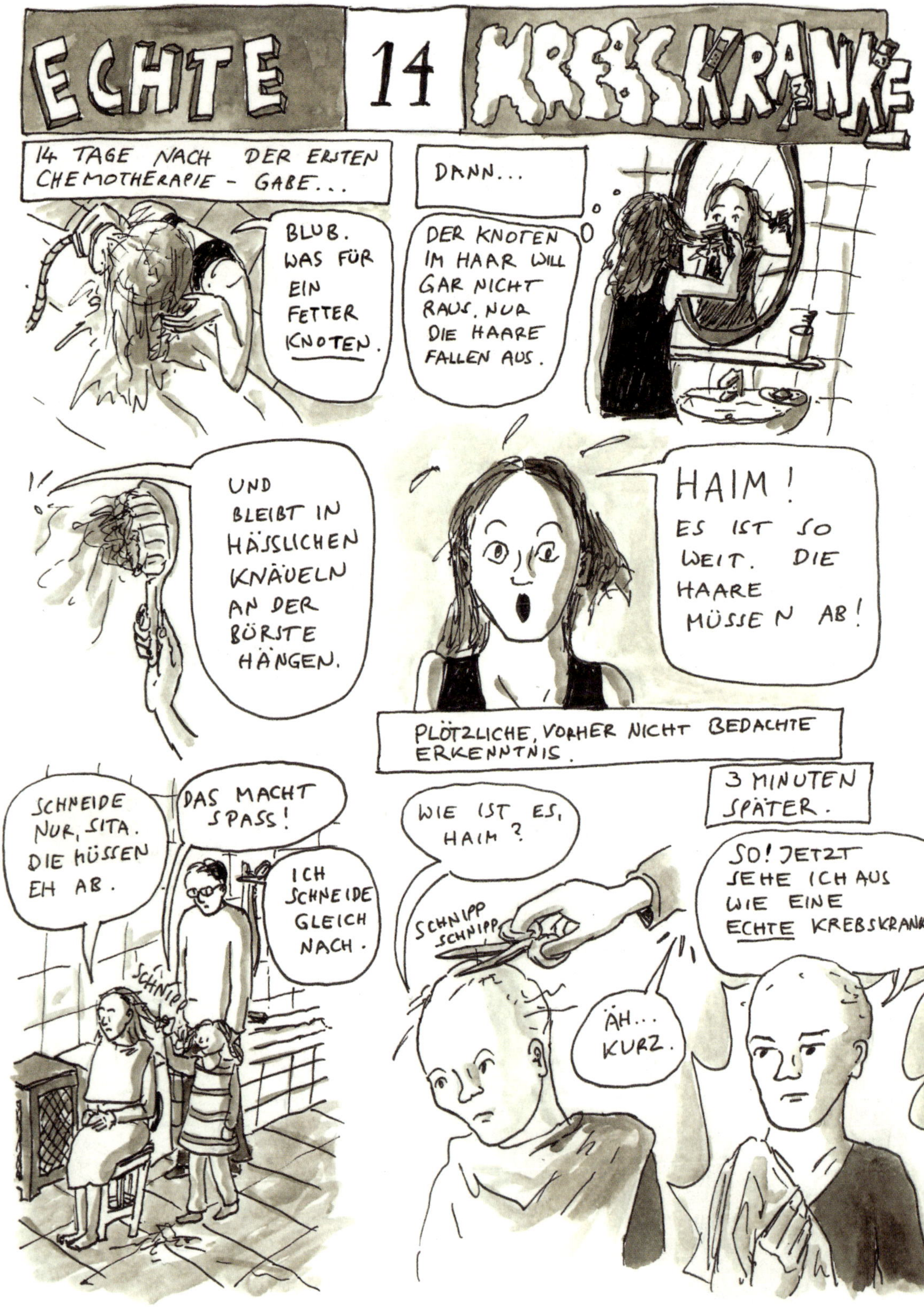

ECHTE 14 KREBSKRANKE
14 TAGE NACH DER ERSTEN CHEMOTHERAPIE - GABE...
BLUB. WAS FÜR EIN FETTER KNOTEN.
DANN...
DER KNOTEN IM HAAR WILL GAR NICHT RAUS. NUR DIE HAARE FALLEN AUS.
UND BLEIBT IN HÄSSLICHEN KNÄUELN AN DER BÖRSTE HÄNGEN.
HAIM! ES IST SO WEIT. DIE HAARE MÜSSEN AB!
PLÖTZLICHE, VORHER NICHT BEDACHTE ERKENNTNIS.
SCHNEIDE NUR, SITA. DIE MÜSSEN EH AB.
DAS MACHT SPASS!
ICH SCHNEIDE GLEICH NACH.
SCHNIPP
WIE IST ES, HAIM?
SCHNIPP SCHNIPP
ÄH... KURZ.
3 MINUTEN SPÄTER.
SO! JETZT SEHE ICH AUS WIE EINE ECHTE KREBSKRANKE.

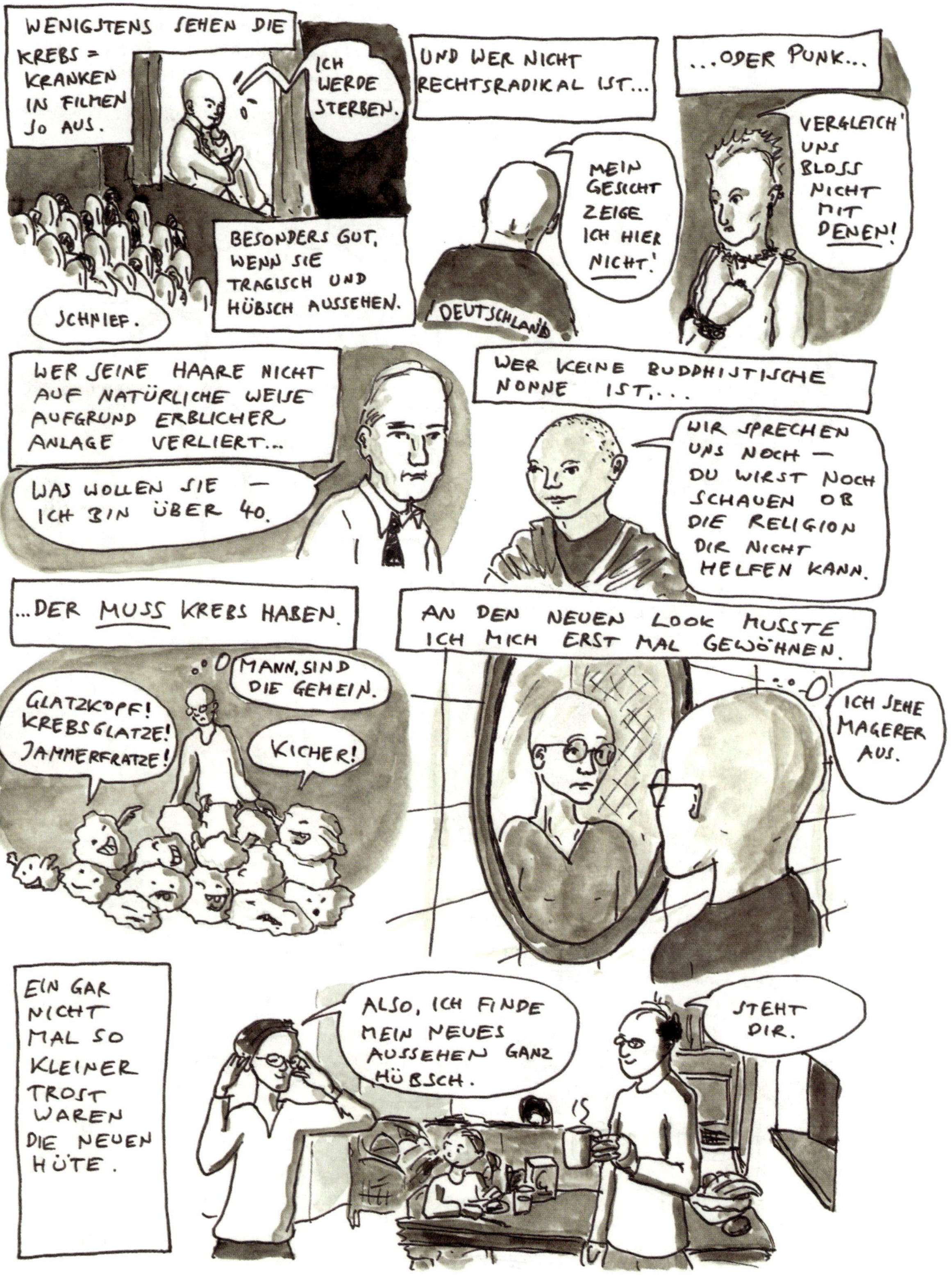
WENIGSTENS SEHEN DIE KREBS= KRANKEN IN FILMEN SO AUS.
ICH WERDE STERBEN.
BESONDERS GUT, WENN SIE TRAGISCH UND HÜBSCH AUSSEHEN.
SCHNIEF.
UND WER NICHT RECHTSRADIKAL IST...
MEIN GESICHT ZEIGE ICH HIER NICHT!
DEUTSCHLAND
...ODER PUNK...
VERGLEICH' UNS BLOSS NICHT MIT DENEN!
WER SEINE HAARE NICHT AUF NATÜRLICHE WEISE AUFGRUND ERBLICHER ANLAGE VERLIERT...
WAS WOLLEN SIE – ICH BIN ÜBER 40.
WER KEINE BUDDHISTISCHE NONNE IST,...
WIR SPRECHEN UNS NOCH – DU WIRST NOCH SCHAUEN OB DIE RELIGION DIR NICHT HELFEN KANN.
...DER MUSS KREBS HABEN.
MANN, SIND DIE GEMEIN.
GLATZKOPF! KREBSGLATZE! JAMMERFRATZE!
KICHER!
AN DEN NEUEN LOOK MUSSTE ICH MICH ERST MAL GEWÖHNEN.
ICH SEHE MAGERER AUS.
EIN GAR NICHT MAL SO KLEINER TROST WAREN DIE NEUEN HÜTE.
ALSO, ICH FINDE MEIN NEUES AUSSEHEN GANZ HÜBSCH.
STEHT DIR.

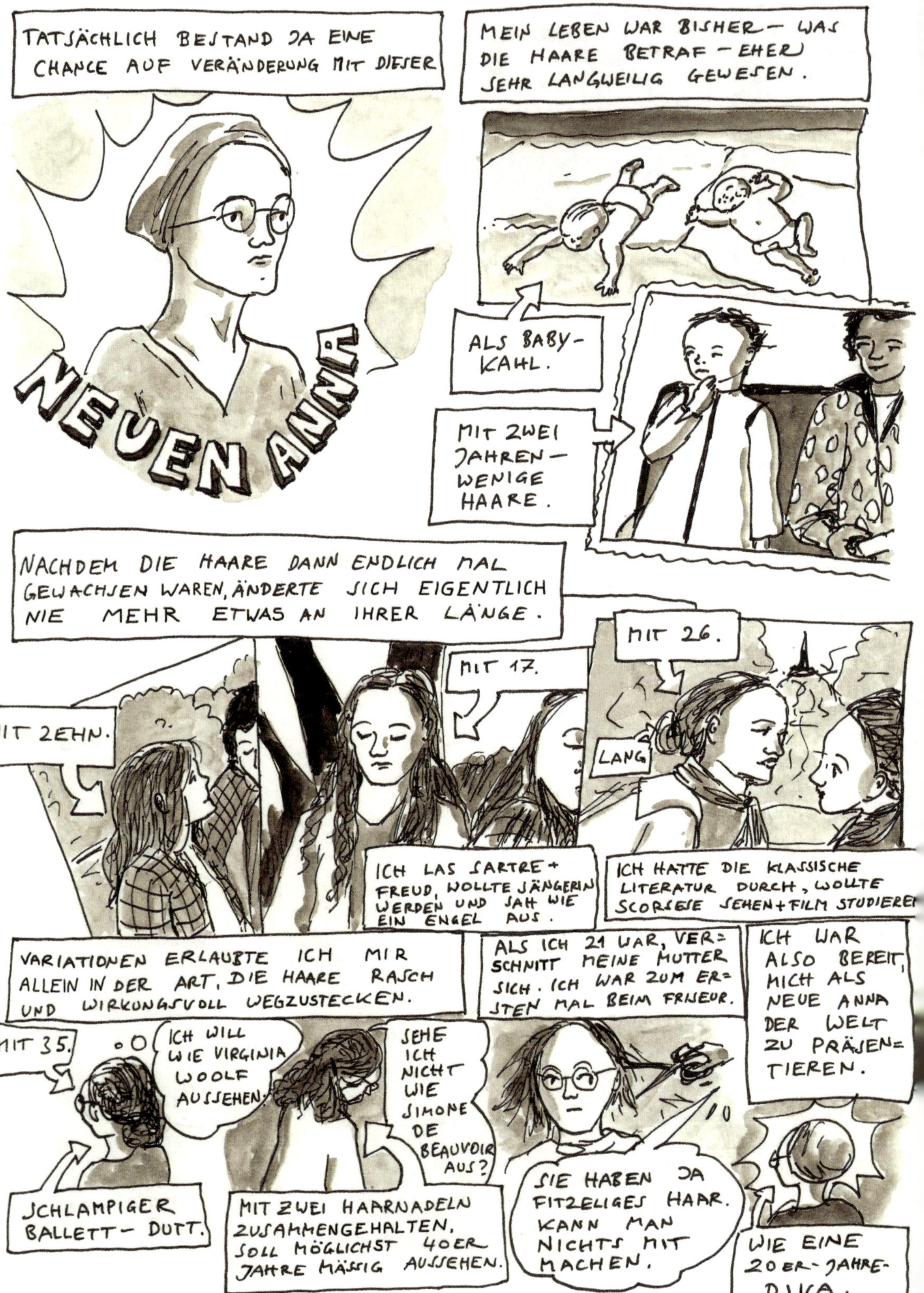

TATSÄCHLICH BESTAND JA EINE CHANCE AUF VERÄNDERUNG MIT DIESER
NEUEN ANNA
MEIN LEBEN WAR BISHER – WAS DIE HAARE BETRAF – EHER SEHR LANGWEILIG GEWESEN.
ALS BABY-KAHL.
MIT ZWEI JAHREN – WENIGE HAARE.
NACHDEM DIE HAARE DANN ENDLICH MAL GEWACHSEN WAREN, ÄNDERTE SICH EIGENTLICH NIE MEHR ETWAS AN IHRER LÄNGE.
MIT ZEHN.
MIT 17.
ICH LAS SARTRE + FREUD, WOLLTE SÄNGERIN WERDEN UND SAH WIE EIN ENGEL AUS.
MIT 26.
LANG
ICH HATTE DIE KLASSISCHE LITERATUR DURCH, WOLLTE SCORSESE SEHEN + FILM STUDIEREN
VARIATIONEN ERLAUBTE ICH MIR ALLEIN IN DER ART, DIE HAARE RASCH UND WIRKUNGSVOLL WEGZUSTECKEN.
MIT 35.
ICH WILL WIE VIRGINIA WOOLF AUSSEHEN.
SCHLAMPIGER BALLETT-DUTT.
SEHE ICH NICHT WIE SIMONE DE BEAUVOIR AUS?
MIT ZWEI HAARNADELN ZUSAMMENGEHALTEN, SOLL MÖGLICHST 40ER JAHRE MÄSSIG AUSSEHEN.
ALS ICH 21 WAR, VERSCHNITT MEINE MUTTER SICH. ICH WAR ZUM ERSTEN MAL BEIM FRISEUR.
SIE HABEN JA FITZELIGES HAAR. KANN MAN NICHTS MIT MACHEN.
ICH WAR ALSO BEREIT, MICH ALS NEUE ANNA DER WELT ZU PRÄSENTIEREN.
WIE EINE 20ER-JAHRE-DIVA.

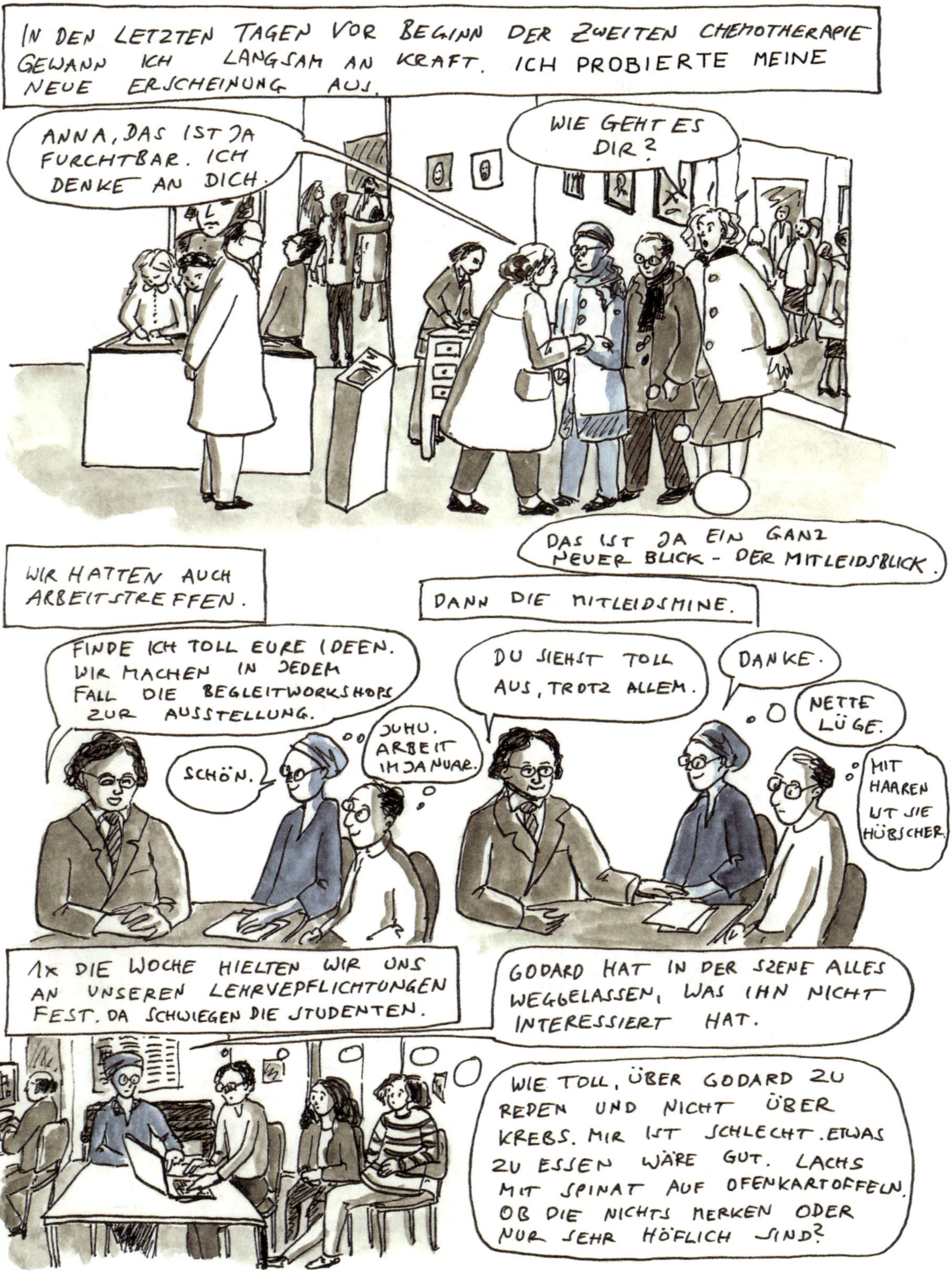

IN DEN LETZTEN TAGEN VOR BEGINN DER ZWEITEN CHEMOTHERAPIE GEWANN ICH LANGSAM AN KRAFT. ICH PROBIERTE MEINE NEUE ERSCHEINUNG AUS.
ANNA, DAS IST JA FURCHTBAR. ICH DENKE AN DICH.
WIE GEHT ES DIR?
DAS IST JA EIN GANZ NEUER BLICK - DER MITLEIDSBLICK.
WIR HATTEN AUCH ARBEITSTREFFEN.
DANN DIE MITLEIDSMINE.
FINDE ICH TOLL EURE IDEEN. WIR MACHEN IN JEDEM FALL DIE BEGLEITWORKSHOPS ZUR AUSSTELLUNG.
SCHÖN.
JUHU. ARBEIT IM JANUAR.
DU SIEHST TOLL AUS, TROTZ ALLEM.
DANKE.
NETTE LÜGE.
MIT HAAREN IST SIE HÜBSCHER.
1x DIE WOCHE HIELTEN WIR UNS AN UNSEREN LEHRVERPFLICHTUNGEN FEST. DA SCHWIEGEN DIE STUDENTEN.
GODARD HAT IN DER SZENE ALLES WEGGELASSEN, WAS IHN NICHT INTERESSIERT HAT.
WIE TOLL, ÜBER GODARD ZU REDEN UND NICHT ÜBER KREBS. MIR IST SCHLECHT. ETWAS ZU ESSEN WÄRE GUT. LACHS MIT SPINAT AUF OFENKARTOFFELN. OB DIE NICHTS MERKEN ODER NUR SEHR HÖFLICH SIND?

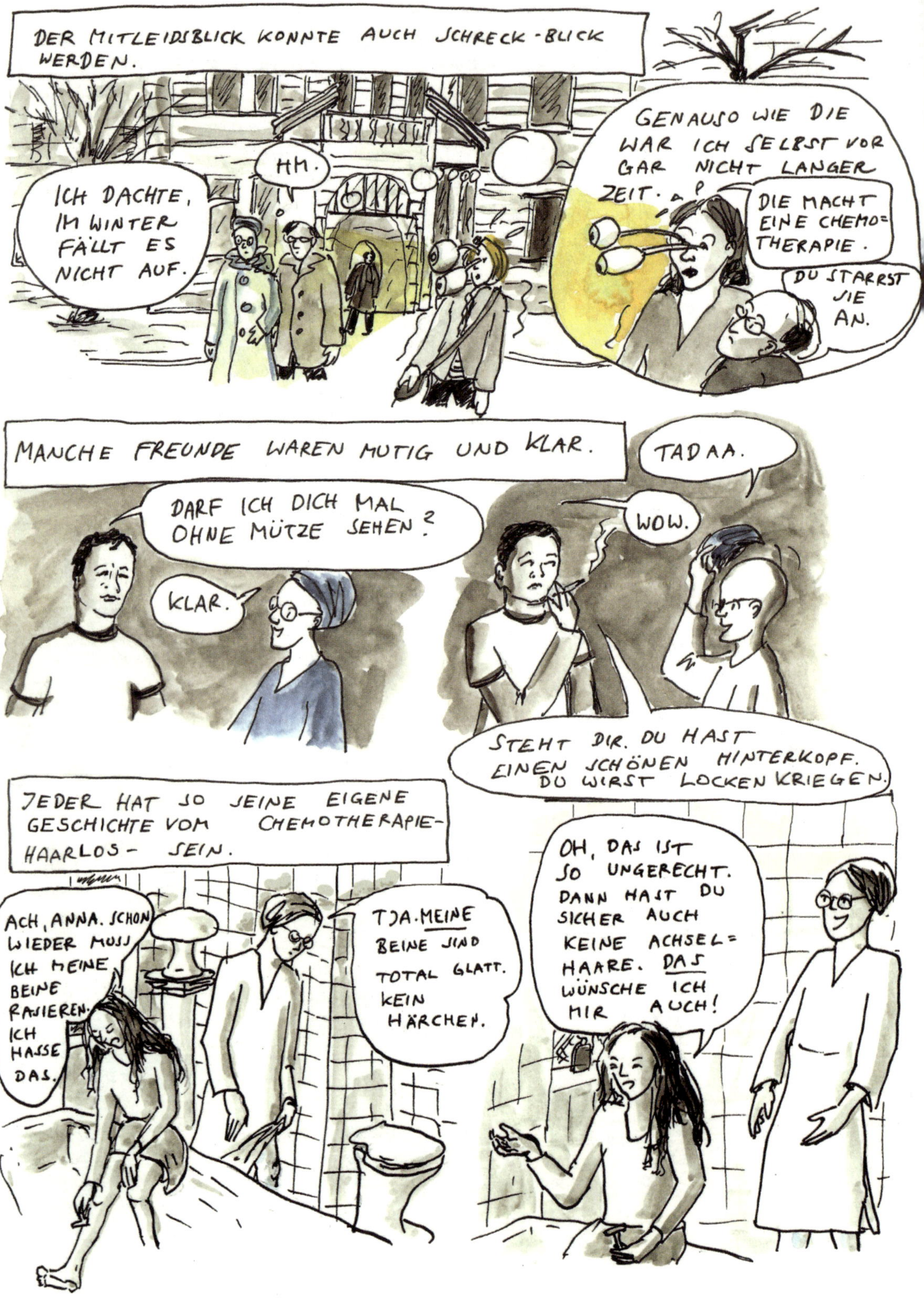
DER MITLEIDSBLICK KONNTE AUCH SCHRECK-BLICK WERDEN.
HM.
ICH DACHTE, IM WINTER FÄLLT ES NICHT AUF.
GENAUSO WIE DIE WAR ICH SELBST VOR GAR NICHT LANGER ZEIT.
DIE MACHT EINE CHEMOTHERAPIE.
DU STARRST SIE AN.
MANCHE FREUNDE WAREN MUTIG UND KLAR.
DARF ICH DICH MAL OHNE MÜTZE SEHEN?
KLAR.
TADAA.
WOW.
STEHT DIR. DU HAST EINEN SCHÖNEN HINTERKOPF. DU WIRST LOCKEN KRIEGEN.
JEDER HAT SO SEINE EIGENE GESCHICHTE VOM CHEMOTHERAPIE-HAARLOS-SEIN.
ACH, ANNA. SCHON WIEDER MUSS ICH MEINE BEINE RASIEREN. ICH HASSE DAS.
TJA. MEINE BEINE SIND TOTAL GLATT. KEIN HÄRCHEN.
OH, DAS IST SO UNGERECHT. DANN HAST DU SICHER AUCH KEINE ACHSELHAARE. DAS WÜNSCHE ICH MIR AUCH!

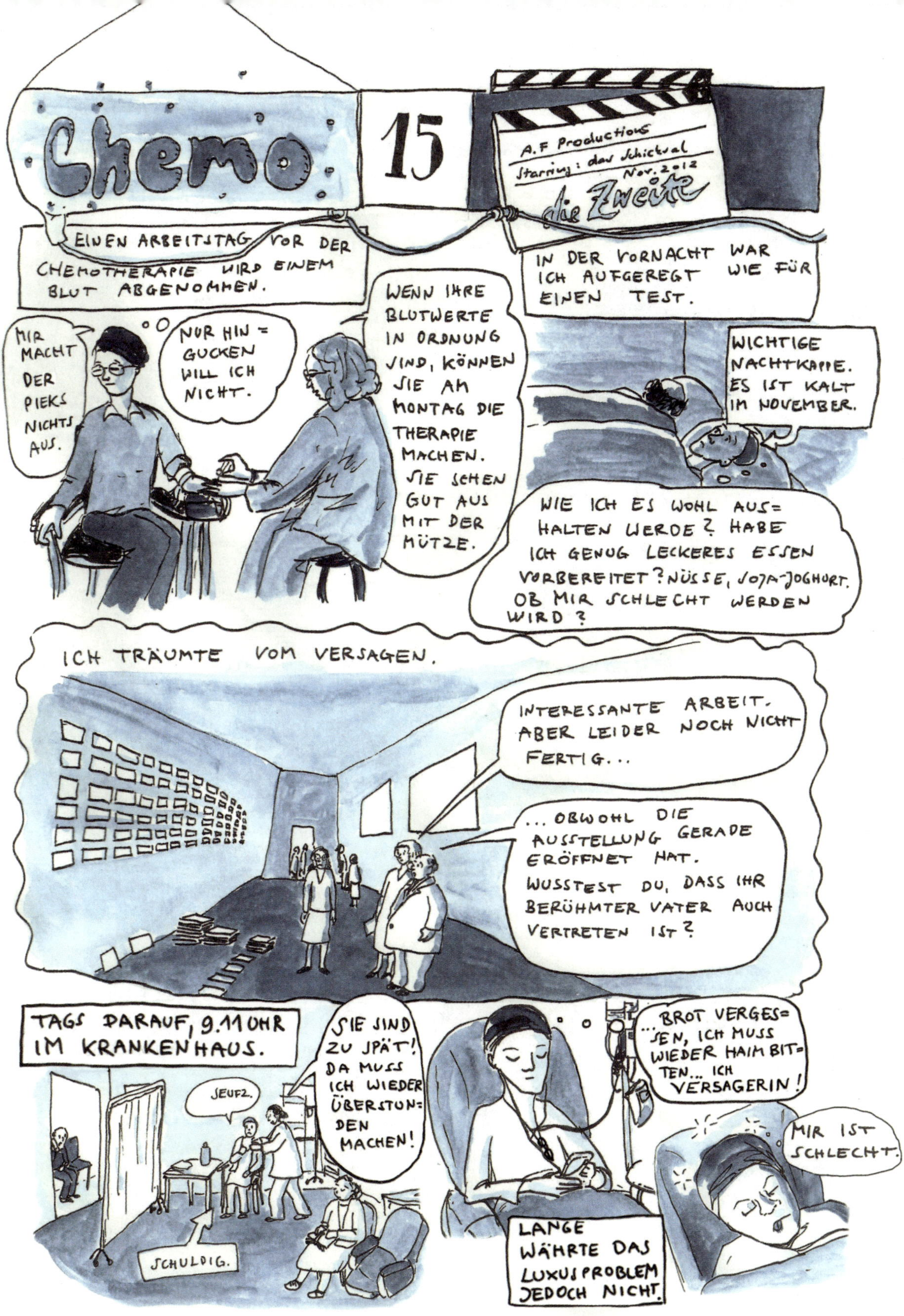
Chemo
15
A.F Productions
Starring: das Schicksal
Nov. 2012
die Zweite
EINEN ARBEITSTAG VOR DER CHEMOTHERAPIE WIRD EINEM BLUT ABGENOMMEN.
MIR MACHT DER PIEKS NICHTS AUS.
NUR HINGUCKEN WILL ICH NICHT.
WENN IHRE BLUTWERTE IN ORDNUNG SIND, KÖNNEN SIE AM MONTAG DIE THERAPIE MACHEN. SIE SEHEN GUT AUS MIT DER MÜTZE.
IN DER VORNACHT WAR ICH AUFGEREGT WIE FÜR EINEN TEST.
WICHTIGE NACHTKAPPE. ES IST KALT IM NOVEMBER.
WIE ICH ES WOHL AUSHALTEN WERDE? HABE ICH GENUG LECKERES ESSEN VORBEREITET? NÜSSE, SOJA-JOGHURT. OB MIR SCHLECHT WERDEN WIRD?
ICH TRÄUMTE VOM VERSAGEN.
INTERESSANTE ARBEIT. ABER LEIDER NOCH NICHT FERTIG...
...OBWOHL DIE AUSSTELLUNG GERADE ERÖFFNET HAT. WUSSTEST DU, DASS IHR BERÜHMTER VATER AUCH VERTRETEN IST?
TAGS DARAUF, 9.11 UHR IM KRANKENHAUS.
SEUFZ.
SIE SIND ZU SPÄT! DA MUSS ICH WIEDER ÜBERSTUNDEN MACHEN!
SCHULDIG.
...BROT VERGESSEN, ICH MUSS WIEDER HAIM BITTEN... ICH VERSAGERIN!
LANGE WÄHRTE DAS LUXUSPROBLEM JEDOCH NICHT.
MIR IST SCHLECHT.

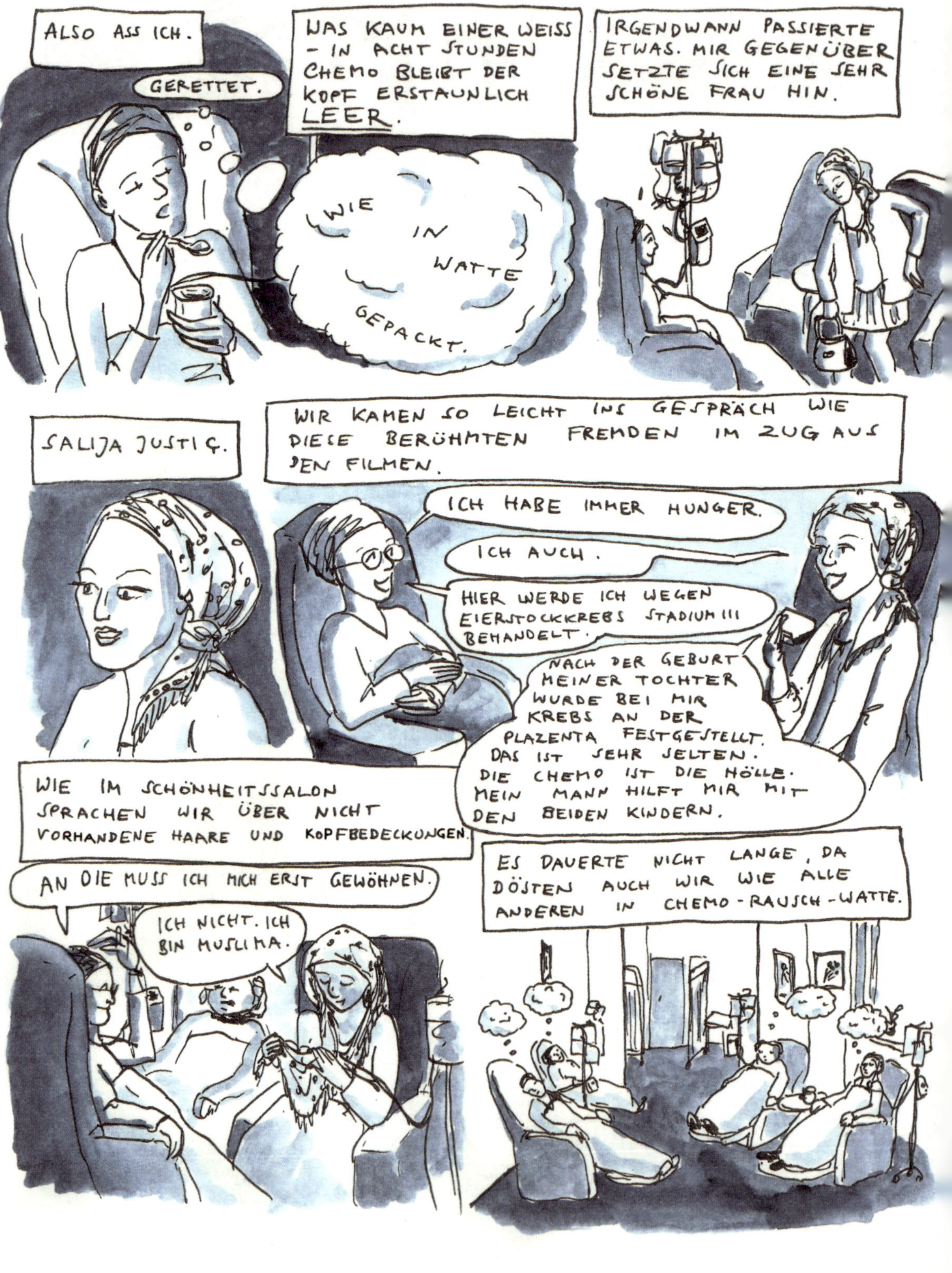

ALSO ASS ICH.
GERETTET.
WAS KAUM EINER WEISS – IN ACHT STUNDEN CHEMO BLEIBT DER KOPF ERSTAUNLICH LEER.
WIE IN WATTE GEPACKT.
IRGENDWANN PASSIERTE ETWAS. MIR GEGENÜBER SETZTE SICH EINE SEHR SCHÖNE FRAU HIN.
SALIJA JUSTIĆ.
WIR KAMEN SO LEICHT INS GESPRÄCH WIE DIESE BERÜHMTEN FREMDEN IM ZUG AUS DEN FILMEN.
ICH HABE IMMER HUNGER.
ICH AUCH.
HIER WERDE ICH WEGEN EIERSTOCKKREBS STADIUM III BEHANDELT.
NACH DER GEBURT MEINER TOCHTER WURDE BEI MIR KREBS AN DER PLAZENTA FESTGESTELLT. DAS IST SEHR SELTEN. DIE CHEMO IST DIE HÖLLE. MEIN MANN HILFT MIR MIT DEN BEIDEN KINDERN.
WIE IM SCHÖNHEITSSALON SPRACHEN WIR ÜBER NICHT VORHANDENE HAARE UND KOPFBEDECKUNGEN.
AN DIE MUSS ICH MICH ERST GEWÖHNEN.
ICH NICHT. ICH BIN MUSLIMA.
ES DAUERTE NICHT LANGE, DA DÖSTEN AUCH WIR WIE ALLE ANDEREN IN CHEMO-RAUSCH-WATTE.

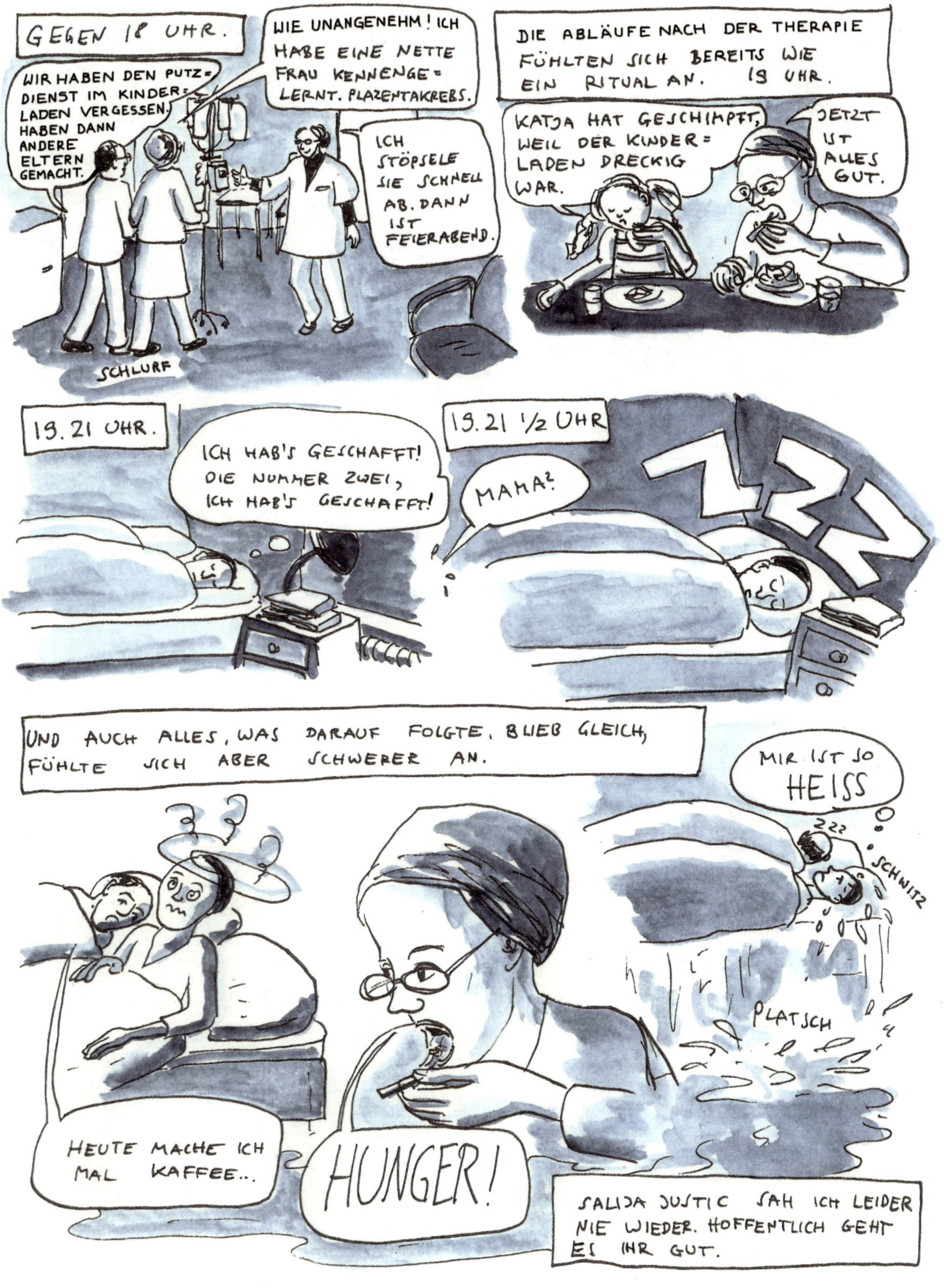

GEGEN 18 UHR.
WIR HABEN DEN PUTZ= DIENST IM KINDER= LADEN VERGESSEN. HABEN DANN ANDERE ELTERN GEMACHT.
WIE UNANGENEHM! ICH HABE EINE NETTE FRAU KENNENGE= LERNT. PLAZENTAKREBS.
ICH STÖPSELE SIE SCHNELL AB. DANN IST FEIERABEND.
SCHLURF
DIE ABLÄUFE NACH DER THERAPIE FÜHLTEN SICH BEREITS WIE EIN RITUAL AN. 19 UHR.
KATJA HAT GESCHIMPFT, WEIL DER KINDER= LADEN DRECKIG WAR.
JETZT IST ALLES GUT.
19.21 UHR.
ICH HAB'S GESCHAFFT! DIE NUMMER ZWEI, ICH HAB'S GESCHAFFT!
19.21 1/2 UHR
MAMA?
ZZZ
UND AUCH ALLES, WAS DARAUF FOLGTE, BLIEB GLEICH, FÜHLTE SICH ABER SCHWERER AN.
MIR IST SO HEISS
SCHWITZ
PLATSCH
HEUTE MACHE ICH MAL KAFFEE..
HUNGER!
SALIJA JUSTIC SAH ICH LEIDER NIE WIEDER. HOFFENTLICH GEHT ES IHR GUT.

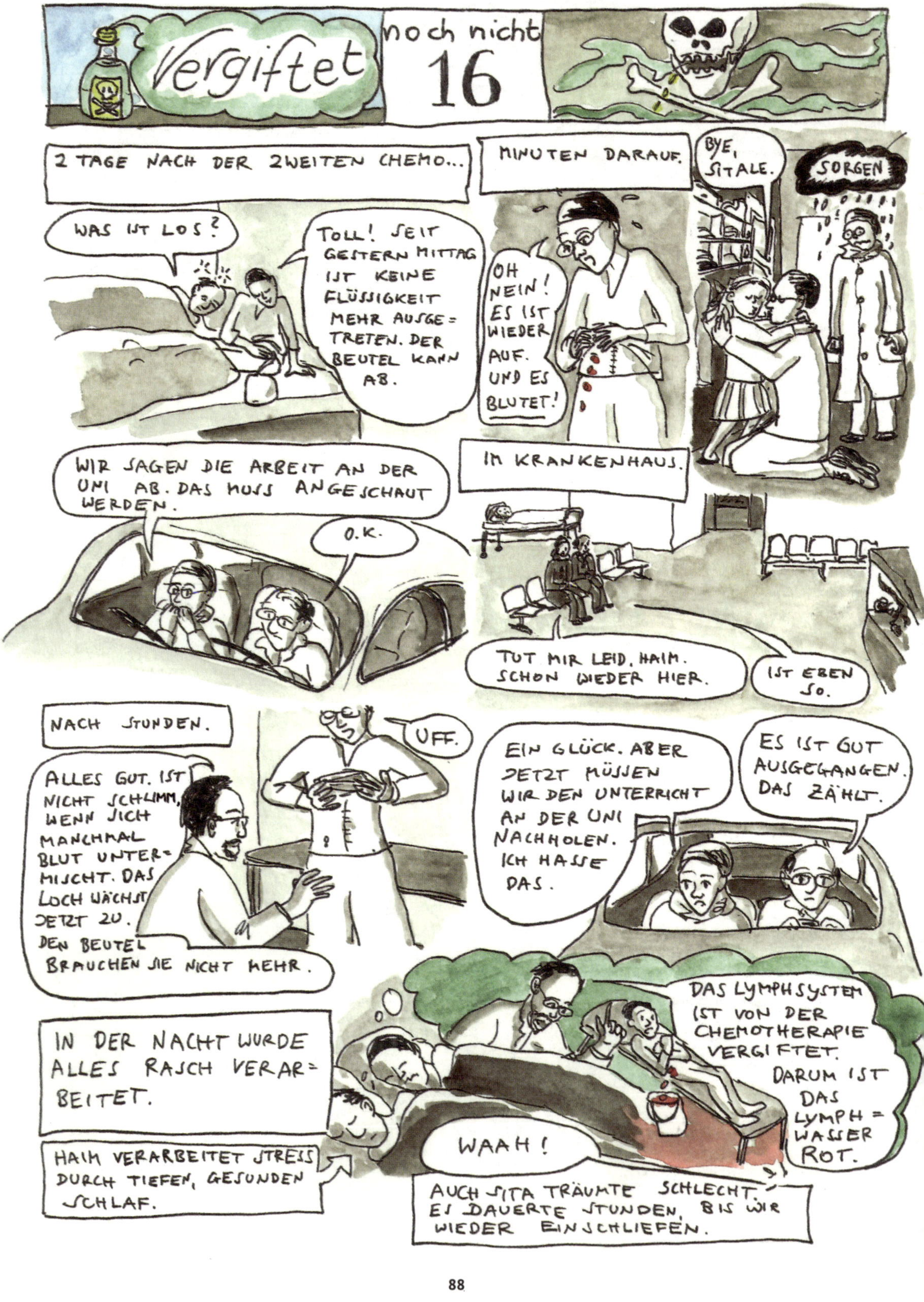
Vergiftet
noch nicht
16
SORGEN
2 TAGE NACH DER ZWEITEN CHEMO...
WAS IST LOS?
TOLL! SEIT GESTERN MITTAG IST KEINE FLÜSSIGKEIT MEHR AUSGE= TRETEN. DER BEUTEL KANN AB.
MINUTEN DARAUF.
OH NEIN! ES IST WIEDER AUF. UND ES BLUTET!
BYE, SITALE.
WIR SAGEN DIE ARBEIT AN DER UNI AB. DAS MUSS ANGESCHAUT WERDEN.
O.K.
IM KRANKENHAUS.
TUT MIR LEID, HAIM. SCHON WIEDER HIER.
IST EBEN SO.
NACH STUNDEN.
UFF.
ALLES GUT. IST NICHT SCHLIMM, WENN SICH MANCHMAL BLUT UNTER= MISCHT. DAS LOCH WÄCHST JETZT ZU. DEN BEUTEL BRAUCHEN SIE NICHT MEHR.
EIN GLÜCK. ABER JETZT MÜSSEN WIR DEN UNTERRICHT AN DER UNI NACHHOLEN. ICH HASSE DAS.
ES IST GUT AUSGEGANGEN. DAS ZÄHLT.
IN DER NACHT WURDE ALLES RASCH VERAR= BEITET.
HAIM VERARBEITET STRESS DURCH TIEFEN, GESUNDEN SCHLAF.
DAS LYMPHSYSTEM IST VON DER CHEMOTHERAPIE VERGIFTET. DARUM IST DAS LYMPH= WASSER ROT.
WAAH!
AUCH SITA TRÄUMTE SCHLECHT. ES DAUERTE STUNDEN, BIS WIR WIEDER EINSCHLIEFEN.

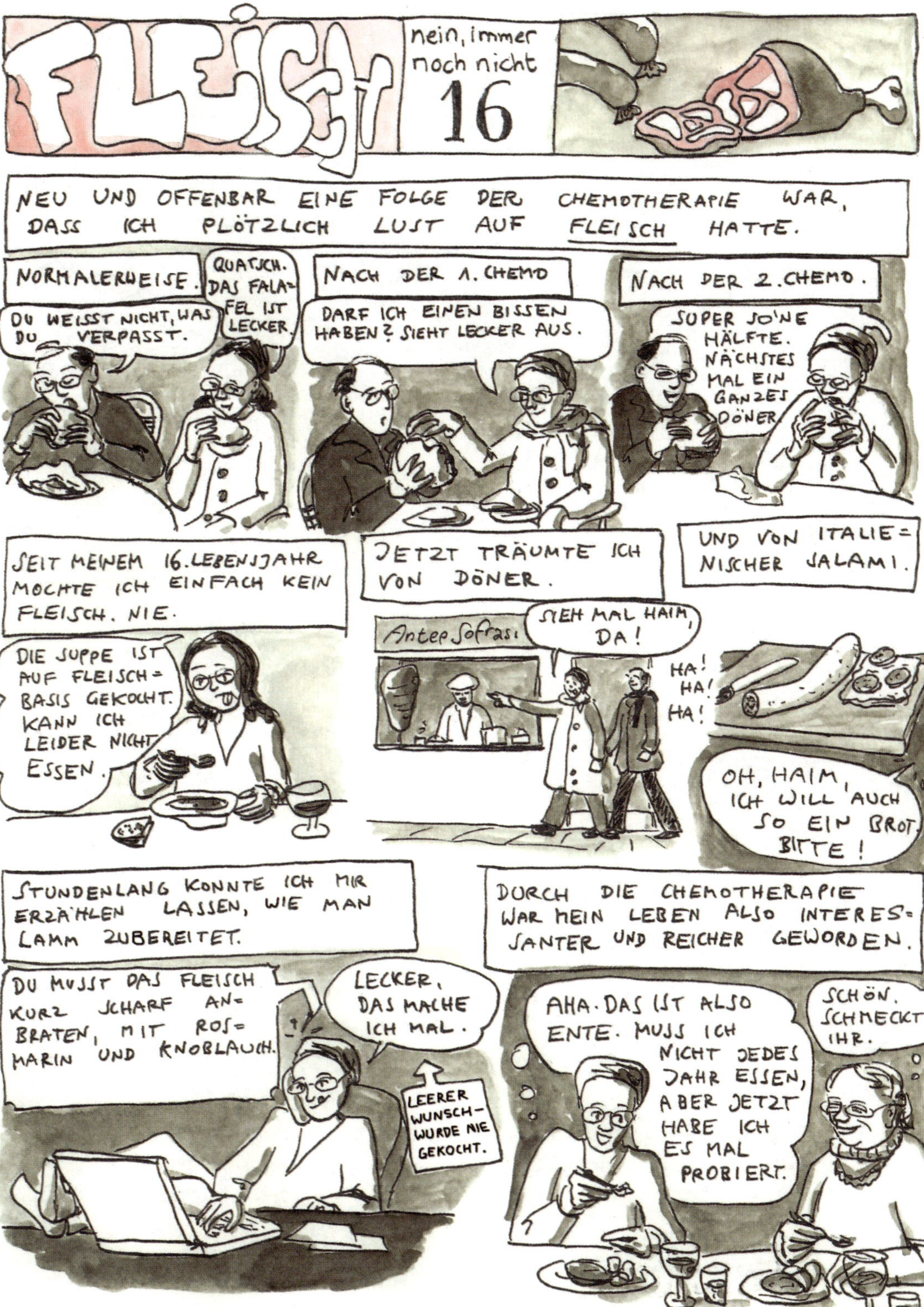
FLEISCH
nein, immer noch nicht
16
NEU UND OFFENBAR EINE FOLGE DER CHEMOTHERAPIE WAR, DASS ICH PLÖTZLICH LUST AUF FLEISCH HATTE.
NORMALERWEISE.
DU WEISST NICHT, WAS DU VERPASST.
QUATSCH. DAS FALAFEL IST LECKER.
NACH DER 1. CHEMO
DARF ICH EINEN BISSEN HABEN? SIEHT LECKER AUS.
NACH DER 2. CHEMO.
SUPER SO'NE HÄLFTE. NÄCHSTES MAL EIN GANZES DÖNER.
SEIT MEINEM 16. LEBENSJAHR MOCHTE ICH EINFACH KEIN FLEISCH. NIE.
DIE SUPPE IST AUF FLEISCHBASIS GEKOCHT. KANN ICH LEIDER NICHT ESSEN.
JETZT TRÄUMTE ICH VON DÖNER.
Antep Sofrasi
SIEH MAL HAIM, DA!
HA! HA! HA!
UND VON ITALIENISCHER SALAMI.
OH, HAIM, ICH WILL AUCH SO EIN BROT BITTE!
STUNDENLANG KONNTE ICH MIR ERZÄHLEN LASSEN, WIE MAN LAMM ZUBEREITET.
DU MUSST DAS FLEISCH KURZ SCHARF ANBRATEN, MIT ROSMARIN UND KNOBLAUCH.
LECKER, DAS MACHE ICH MAL.
LEERER WUNSCH-WURDE NIE GEKOCHT.
DURCH DIE CHEMOTHERAPIE WAR MEIN LEBEN ALSO INTERESSANTER UND REICHER GEWORDEN.
AHA. DAS IST ALSO ENTE. MUSS ICH NICHT JEDES JAHR ESSEN, ABER JETZT HABE ICH ES MAL PROBIERT.
SCHÖN. SCHMECKT IHR.

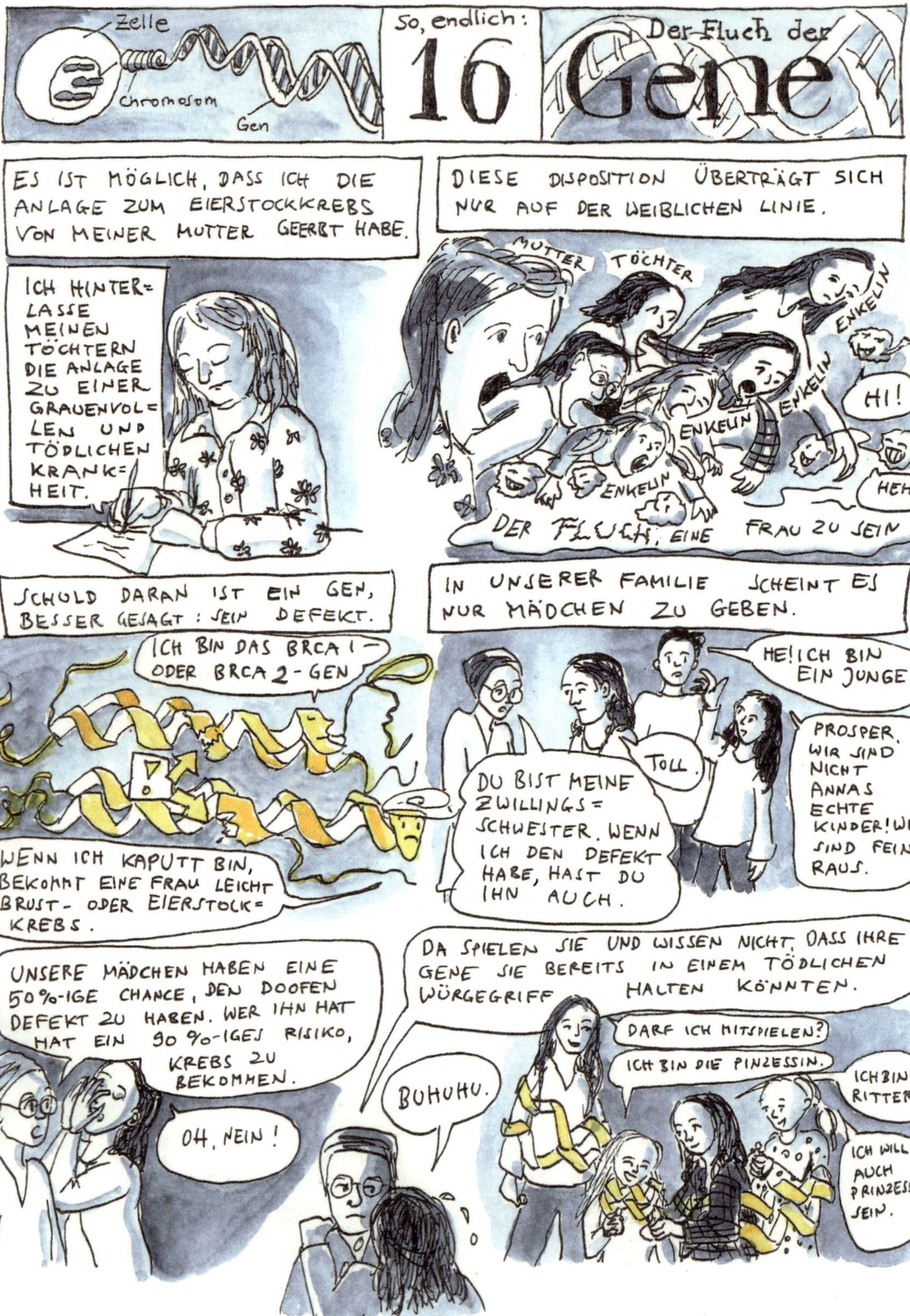
Zelle
Chromosom
Gen
So, endlich:
16
Der Fluch der
Gene
ES IST MÖGLICH, DASS ICH DIE ANLAGE ZUM EIERSTOCKKREBS VON MEINER MUTTER GEERBT HABE.
DIESE DISPOSITION ÜBERTRÄGT SICH NUR AUF DER WEIBLICHEN LINIE.
ICH HINTER= LASSE MEINEN TÖCHTERN DIE ANLAGE ZU EINER GRAUENVOL= LEN UND TÖDLICHEN KRANK= HEIT.
MUTTER
TÖCHTER
ENKELIN
ENKELIN
ENKELIN
ENKELIN
ENKELIN
HI!
HEHE!
DER FLUCH, EINE FRAU ZU SEIN
SCHULD DARAN IST EIN GEN, BESSER GESAGT: SEIN DEFEKT.
ICH BIN DAS BRCA 1 - ODER BRCA 2 - GEN
WENN ICH KAPUTT BIN, BEKOMMT EINE FRAU LEICHT BRUST- ODER EIERSTOCK= KREBS.
IN UNSERER FAMILIE SCHEINT ES NUR MÄDCHEN ZU GEBEN.
HE! ICH BIN EIN JUNGE!
TOLL.
DU BIST MEINE ZWILLINGS= SCHWESTER. WENN ICH DEN DEFEKT HABE, HAST DU IHN AUCH.
PROSPER, WIR SIND NICHT ANNAS ECHTE KINDER! WIR SIND FEIN RAUS.
UNSERE MÄDCHEN HABEN EINE 50%-IGE CHANCE, DEN DOOFEN DEFEKT ZU HABEN. WER IHN HAT HAT EIN 90%-IGES RISIKO, KREBS ZU BEKOMMEN.
OH, NEIN!
DA SPIELEN SIE UND WISSEN NICHT, DASS IHRE GENE SIE BEREITS IN EINEM TÖDLICHEN WÜRGEGRIFF HALTEN KÖNNTEN.
BUHUHU.
DARF ICH MITSPIELEN?
ICH BIN DIE PINZESSIN.
ICH BIN RITTER.
ICH WILL AUCH PRINZESSIN SEIN.

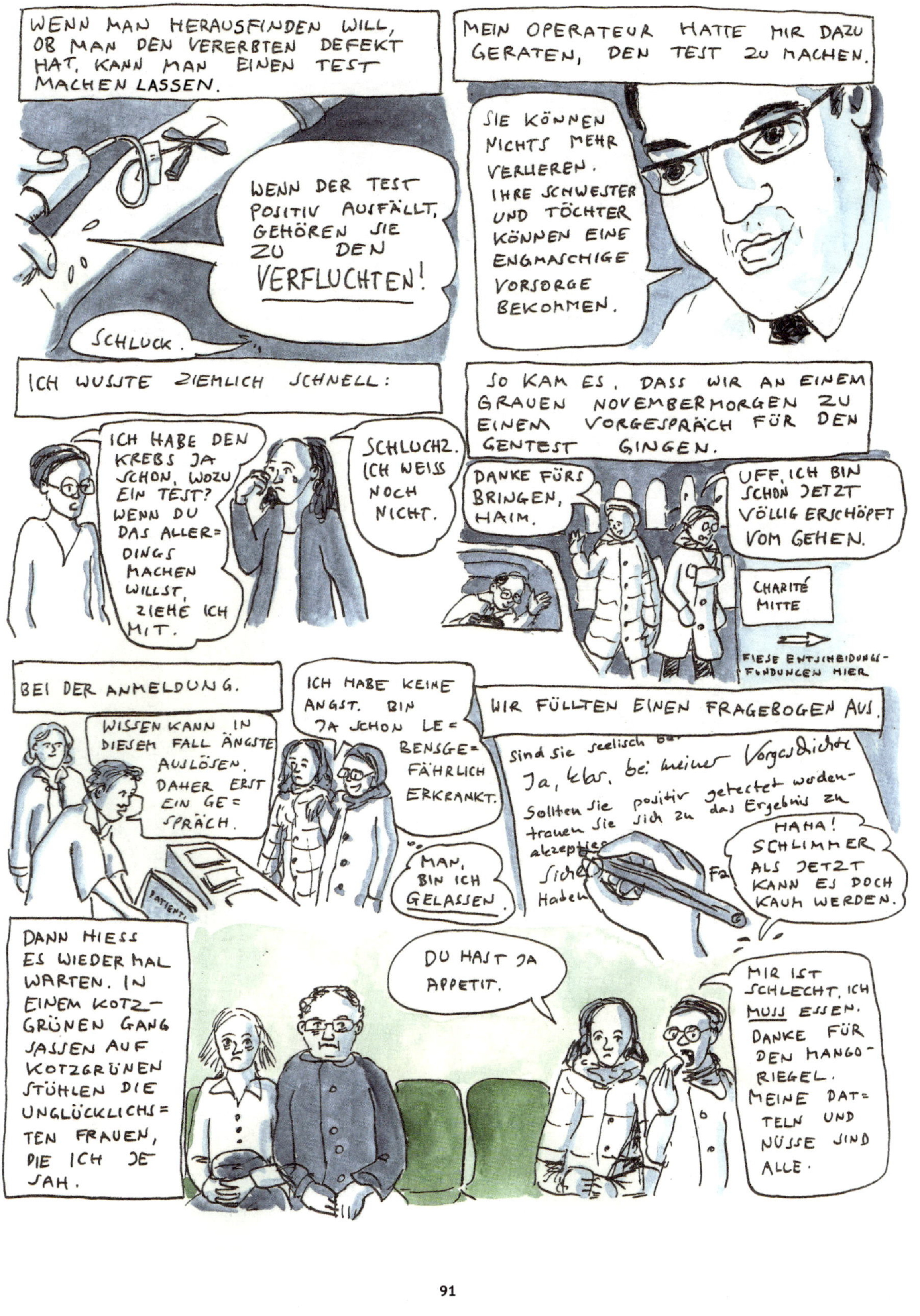
WENN MAN HERAUSFINDEN WILL, OB MAN DEN VERERBTEN DEFEKT HAT, KANN MAN EINEN TEST MACHEN LASSEN.
WENN DER TEST POSITIV AUSFÄLLT, GEHÖREN SIE ZU DEN VERFLUCHTEN!
SCHLUCK.
MEIN OPERATEUR HATTE MIR DAZU GERATEN, DEN TEST ZU MACHEN.
SIE KÖNNEN NICHTS MEHR VERLIEREN. IHRE SCHWESTER UND TÖCHTER KÖNNEN EINE ENGMASCHIGE VORSORGE BEKOMMEN.
ICH WUSSTE ZIEMLICH SCHNELL:
ICH HABE DEN KREBS JA SCHON, WOZU EIN TEST? WENN DU DAS ALLER= DINGS MACHEN WILLST, ZIEHE ICH MIT.
SCHLUCHZ. ICH WEISS NOCH NICHT.
SO KAM ES, DASS WIR AN EINEM GRAUEN NOVEMBERMORGEN ZU EINEM VORGESPRÄCH FÜR DEN GENTEST GINGEN.
DANKE FÜRS BRINGEN, HAIM.
UFF, ICH BIN SCHON JETZT VÖLLIG ERSCHÖPFT VOM GEHEN.
CHARITÉ MITTE
FIESE ENTSCHEIDUNGS- FINDUNGEN HIER
BEI DER ANMELDUNG.
WISSEN KANN IN DIESEM FALL ÄNGSTE AUSLÖSEN. DAHER ERST EIN GE= SPRÄCH.
ICH HABE KEINE ANGST. BIN JA SCHON LE= BENSGE= FÄHRLICH ERKRANKT.
MAN, BIN ICH GELASSEN.
WIR FÜLLTEN EINEN FRAGEBOGEN AUS.
Sind sie seelisch be
Ja, klar, bei meiner Vorgeschichte
Sollten sie positiv getestet werden- trauen sie sich zu das Ergebnis zu akzeptie
HAHA! SCHLIMMER ALS JETZT KANN ES DOCH KAUM WERDEN.
DANN HIESS ES WIEDER MAL WARTEN. IN EINEM KOTZ- GRÜNEN GANG SASSEN AUF KOTZGRÜNEN STÜHLEN DIE UNGLÜCKLICHS= TEN FRAUEN, DIE ICH JE SAH.
DU HAST JA APPETIT.
MIR IST SCHLECHT, ICH MUSS ESSEN. DANKE FÜR DEN MANGO- RIEGEL. MEINE DAT= TELN UND NÜSSE SIND ALLE.

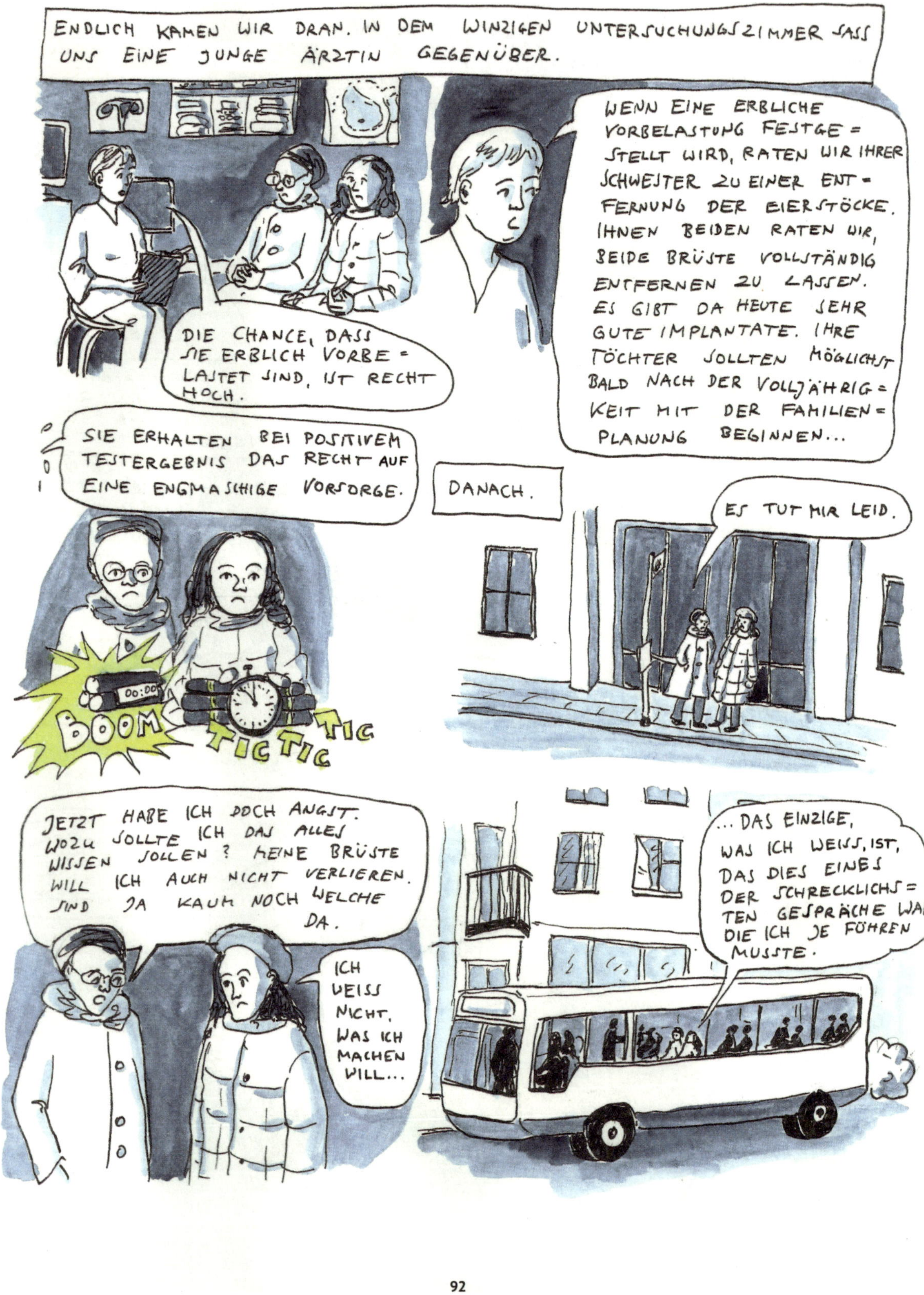
ENDLICH KAMEN WIR DRAN. IN DEM WINZIGEN UNTERSUCHUNGSZIMMER SASS UNS EINE JUNGE ÄRZTIN GEGENÜBER.
DIE CHANCE, DASS SIE ERBLICH VORBELASTET SIND, IST RECHT HOCH.
WENN EINE ERBLICHE VORBELASTUNG FESTGESTELLT WIRD, RATEN WIR IHRER SCHWESTER ZU EINER ENTFERNUNG DER EIERSTÖCKE. IHNEN BEIDEN RATEN WIR, BEIDE BRÜSTE VOLLSTÄNDIG ENTFERNEN ZU LASSEN. ES GIBT DA HEUTE SEHR GUTE IMPLANTATE. IHRE TÖCHTER SOLLTEN MÖGLICHST BALD NACH DER VOLLJÄHRIGKEIT MIT DER FAMILIENPLANUNG BEGINNEN...
SIE ERHALTEN BEI POSITIVEM TESTERGEBNIS DAS RECHT AUF EINE ENGMASCHIGE VORSORGE.
00:00
BOOM
TIC TIC TIC TIC
DANACH.
ES TUT MIR LEID.
JETZT HABE ICH DOCH ANGST. WOZU SOLLTE ICH DAS ALLES WISSEN SOLLEN? MEINE BRÜSTE WILL ICH AUCH NICHT VERLIEREN. SIND JA KAUM NOCH WELCHE DA.
ICH WEISS NICHT, WAS ICH MACHEN WILL...
... DAS EINZIGE, WAS ICH WEISS, IST, DAS DIES EINES DER SCHRECKLICHSTEN GESPRÄCHE WA DIE ICH JE FÜHREN MUSSTE.

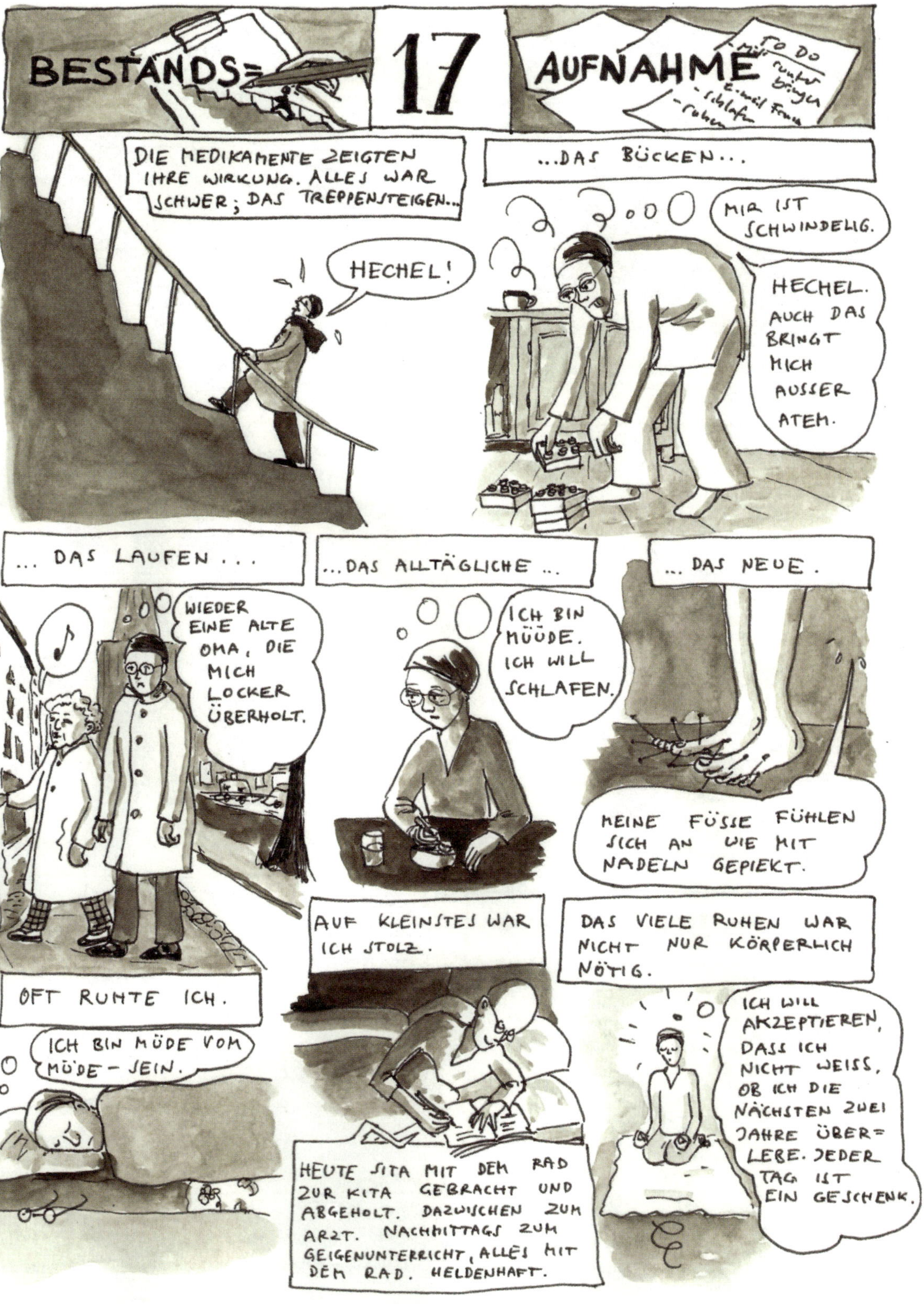

BESTANDS= 17 AUFNAHME
TO DO
Müll runter bringen
E-mail Frau
- schlafen
- ruhen
DIE MEDIKAMENTE ZEIGTEN IHRE WIRKUNG. ALLES WAR SCHWER; DAS TREPPENSTEIGEN...
HECHEL!
...DAS BÜCKEN...
MIR IST SCHWINDELIG.
HECHEL. AUCH DAS BRINGT MICH AUSSER ATEM.
... DAS LAUFEN ...
WIEDER EINE ALTE OMA, DIE MICH LOCKER ÜBERHOLT.
...DAS ALLTÄGLICHE ...
ICH BIN MÜDE. ICH WILL SCHLAFEN.
... DAS NEUE.
MEINE FÜSSE FÜHLEN SICH AN WIE MIT NADELN GEPIEKT.
OFT RUHTE ICH.
ICH BIN MÜDE VOM MÜDE-SEIN.
AUF KLEINSTES WAR ICH STOLZ.
HEUTE SITA MIT DEM RAD ZUR KITA GEBRACHT UND ABGEHOLT. DAZWISCHEN ZUM ARZT. NACHMITTAGS ZUM GEIGENUNTERRICHT, ALLES MIT DEM RAD. HELDENHAFT.
DAS VIELE RUHEN WAR NICHT NUR KÖRPERLICH NÖTIG.
ICH WILL AKZEPTIEREN, DASS ICH NICHT WEISS, OB ICH DIE NÄCHSTEN ZWEI JAHRE ÜBER= LEBE. JEDER TAG IST EIN GESCHENK.

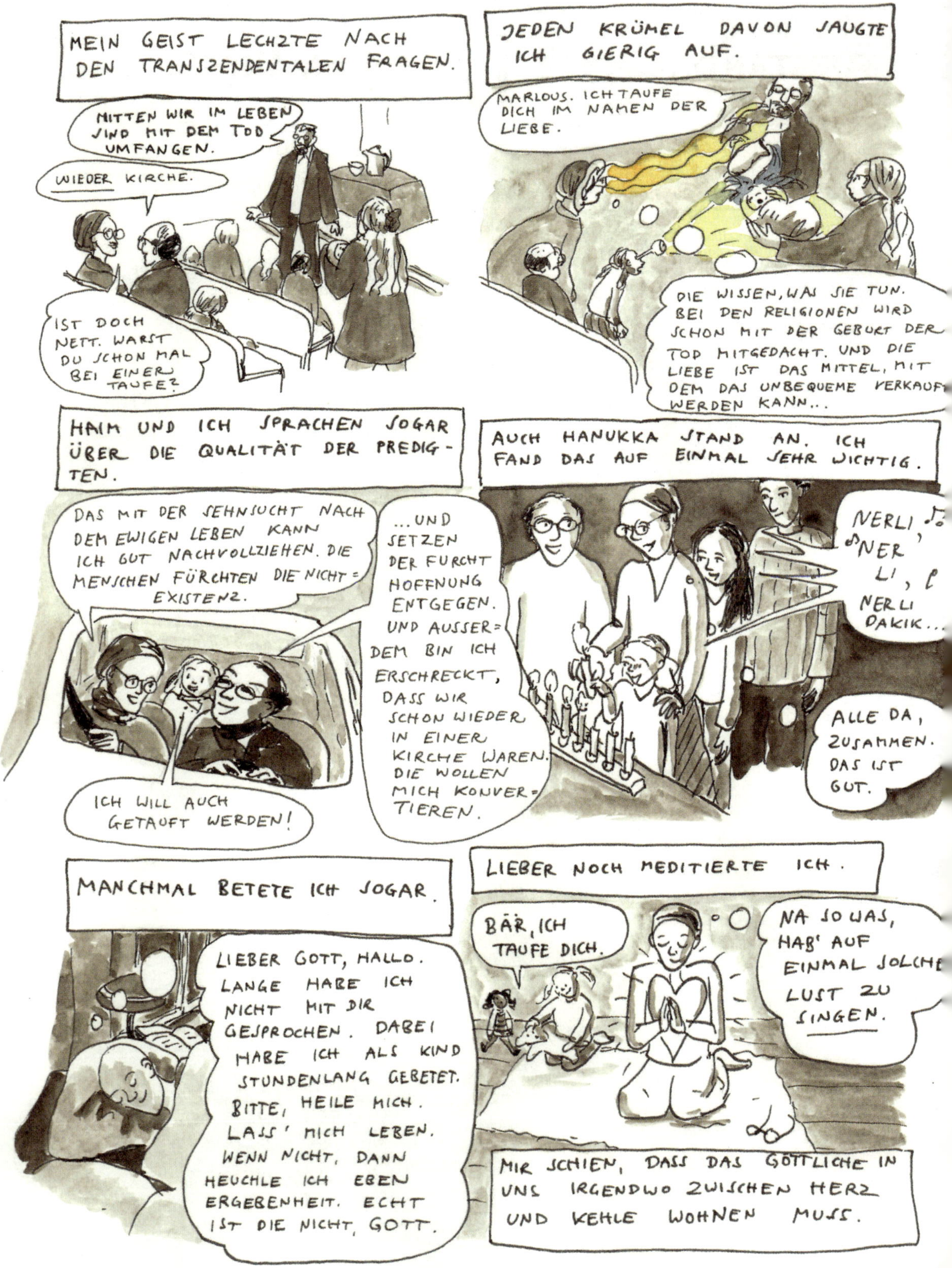
MEIN GEIST LECHZTE NACH DEN TRANSZENDENTALEN FRAGEN.
MITTEN WIR IM LEBEN SIND MIT DEM TOD UMFANGEN.
WIEDER KIRCHE.
IST DOCH NETT. WARST DU SCHON MAL BEI EINER TAUFE?
JEDEN KRÜMEL DAVON SAUGTE ICH GIERIG AUF.
MARLOUS. ICH TAUFE DICH IM NAMEN DER LIEBE.
DIE WISSEN, WAS SIE TUN. BEI DEN RELIGIONEN WIRD SCHON MIT DER GEBURT DER TOD MITGEDACHT. UND DIE LIEBE IST DAS MITTEL, MIT DEM DAS UNBEQUEME VERKAUF WERDEN KANN...
HAIM UND ICH SPRACHEN SOGAR ÜBER DIE QUALITÄT DER PREDIG-TEN.
DAS MIT DER SEHNSUCHT NACH DEM EWIGEN LEBEN KANN ICH GUT NACHVOLLZIEHEN. DIE MENSCHEN FÜRCHTEN DIE NICHT= EXISTENZ.
...UND SETZEN DER FURCHT HOFFNUNG ENTGEGEN. UND AUSSER= DEM BIN ICH ERSCHRECKT, DASS WIR SCHON WIEDER IN EINER KIRCHE WAREN. DIE WOLLEN MICH KONVER= TIEREN.
ICH WILL AUCH GETAUFT WERDEN!
AUCH HANUKKA STAND AN. ICH FAND DAS AUF EINMAL SEHR WICHTIG.
NERLI, NER LI, NERLI DAKIK...
ALLE DA, ZUSAMMEN. DAS IST GUT.
MANCHMAL BETETE ICH SOGAR.
LIEBER GOTT, HALLO. LANGE HABE ICH NICHT MIT DIR GESPROCHEN. DABEI HABE ICH ALS KIND STUNDENLANG GEBETET. BITTE, HEILE MICH. LASS' MICH LEBEN. WENN NICHT, DANN HEUCHLE ICH EBEN ERGEBENHEIT. ECHT IST DIE NICHT, GOTT.
LIEBER NOCH MEDITIERTE ICH.
BÄR, ICH TAUFE DICH.
NA SO WAS, HAB' AUF EINMAL SOLCHE LUST ZU SINGEN.
MIR SCHIEN, DASS DAS GÖTTLICHE IN UNS IRGENDWO ZWISCHEN HERZ UND KEHLE WOHNEN MUSS.

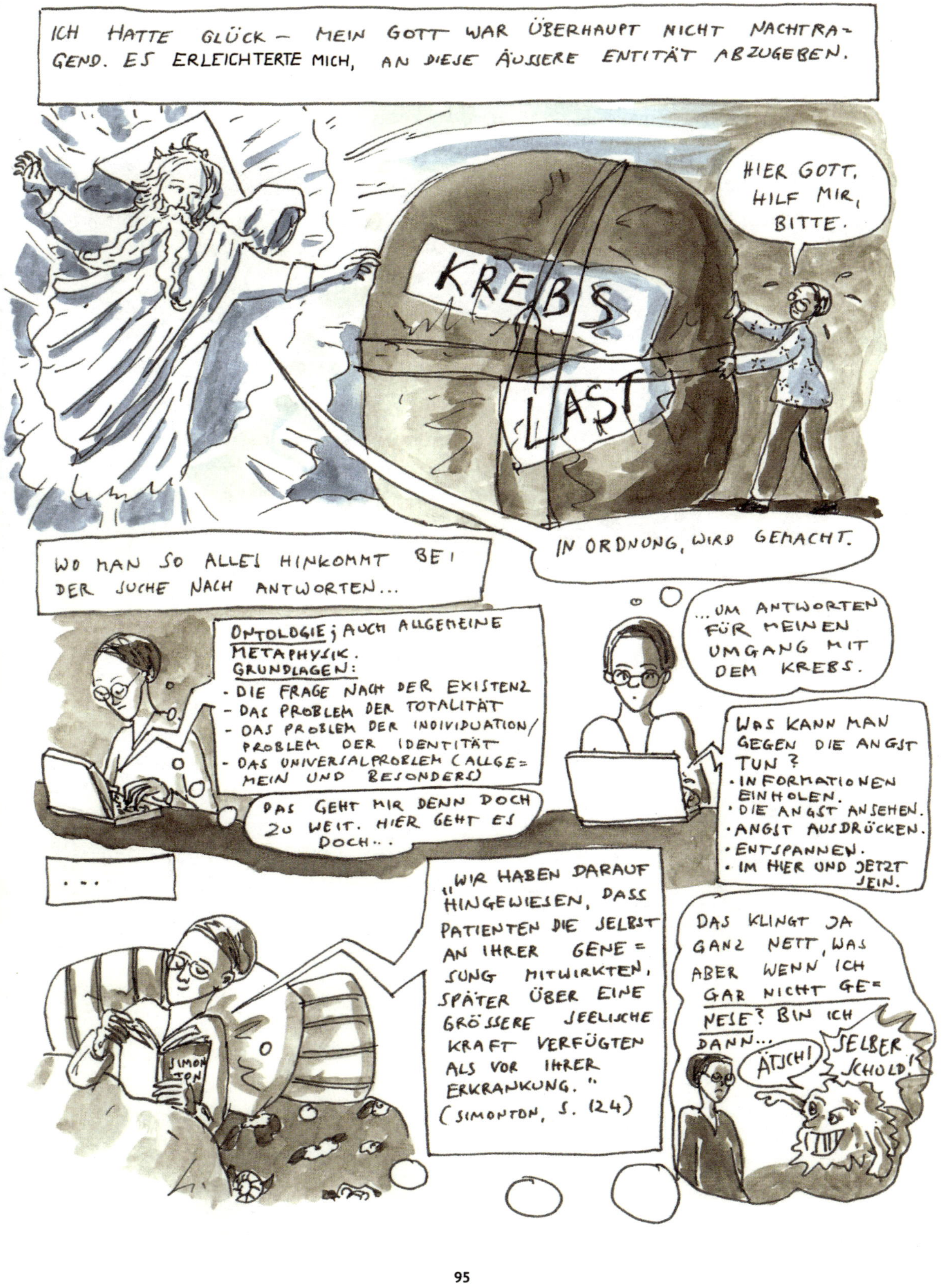

ICH HATTE GLÜCK – MEIN GOTT WAR ÜBERHAUPT NICHT NACHTRAGEND. ES ERLEICHTERTE MICH, AN DIESE ÄUSSERE ENTITÄT ABZUGEBEN.
KREBS LAST
HIER GOTT, HILF MIR, BITTE.
IN ORDNUNG, WIRD GEMACHT.
WO MAN SO ALLES HINKOMMT BEI DER SUCHE NACH ANTWORTEN...
ONTOLOGIE; AUCH ALLGEMEINE METAPHYSIK. GRUNDLAGEN: - DIE FRAGE NACH DER EXISTENZ - DAS PROBLEM DER TOTALITÄT - DAS PROBLEM DER INDIVIDUATION/PROBLEM DER IDENTITÄT - DAS UNIVERSALPROBLEM (ALLGEMEIN UND BESONDERS)
DAS GEHT MIR DENN DOCH ZU WEIT. HIER GEHT ES DOCH...
...UM ANTWORTEN FÜR MEINEN UMGANG MIT DEM KREBS.
WAS KANN MAN GEGEN DIE ANGST TUN? · INFORMATIONEN EINHOLEN. · DIE ANGST ANSEHEN. · ANGST AUSDRÜCKEN. · ENTSPANNEN. · IM HIER UND JETZT SEIN.
...
„WIR HABEN DARAUF HINGEWIESEN, DASS PATIENTEN DIE SELBST AN IHRER GENESUNG MITWIRKTEN, SPÄTER ÜBER EINE GRÖSSERE SEELISCHE KRAFT VERFÜGTEN ALS VOR IHRER ERKRANKUNG." (SIMONTON, S. 124)
SIMONTON
DAS KLINGT JA GANZ NETT, WAS ABER WENN ICH GAR NICHT GENESE? BIN ICH DANN...
ÄTSCH!
SELBER SCHULD!

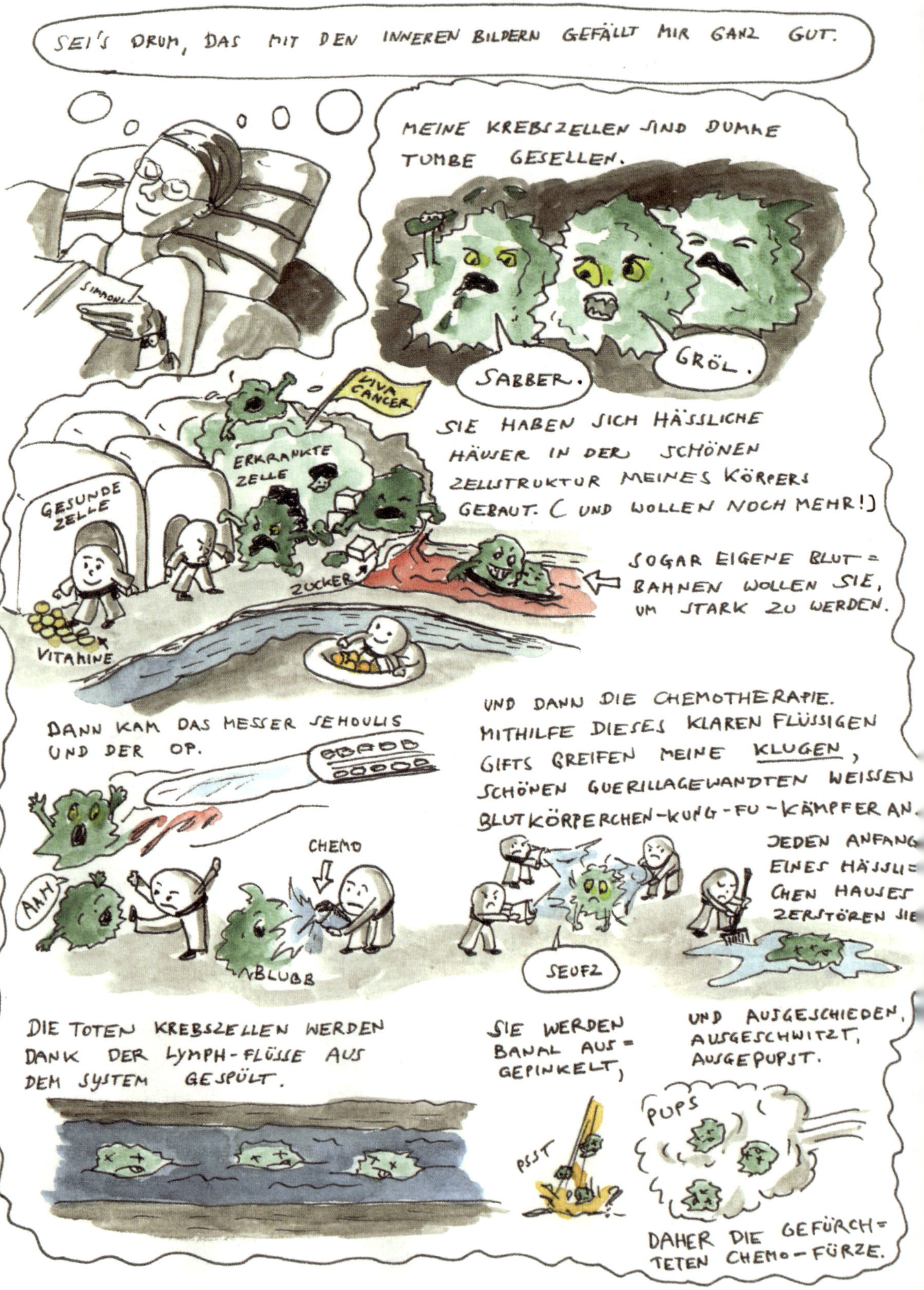

SEI'S DRUM, DAS MIT DEN INNEREN BILDERN GEFÄLLT MIR GANZ GUT.
MEINE KREBSZELLEN SIND DUMME TUMBE GESELLEN.
SABBER.
GRÖL.
VIVA CANCER
SIE HABEN SICH HÄSSLICHE HÄUSER IN DER SCHÖNEN ZELLSTRUKTUR MEINES KÖRPERS GEBAUT. (UND WOLLEN NOCH MEHR!)
ERKRANKTE ZELLE
GESUNDE ZELLE
ZUCKER
VITAMINE
SOGAR EIGENE BLUT-BAHNEN WOLLEN SIE, UM STARK ZU WERDEN.
DANN KAM DAS MESSER SEHOULIS UND DER OP.
UND DANN DIE CHEMOTHERAPIE. MITHILFE DIESES KLAREN FLÜSSIGEN GIFTS GREIFEN MEINE KLUGEN, SCHÖNEN GUERILLAGEWANDTEN WEISSEN BLUTKÖRPERCHEN-KUNG-FU-KÄMPFER AN.
AAH
CHEMO
BLUBB
JEDEN ANFANG EINES HÄSSLICHEN HAUSES ZERSTÖREN SIE
SEUFZ
DIE TOTEN KREBSZELLEN WERDEN DANK DER LYMPH-FLÜSSE AUS DEM SYSTEM GESPÜLT.
SIE WERDEN BANAL AUS-GEPINKELT,
UND AUSGESCHIEDEN, AUSGESCHWITZT, AUSGEPUPST.
PSST
PUPS
DAHER DIE GEFÜRCHTETEN CHEMO-FÜRZE.

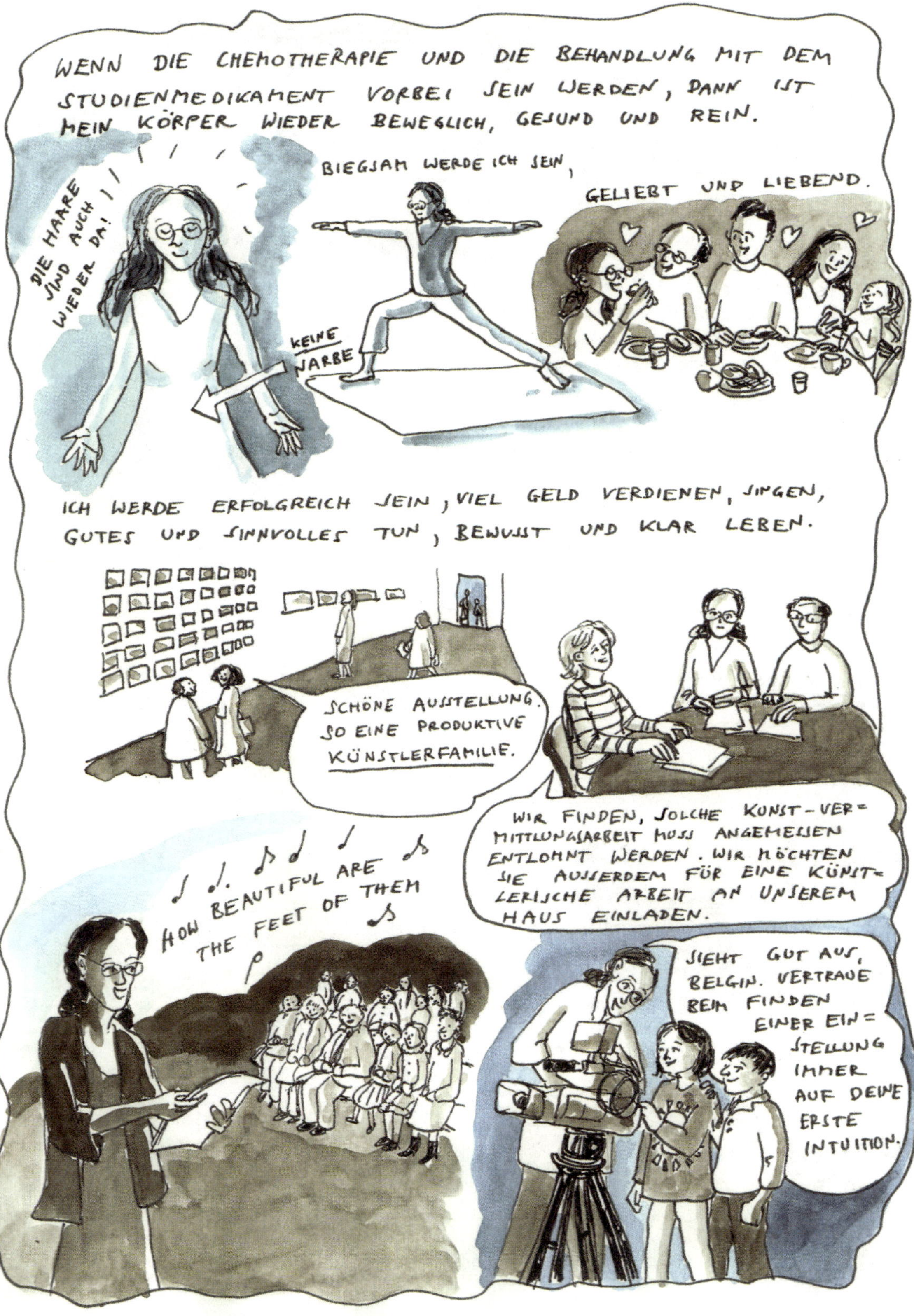
WENN DIE CHEMOTHERAPIE UND DIE BEHANDLUNG MIT DEM STUDIENMEDIKAMENT VORBEI SEIN WERDEN, DANN IST MEIN KÖRPER WIEDER BEWEGLICH, GESUND UND REIN.
DIE HAARE SIND AUCH WIEDER DA!
BIEGSAM WERDE ICH SEIN,
KEINE NARBE
GELIEBT UND LIEBEND.
ICH WERDE ERFOLGREICH SEIN, VIEL GELD VERDIENEN, SINGEN, GUTES UND SINNVOLLES TUN, BEWUSST UND KLAR LEBEN.
SCHÖNE AUSSTELLUNG. SO EINE PRODUKTIVE KÜNSTLERFAMILIE.
WIR FINDEN, SOLCHE KUNST-VERMITTLUNGSARBEIT MUSS ANGEMESSEN ENTLOHNT WERDEN. WIR MÖCHTEN SIE AUSSERDEM FÜR EINE KÜNSTLERISCHE ARBEIT AN UNSEREM HAUS EINLADEN.
HOW BEAUTIFUL ARE THE FEET OF THEM
SIEHT GUT AUS, BELGIN. VERTRAUE BEIM FINDEN EINER EINSTELLUNG IMMER AUF DEINE ERSTE INTUITION.

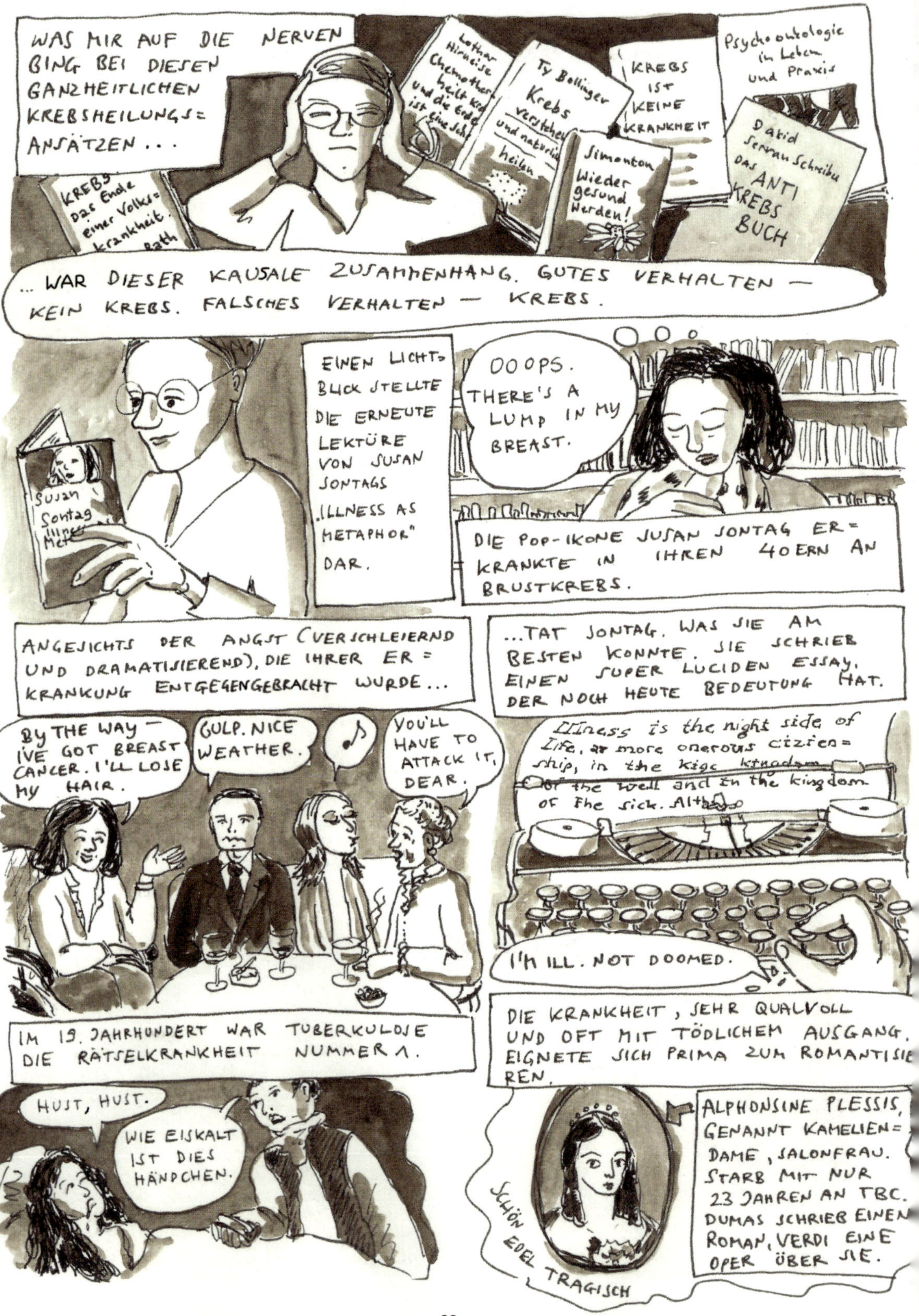
WAS MIR AUF DIE NERVEN GING BEI DIESEN GANZHEITLICHEN KREBSHEILUNGS=ANSÄTZEN ...
Lothar Hirneise Chemotherapie heilt Krebs und die Erde ist eine Scheibe
Ty Bollinger Krebs verstehen und natürlich heilen
KREBS IST KEINE KRANKHEIT
Psychoonkologie in Leben und Praxis
KREBS Das Ende einer Volkskrankheit. Rath
Simonton Wieder gesund werden!
David Servan Schreiber DAS ANTI KREBS BUCH
... WAR DIESER KAUSALE ZUSAMMENHANG. GUTES VERHALTEN — KEIN KREBS. FALSCHES VERHALTEN — KREBS.
Susan Sontag
EINEN LICHTBLICK STELLTE DIE ERNEUTE LEKTÜRE VON SUSAN SONTAGS „ILLNESS AS METAPHOR" DAR.
OOOPS. THERE'S A LUMP IN MY BREAST.
DIE POP-IKONE SUSAN SONTAG ERKRANKTE IN IHREN 40ERN AN BRUSTKREBS.
ANGESICHTS DER ANGST (VERSCHLEIERND UND DRAMATISIEREND), DIE IHRER ERKRANKUNG ENTGEGENGEBRACHT WURDE ...
...TAT SONTAG, WAS SIE AM BESTEN KONNTE. SIE SCHRIEB EINEN SUPER LUCIDEN ESSAY, DER NOCH HEUTE BEDEUTUNG HAT.
BY THE WAY — I'VE GOT BREAST CANCER. I'LL LOSE MY HAIR.
GULP. NICE WEATHER.
♪
YOU'LL HAVE TO ATTACK IT, DEAR.
Illness is the night side of life, a more onerous citizenship, in the kingdom of the well and in the kingdom of the sick. Alth
I'M ILL. NOT DOOMED.
IM 19. JAHRHUNDERT WAR TUBERKULOSE DIE RÄTSELKRANKHEIT NUMMER 1.
DIE KRANKHEIT, SEHR QUALVOLL UND OFT MIT TÖDLICHEM AUSGANG, EIGNETE SICH PRIMA ZUM ROMANTISIEREN.
HUST, HUST.
WIE EISKALT IST DIES HÄNDCHEN.
ALPHONSINE PLESSIS, GENANNT KAMELIENDAME, SALONFRAU. STARB MIT NUR 23 JAHREN AN TBC. DUMAS SCHRIEB EINEN ROMAN, VERDI EINE OPER ÜBER SIE.
SCHÖN EDEL TRAGISCH

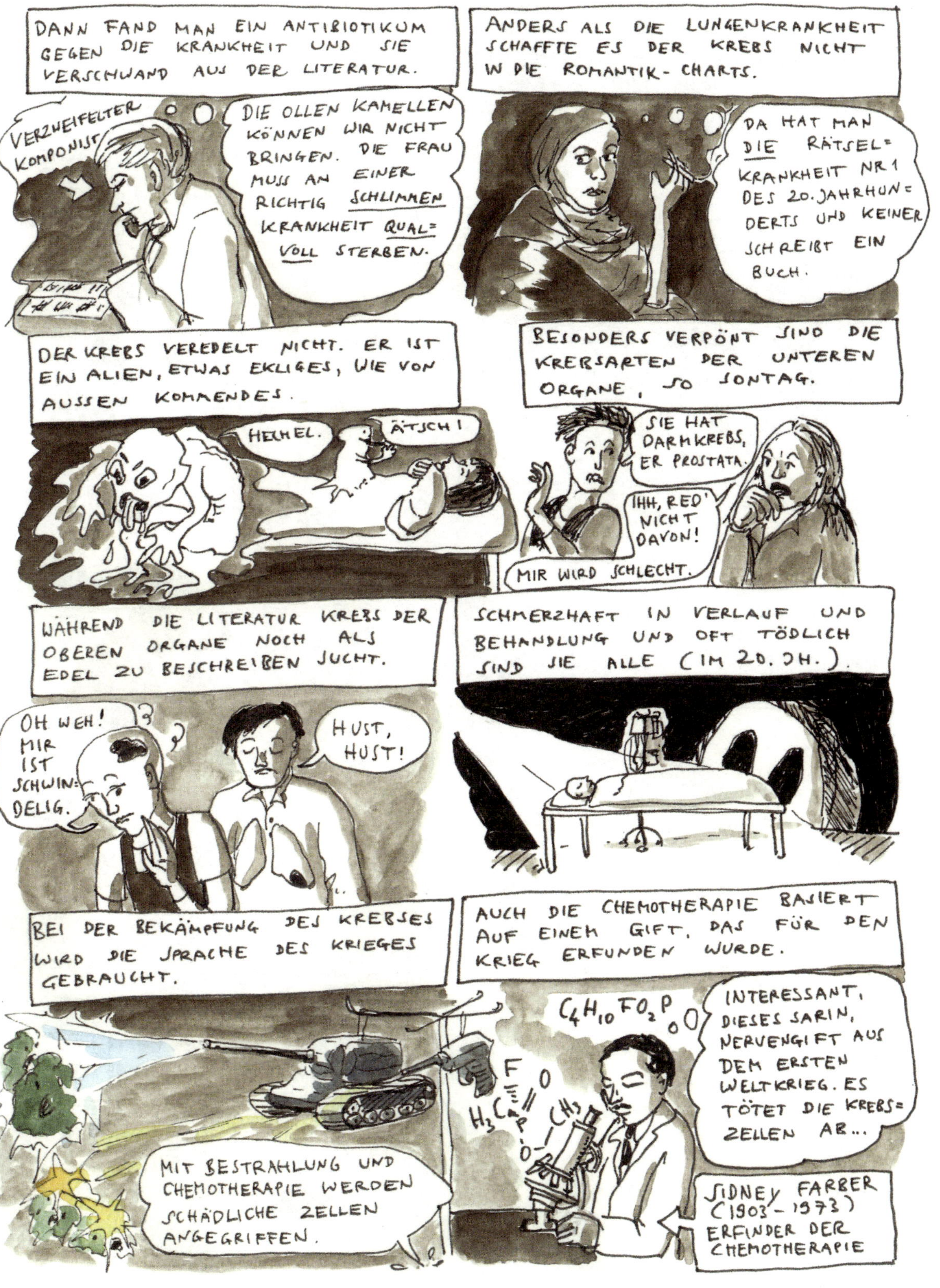

DANN FAND MAN EIN ANTIBIOTIKUM GEGEN DIE KRANKHEIT UND SIE VERSCHWAND AUS DER LITERATUR.
VERZWEIFELTER KOMPONIST
DIE OLLEN KAMELLEN KÖNNEN WIR NICHT BRINGEN. DIE FRAU MUSS AN EINER RICHTIG SCHLIMMEN KRANKHEIT QUAL=VOLL STERBEN.
ANDERS ALS DIE LUNGENKRANKHEIT SCHAFFTE ES DER KREBS NICHT IN DIE ROMANTIK-CHARTS.
DA HAT MAN DIE RÄTSEL=KRANKHEIT NR 1 DES 20. JAHRHUN=DERTS UND KEINER SCHREIBT EIN BUCH.
DER KREBS VEREDELT NICHT. ER IST EIN ALIEN, ETWAS EKLIGES, WIE VON AUSSEN KOMMENDES.
HECHEL.
ÄTSCH!
BESONDERS VERPÖNT SIND DIE KREBSARTEN DER UNTEREN ORGANE, SO SONTAG.
SIE HAT DARMKREBS, ER PROSTATA.
IHH, RED' NICHT DAVON!
MIR WIRD SCHLECHT.
WÄHREND DIE LITERATUR KREBS DER OBEREN ORGANE NOCH ALS EDEL ZU BESCHREIBEN SUCHT.
OH WEH! MIR IST SCHWIN=DELIG.
HUST, HUST!
SCHMERZHAFT IN VERLAUF UND BEHANDLUNG UND OFT TÖDLICH SIND SIE ALLE (IM 20. JH.).
BEI DER BEKÄMPFUNG DES KREBSES WIRD DIE SPRACHE DES KRIEGES GEBRAUCHT.
MIT BESTRAHLUNG UND CHEMOTHERAPIE WERDEN SCHÄDLICHE ZELLEN ANGEGRIFFEN.
AUCH DIE CHEMOTHERAPIE BASIERT AUF EINEM GIFT, DAS FÜR DEN KRIEG ERFUNDEN WURDE.
$C_4H_{10}FO_2P$
INTERESSANT, DIESES SARIN, NERVENGIFT AUS DEM ERSTEN WELTKRIEG. ES TÖTET DIE KREBS=ZELLEN AB...
SIDNEY FARBER (1903-1973) ERFINDER DER CHEMOTHERAPIE

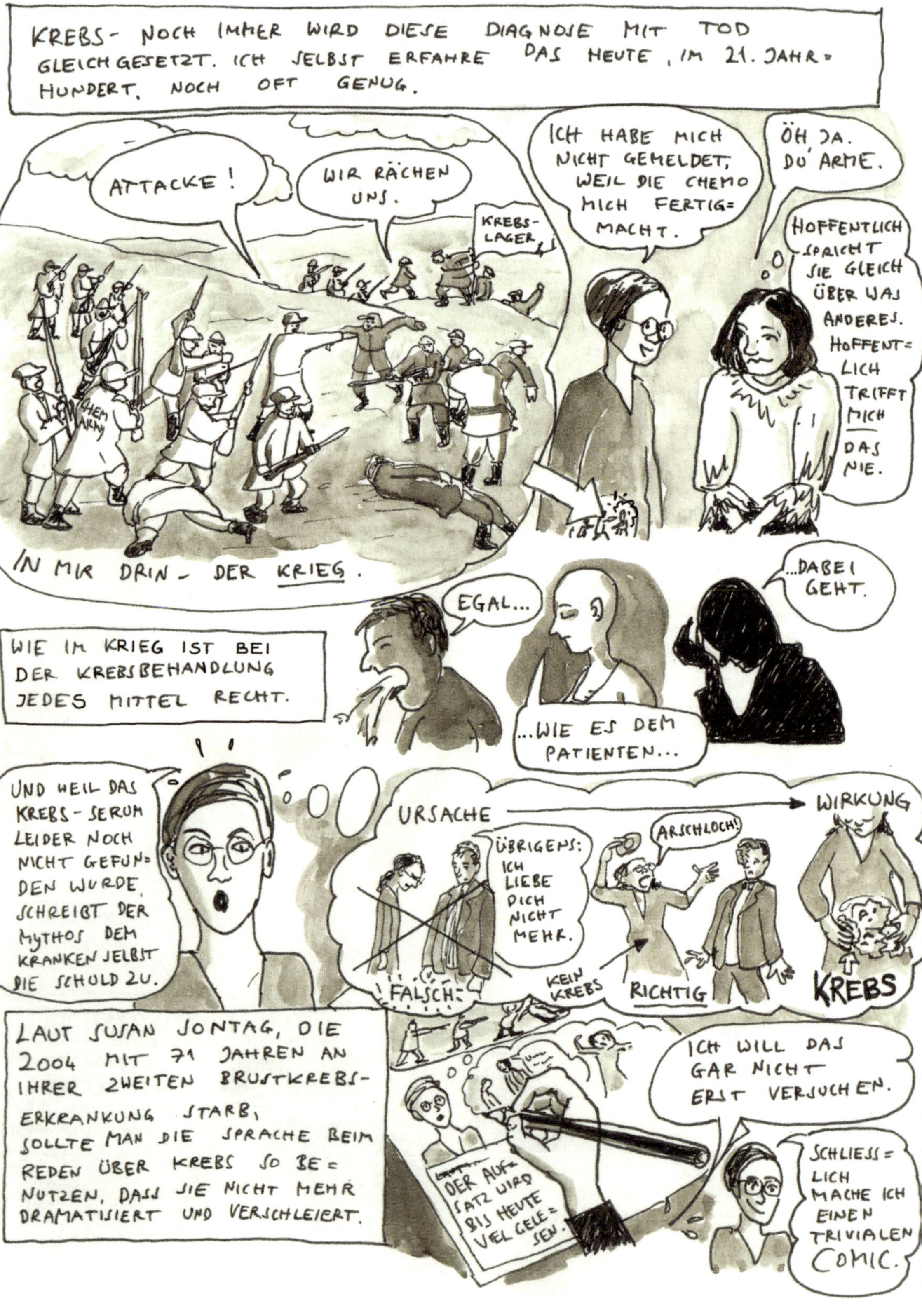
KREBS- NOCH IMMER WIRD DIESE DIAGNOSE MIT TOD GLEICHGESETZT. ICH SELBST ERFAHRE DAS HEUTE, IM 21. JAHR=HUNDERT, NOCH OFT GENUG.
ATTACKE!
WIR RÄCHEN UNS.
KREBS-LAGER
CHEM ARMY
IN MIR DRIN - DER KRIEG.
ICH HABE MICH NICHT GEMELDET, WEIL DIE CHEMO MICH FERTIG=MACHT.
ÖH, JA. DU ARME.
HOFFENTLICH SPRICHT SIE GLEICH ÜBER WAS ANDERES. HOFFENT=LICH TRIFFT MICH DAS NIE.
WIE IM KRIEG IST BEI DER KREBSBEHANDLUNG JEDES MITTEL RECHT.
EGAL...
...WIE ES DEM PATIENTEN...
...DABEI GEHT.
UND WEIL DAS KREBS-SERUM LEIDER NOCH NICHT GEFUN=DEN WURDE, SCHREIBT DER MYTHOS DEM KRANKEN SELBST DIE SCHULD ZU.
URSACHE
WIRKUNG
ÜBRIGENS: ICH LIEBE DICH NICHT MEHR.
FALSCH
ARSCHLOCH!
KEIN KREBS
RICHTIG
KREBS
LAUT SUSAN SONTAG, DIE 2004 MIT 71 JAHREN AN IHRER ZWEITEN BRUSTKREBS-ERKRANKUNG STARB, SOLLTE MAN DIE SPRACHE BEIM REDEN ÜBER KREBS SO BE=NUTZEN, DASS SIE NICHT MEHR DRAMATISIERT UND VERSCHLEIERT.
DER AUFSATZ WIRD BIS HEUTE VIEL GELE=SEN.
ICH WILL DAS GAR NICHT ERST VERSUCHEN.
SCHLIESS=LICH MACHE ICH EINEN TRIVIALEN COMIC.

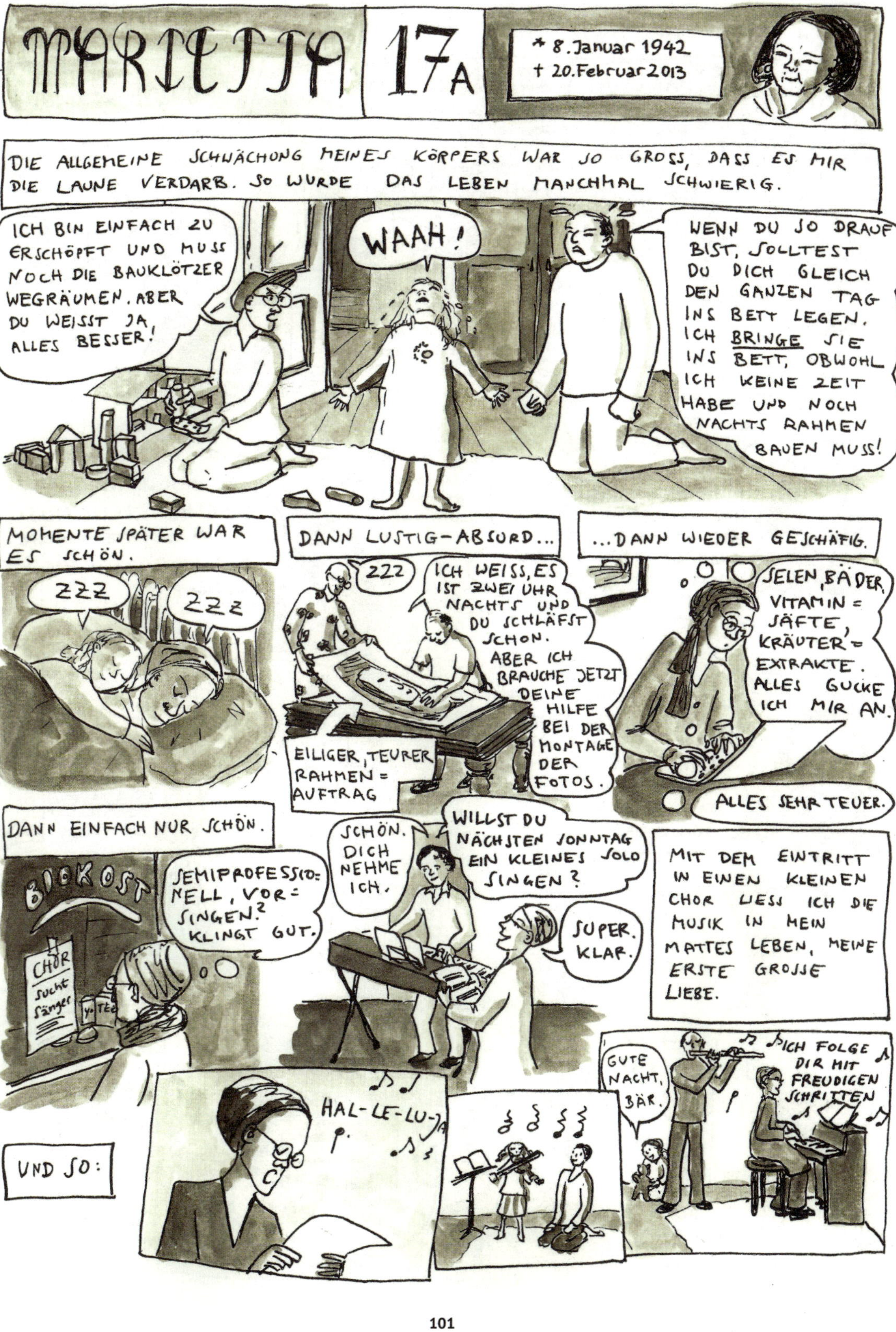
MARIETTA
17A
* 8. Januar 1942
† 20. Februar 2013
DIE ALLGEMEINE SCHWÄCHUNG MEINES KÖRPERS WAR SO GROSS, DASS ES MIR DIE LAUNE VERDARB. SO WURDE DAS LEBEN MANCHMAL SCHWIERIG.
ICH BIN EINFACH ZU ERSCHÖPFT UND MUSS NOCH DIE BAUKLÖTZER WEGRÄUMEN. ABER DU WEISST JA, ALLES BESSER!
WAAH!
WENN DU SO DRAUF BIST, SOLLTEST DU DICH GLEICH DEN GANZEN TAG INS BETT LEGEN. ICH BRINGE SIE INS BETT, OBWOHL ICH KEINE ZEIT HABE UND NOCH NACHTS RAHMEN BAUEN MUSS!
MOMENTE SPÄTER WAR ES SCHÖN.
ZZZ
ZZZ
DANN LUSTIG-ABSURD...
ZZZ
ICH WEISS, ES IST ZWEI UHR NACHTS UND DU SCHLÄFST SCHON. ABER ICH BRAUCHE JETZT DEINE HILFE BEI DER MONTAGE DER FOTOS.
EILIGER, TEURER RAHMEN=AUFTRAG
...DANN WIEDER GESCHÄFTIG.
SELEN, BÄDER, VITAMIN=SÄFTE, KRÄUTER=EXTRAKTE. ALLES GUCKE ICH MIR AN.
ALLES SEHR TEUER.
DANN EINFACH NUR SCHÖN.
BIOKOST
CHOR sucht Sänger
SEMIPROFESSIONELL, VORSINGEN? KLINGT GUT.
SCHÖN. DICH NEHME ICH.
WILLST DU NÄCHSTEN SONNTAG EIN KLEINES SOLO SINGEN?
SUPER. KLAR.
MIT DEM EINTRITT IN EINEN KLEINEN CHOR LIESS ICH DIE MUSIK IN MEIN MATTES LEBEN, MEINE ERSTE GROSSE LIEBE.
UND SO:
HAL-LE-LU-JA
GUTE NACHT, BÄR.
ICH FOLGE DIR MIT FREUDIGEN SCHRITTEN

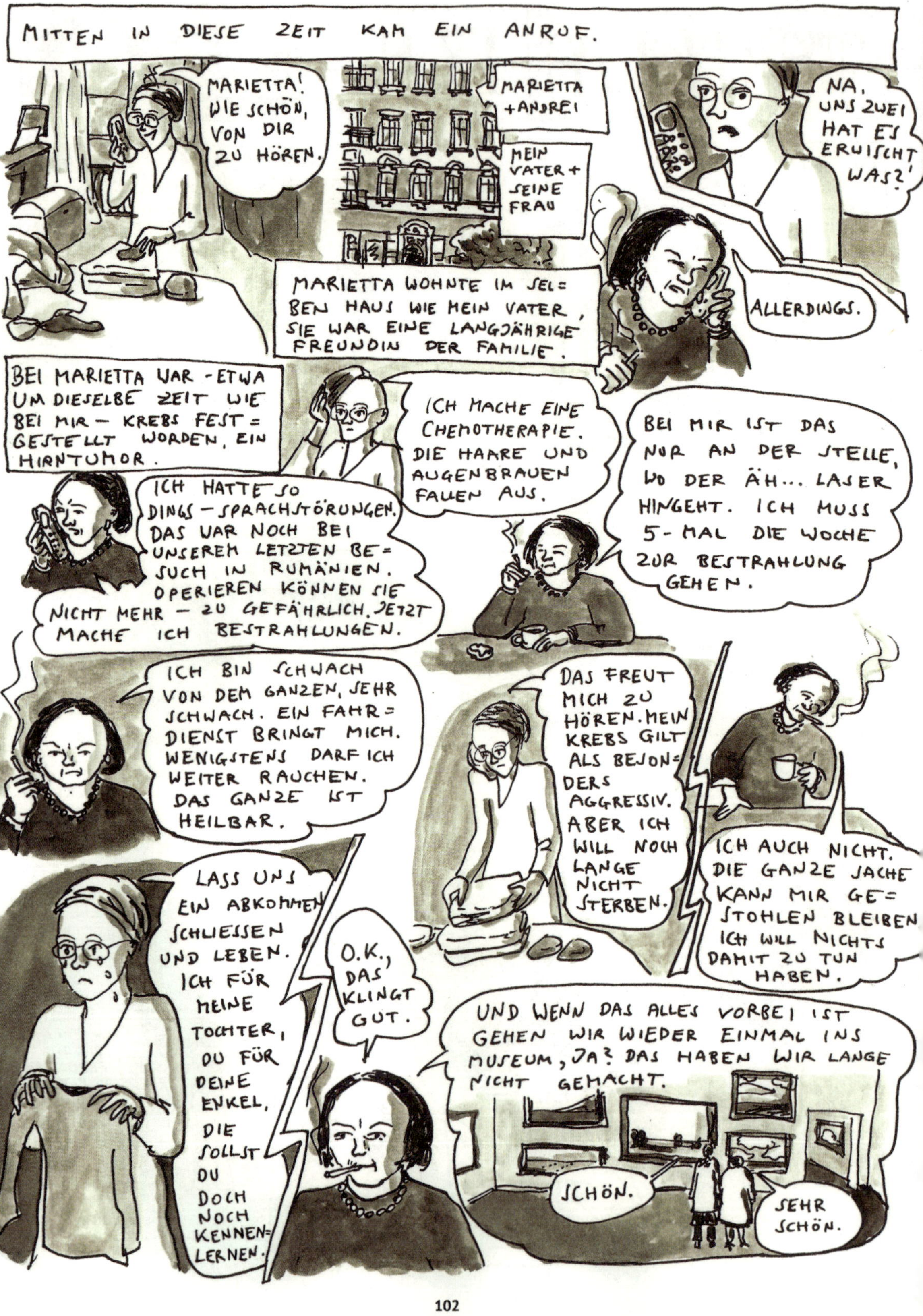
MITTEN IN DIESE ZEIT KAM EIN ANRUF.
MARIETTA! WIE SCHÖN, VON DIR ZU HÖREN.
MARIETTA + ANDREI
MEIN VATER + SEINE FRAU
MARIETTA WOHNTE IM SELBEN HAUS WIE MEIN VATER, SIE WAR EINE LANGJÄHRIGE FREUNDIN DER FAMILIE.
NA, UNS ZWEI HAT ES ERWISCHT WAS?
ALLERDINGS.
BEI MARIETTA WAR – ETWA UM DIESELBE ZEIT WIE BEI MIR – KREBS FESTGESTELLT WORDEN, EIN HIRNTUMOR.
ICH MACHE EINE CHEMOTHERAPIE. DIE HAARE UND AUGENBRAUEN FALLEN AUS.
ICH HATTE SO DINGS – SPRACHSTÖRUNGEN. DAS WAR NOCH BEI UNSEREM LETZTEN BESUCH IN RUMÄNIEN. OPERIEREN KÖNNEN SIE NICHT MEHR – ZU GEFÄHRLICH. JETZT MACHE ICH BESTRAHLUNGEN.
BEI MIR IST DAS NUR AN DER STELLE, WO DER ÄH... LASER HINGEHT. ICH MUSS 5-MAL DIE WOCHE ZUR BESTRAHLUNG GEHEN.
ICH BIN SCHWACH VON DEM GANZEN, SEHR SCHWACH. EIN FAHRDIENST BRINGT MICH. WENIGSTENS DARF ICH WEITER RAUCHEN. DAS GANZE IST HEILBAR.
DAS FREUT MICH ZU HÖREN. MEIN KREBS GILT ALS BESONDERS AGGRESSIV. ABER ICH WILL NOCH LANGE NICHT STERBEN.
ICH AUCH NICHT. DIE GANZE SACHE KANN MIR GESTOHLEN BLEIBEN ICH WILL NICHTS DAMIT ZU TUN HABEN.
LASS UNS EIN ABKOMMEN SCHLIESSEN UND LEBEN. ICH FÜR MEINE TOCHTER, DU FÜR DEINE ENKEL, DIE SOLLST DU DOCH NOCH KENNENLERNEN.
O.K., DAS KLINGT GUT.
UND WENN DAS ALLES VORBEI IST GEHEN WIR WIEDER EINMAL INS MUSEUM, JA? DAS HABEN WIR LANGE NICHT GEMACHT.
SCHÖN.
SEHR SCHÖN.

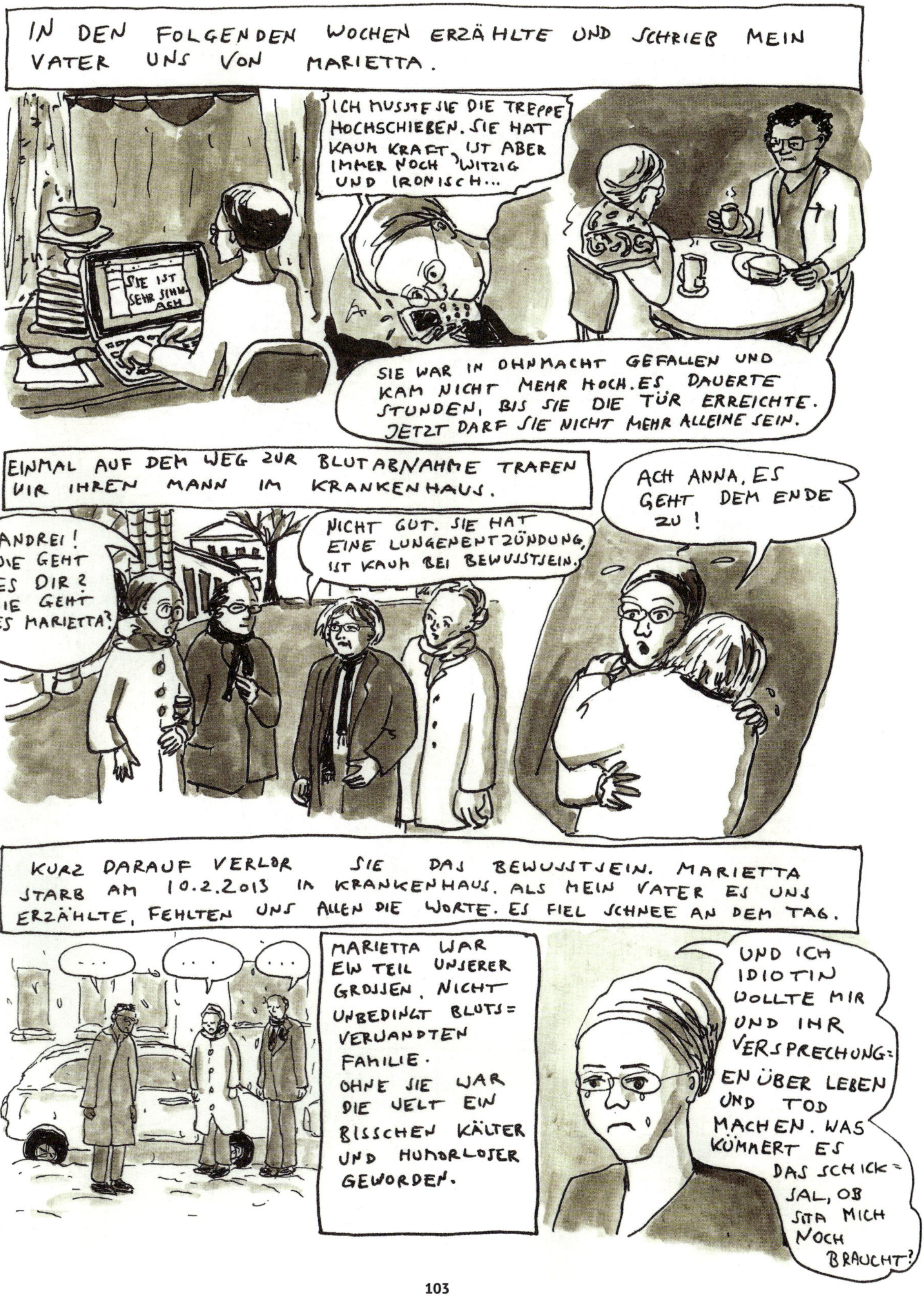
IN DEN FOLGENDEN WOCHEN ERZÄHLTE UND SCHRIEB MEIN VATER UNS VON MARIETTA.
SIE IST SEHR SCHW-ACH
ICH MUSSTE SIE DIE TREPPE HOCHSCHIEBEN. SIE HAT KAUM KRAFT, IST ABER IMMER NOCH WITZIG UND IRONISCH...
SIE WAR IN OHNMACHT GEFALLEN UND KAM NICHT MEHR HOCH. ES DAUERTE STUNDEN, BIS SIE DIE TÜR ERREICHTE. JETZT DARF SIE NICHT MEHR ALLEINE SEIN.
EINMAL AUF DEM WEG ZUR BLUTABNAHME TRAFEN WIR IHREN MANN IM KRANKENHAUS.
ANDREI! WIE GEHT ES DIR? WIE GEHT ES MARIETTA?
NICHT GUT. SIE HAT EINE LUNGENENTZÜNDUNG, IST KAUM BEI BEWUSSTSEIN.
ACH ANNA, ES GEHT DEM ENDE ZU!
KURZ DARAUF VERLOR SIE DAS BEWUSSTSEIN. MARIETTA STARB AM 10.2.2013 IM KRANKENHAUS. ALS MEIN VATER ES UNS ERZÄHLTE, FEHLTEN UNS ALLEN DIE WORTE. ES FIEL SCHNEE AN DEM TAG.
...
...
...
MARIETTA WAR EIN TEIL UNSERER GROSSEN, NICHT UNBEDINGT BLUTS= VERWANDTEN FAMILIE. OHNE SIE WAR DIE WELT EIN BISSCHEN KÄLTER UND HUMORLOSER GEWORDEN.
UND ICH IDIOTIN WOLLTE MIR UND IHR VERSPRECHUNG= EN ÜBER LEBEN UND TOD MACHEN. WAS KÜMMERT ES DAS SCHICK= SAL, OB SITA MICH NOCH BRAUCHT?

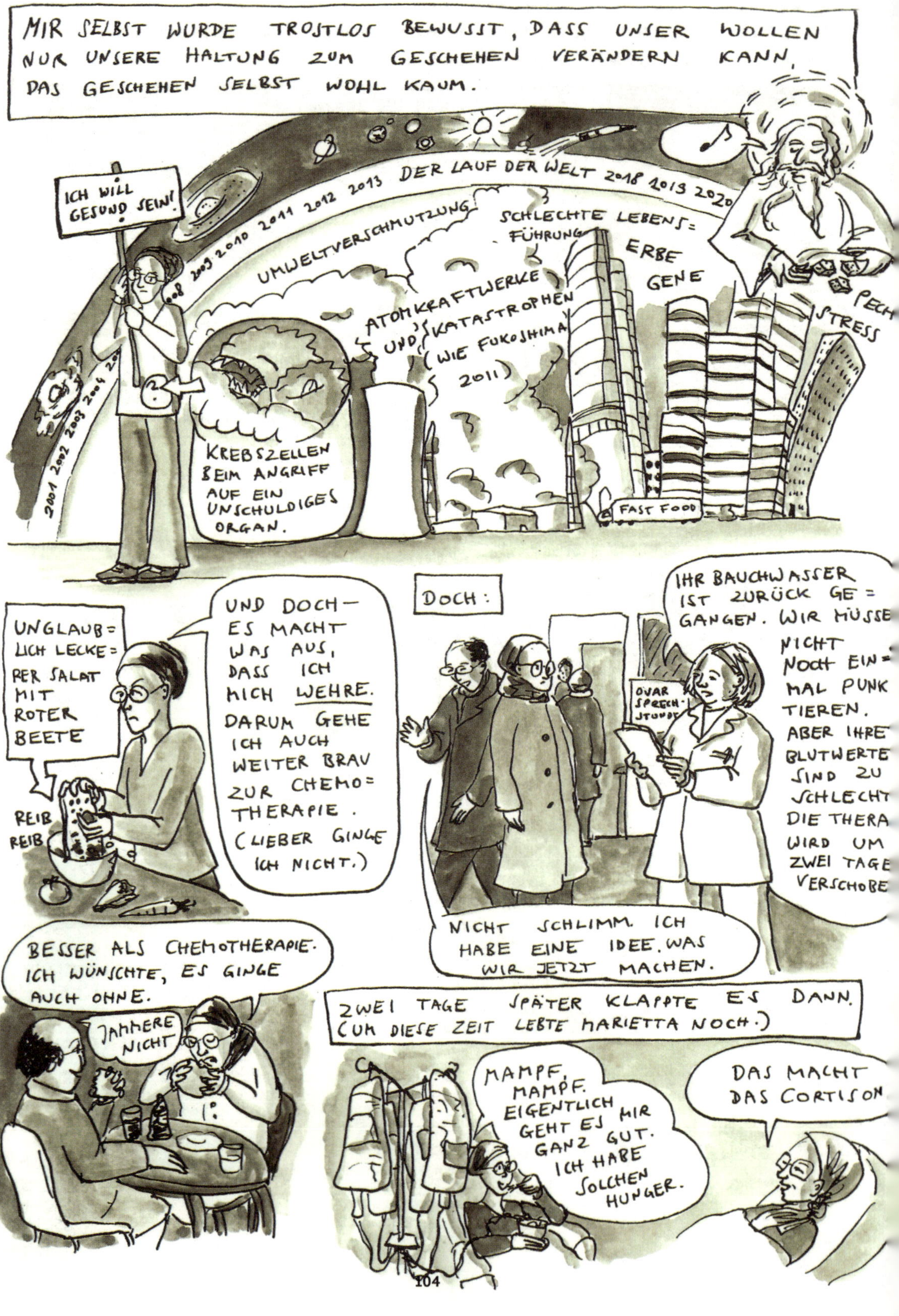
MIR SELBST WURDE TROSTLOS BEWUSST, DASS UNSER WOLLEN NUR UNSERE HALTUNG ZUM GESCHEHEN VERÄNDERN KANN, DAS GESCHEHEN SELBST WOHL KAUM.
ICH WILL GESUND SEIN!
2001 2002 2003 2004
2008 2009 2010 2011 2012 2013 DER LAUF DER WELT 2018 2019 2020
UMWELTVERSCHMUTZUNG
SCHLECHTE LEBENSFÜHRUNG
ERBE
GENE
PECH
STRESS
ATOMKRAFTWERKE UND KATASTROPHEN (WIE FUKOSHIMA 2011)
KREBSZELLEN BEIM ANGRIFF AUF EIN UNSCHULDIGES ORGAN.
FAST FOOD
UNGLAUBLICH LECKERER SALAT MIT ROTER BEETE
REIB REIB
UND DOCH – ES MACHT WAS AUS, DASS ICH MICH WEHRE. DARUM GEHE ICH AUCH WEITER BRAV ZUR CHEMOTHERAPIE. (LIEBER GINGE ICH NICHT.)
DOCH:
OVAR SPRECH-STUND
IHR BAUCHWASSER IST ZURÜCK GEGANGEN. WIR MÜSSE NICHT NOCH EINMAL PUNKTIEREN. ABER IHRE BLUTWERTE SIND ZU SCHLECHT DIE THERA WIRD UM ZWEI TAGE VERSCHOBE
NICHT SCHLIMM. ICH HABE EINE IDEE, WAS WIR JETZT MACHEN.
BESSER ALS CHEMOTHERAPIE. ICH WÜNSCHTE, ES GINGE AUCH OHNE.
JAMMERE NICHT
ZWEI TAGE SPÄTER KLAPPTE ES DANN. (UM DIESE ZEIT LEBTE MARIETTA NOCH.)
MAMPF, MAMPF. EIGENTLICH GEHT ES MIR GANZ GUT. ICH HABE SOLCHEN HUNGER.
DAS MACHT DAS CORTISON.

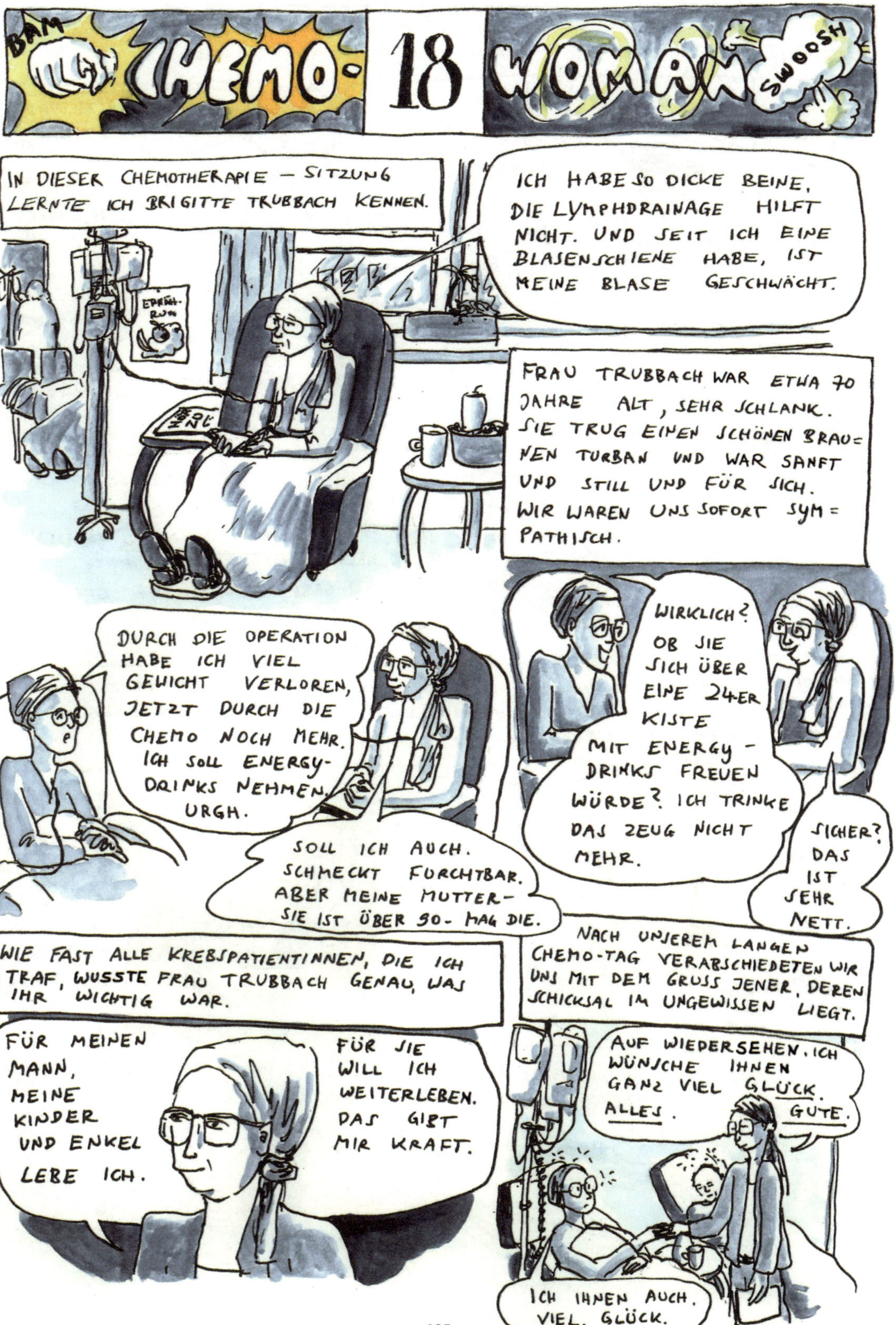
BAM
CHEMO-
18
WOMAN
SWOOSH
IN DIESER CHEMOTHERAPIE – SITZUNG LERNTE ICH BRIGITTE TRUBBACH KENNEN.
ICH HABE SO DICKE BEINE. DIE LYMPHDRAINAGE HILFT NICHT. UND SEIT ICH EINE BLASENSCHIENE HABE, IST MEINE BLASE GESCHWÄCHT.
FRAU TRUBBACH WAR ETWA 70 JAHRE ALT, SEHR SCHLANK. SIE TRUG EINEN SCHÖNEN BRAU= NEN TURBAN UND WAR SANFT UND STILL UND FÜR SICH. WIR WAREN UNS SOFORT SYM= PATHISCH.
DURCH DIE OPERATION HABE ICH VIEL GEWICHT VERLOREN, JETZT DURCH DIE CHEMO NOCH MEHR. ICH SOLL ENERGY-DRINKS NEHMEN. URGH.
SOLL ICH AUCH. SCHMECKT FURCHTBAR. ABER MEINE MUTTER- SIE IST ÜBER 90- MAG DIE.
WIRKLICH? OB SIE SICH ÜBER EINE 24ER KISTE MIT ENERGY-DRINKS FREUEN WÜRDE? ICH TRINKE DAS ZEUG NICHT MEHR.
SICHER? DAS IST SEHR NETT.
WIE FAST ALLE KREBSPATIENTINNEN, DIE ICH TRAF, WUSSTE FRAU TRUBBACH GENAU, WAS IHR WICHTIG WAR.
FÜR MEINEN MANN, MEINE KINDER UND ENKEL LEBE ICH.
FÜR SIE WILL ICH WEITERLEBEN. DAS GIBT MIR KRAFT.
NACH UNSEREM LANGEN CHEMO-TAG VERABSCHIEDETEN WIR UNS MIT DEM GRUSS JENER, DEREN SCHICKSAL IM UNGEWISSEN LIEGT.
AUF WIEDERSEHEN. ICH WÜNSCHE IHNEN GANZ VIEL GLÜCK. ALLES GUTE.
ICH IHNEN AUCH. VIEL. GLÜCK.

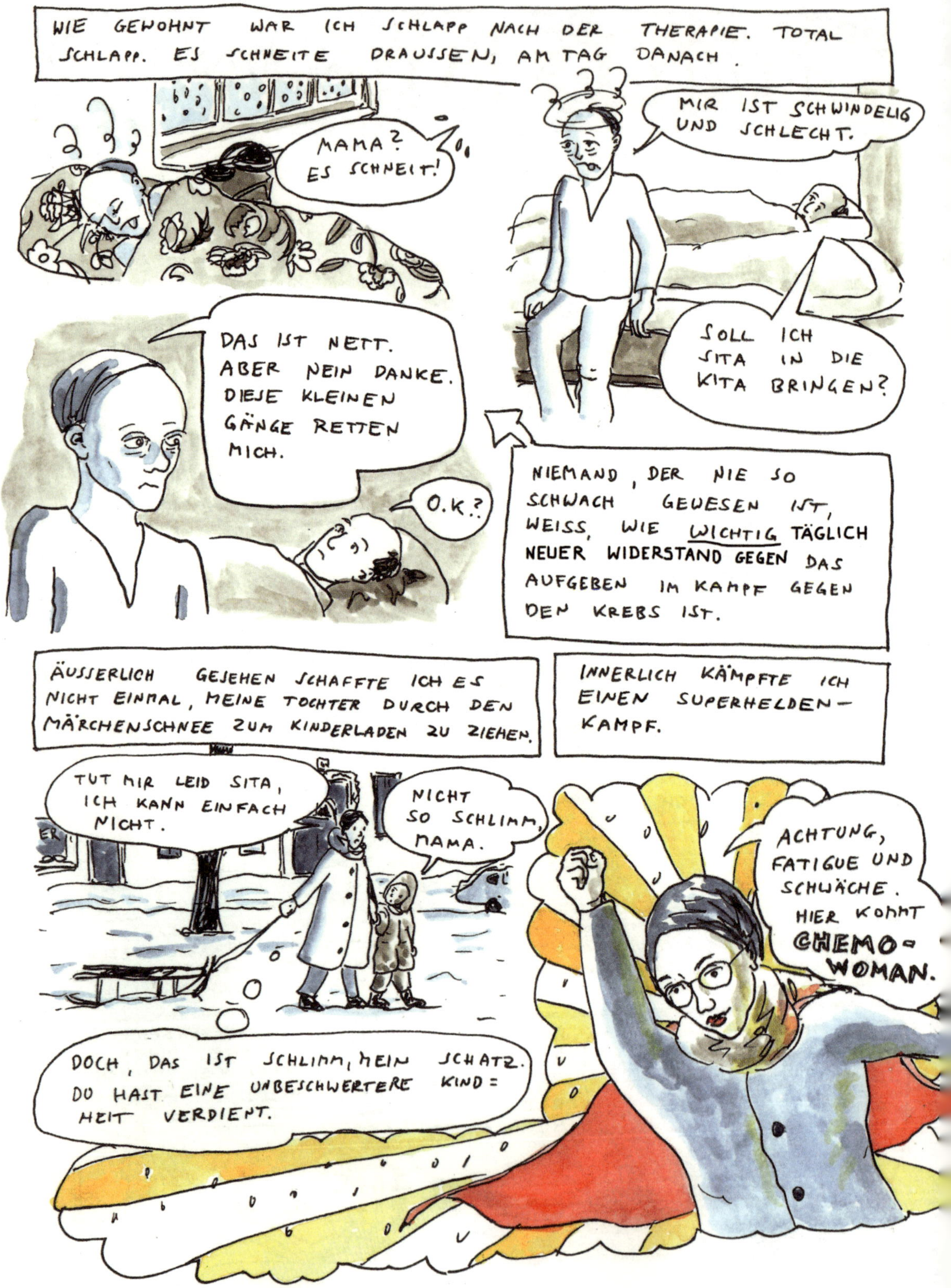
WIE GEWOHNT WAR ICH SCHLAPP NACH DER THERAPIE. TOTAL SCHLAPP. ES SCHNEITE DRAUSSEN, AM TAG DANACH.
MAMA? ES SCHNEIT!
MIR IST SCHWINDELIG UND SCHLECHT.
SOLL ICH SITA IN DIE KITA BRINGEN?
DAS IST NETT. ABER NEIN DANKE. DIESE KLEINEN GÄNGE RETTEN MICH.
O.K.?
NIEMAND, DER NIE SO SCHWACH GEWESEN IST, WEISS, WIE WICHTIG TÄGLICH NEUER WIDERSTAND GEGEN DAS AUFGEBEN IM KAMPF GEGEN DEN KREBS IST.
ÄUSSERLICH GESEHEN SCHAFFTE ICH ES NICHT EINMAL, MEINE TOCHTER DURCH DEN MÄRCHENSCHNEE ZUM KINDERLADEN ZU ZIEHEN.
INNERLICH KÄMPFTE ICH EINEN SUPERHELDEN-KAMPF.
TUT MIR LEID SITA, ICH KANN EINFACH NICHT.
NICHT SO SCHLIMM, MAMA.
DOCH, DAS IST SCHLIMM, MEIN SCHATZ. DU HAST EINE UNBESCHWERTERE KIND=HEIT VERDIENT.
ACHTUNG, FATIGUE UND SCHWÄCHE. HIER KOMMT CHEMO-WOMAN.

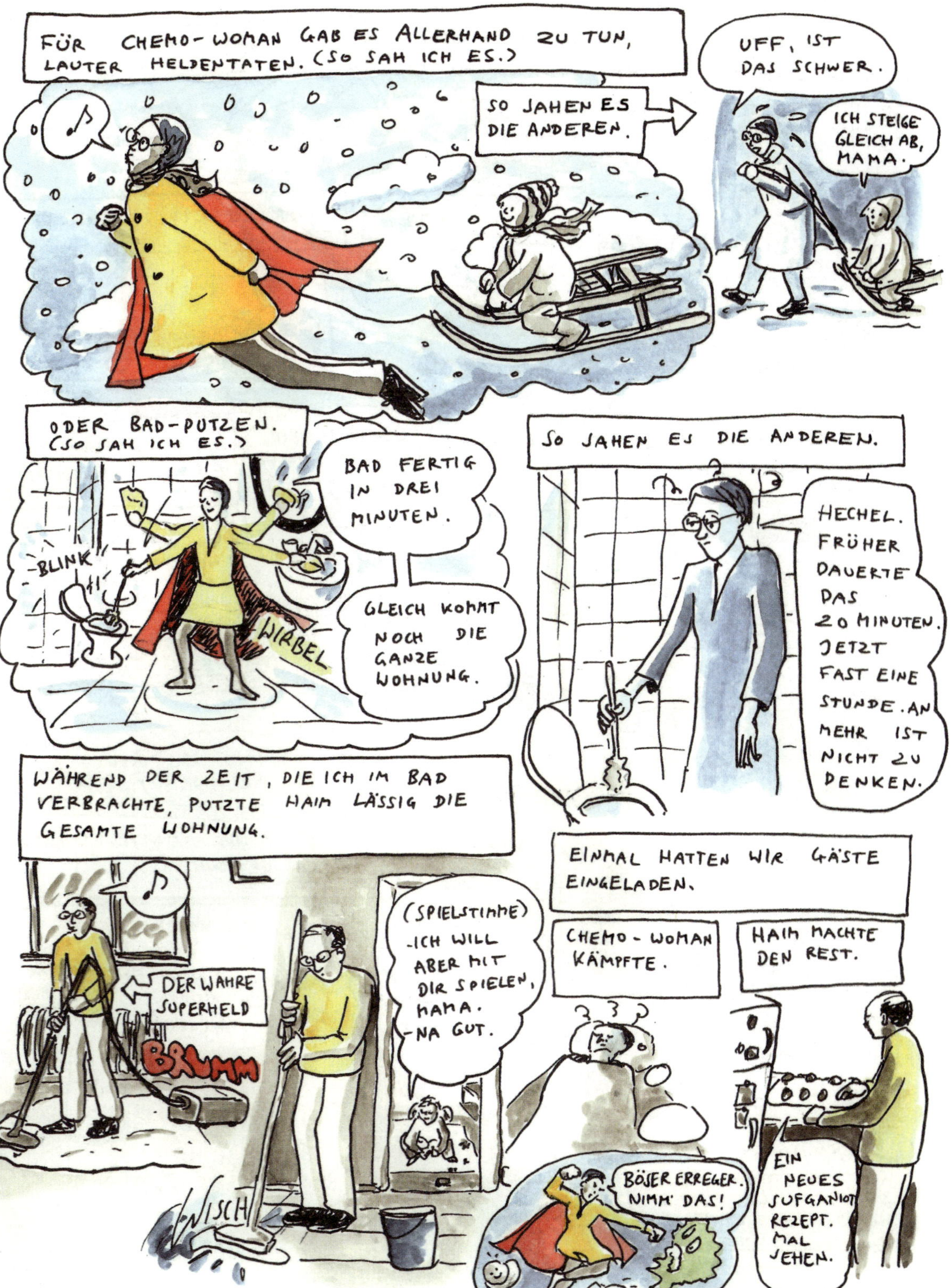
FÜR CHEMO-WOMAN GAB ES ALLERHAND ZU TUN, LAUTER HELDENTATEN. (SO SAH ICH ES.)
SO JAHEN ES DIE ANDEREN.
UFF, IST DAS SCHWER.
ICH STEIGE GLEICH AB, MAMA.
ODER BAD-PUTZEN. (SO SAH ICH ES.)
BAD FERTIG IN DREI MINUTEN.
BLINK
WIRBEL
GLEICH KOMMT NOCH DIE GANZE WOHNUNG.
SO JAHEN ES DIE ANDEREN.
HECHEL. FRÜHER DAUERTE DAS 20 MINUTEN. JETZT FAST EINE STUNDE. AN MEHR IST NICHT ZU DENKEN.
WÄHREND DER ZEIT, DIE ICH IM BAD VERBRACHTE, PUTZTE HAIM LÄSSIG DIE GESAMTE WOHNUNG.
DER WAHRE SUPERHELD
BRUMM
WISCH
(SPIELSTIMME) -ICH WILL ABER MIT DIR SPIELEN, MAMA. -NA GUT.
EINMAL HATTEN WIR GÄSTE EINGELADEN.
CHEMO-WOMAN KÄMPFTE.
HAIM MACHTE DEN REST.
BÖSER ERREGER. NIMM' DAS!
EIN NEUES SUFGANIOT REZEPT. MAL SEHEN.

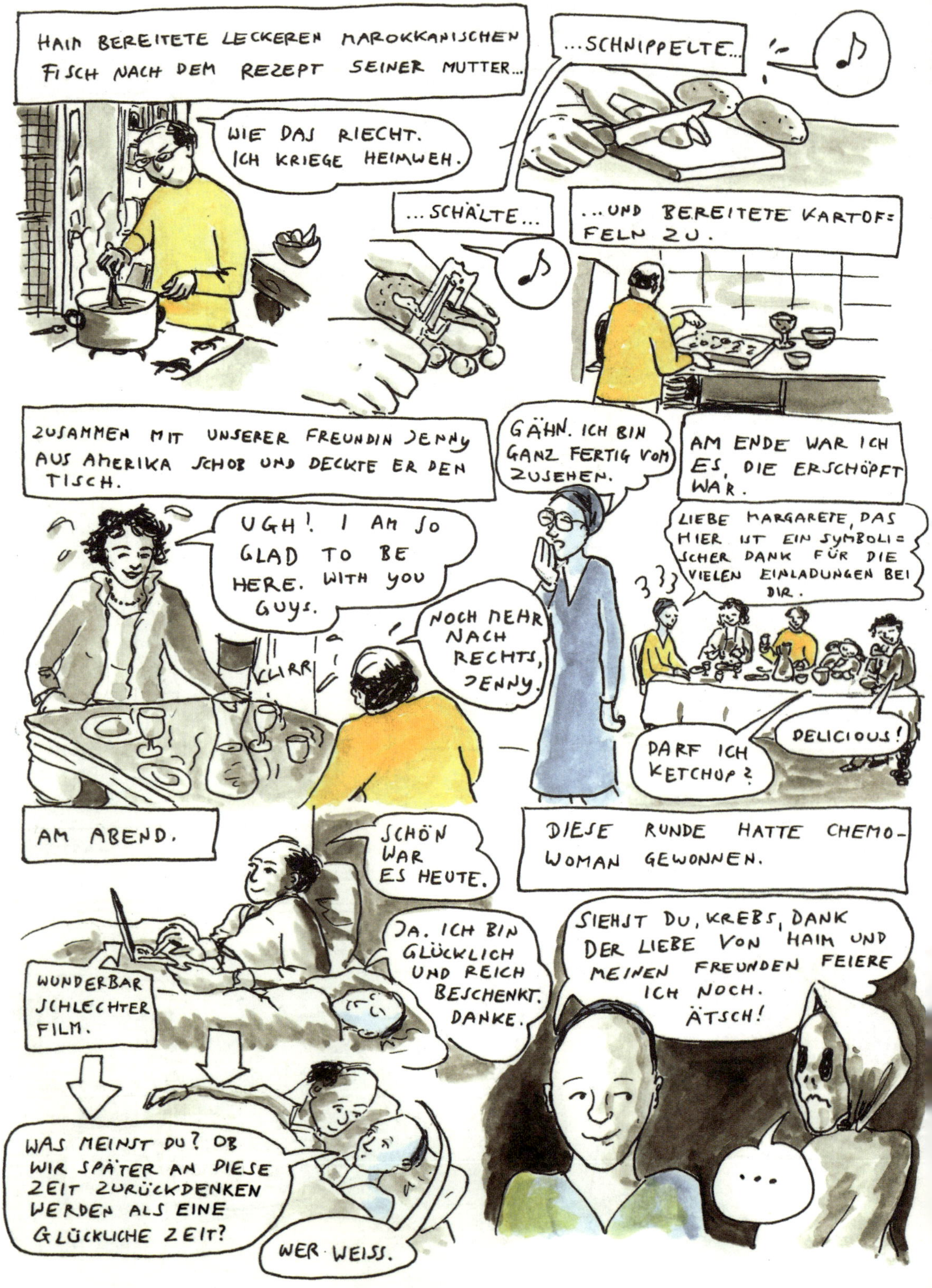
HAIM BEREITETE LECKEREN MAROKKANISCHEN FISCH NACH DEM REZEPT SEINER MUTTER...
WIE DAS RIECHT. ICH KRIEGE HEIMWEH.
...SCHNIPPELTE...
...SCHÄLTE...
...UND BEREITETE KARTOF= FELN ZU.
ZUSAMMEN MIT UNSERER FREUNDIN JENNY AUS AMERIKA SCHOB UND DECKTE ER DEN TISCH.
UGH! I AM SO GLAD TO BE HERE. WITH YOU GUYS.
KLIRR
NOCH MEHR NACH RECHTS, JENNY.
GÄHN. ICH BIN GANZ FERTIG VOM ZUSEHEN.
AM ENDE WAR ICH ES, DIE ERSCHÖPFT WAR.
LIEBE MARGARETE, DAS HIER IST EIN SYMBOLI= SCHER DANK FÜR DIE VIELEN EINLADUNGEN BEI DIR.
DARF ICH KETCHUP?
DELICIOUS!
AM ABEND.
SCHÖN WAR ES HEUTE.
JA. ICH BIN GLÜCKLICH UND REICH BESCHENKT. DANKE.
WUNDERBAR SCHLECHTER FILM.
WAS MEINST DU? OB WIR SPÄTER AN DIESE ZEIT ZURÜCKDENKEN WERDEN ALS EINE GLÜCKLICHE ZEIT?
WER WEISS.
DIESE RUNDE HATTE CHEMO-WOMAN GEWONNEN.
SIEHST DU, KREBS, DANK DER LIEBE VON HAIM UND MEINEN FREUNDEN FEIERE ICH NOCH. ÄTSCH!
...

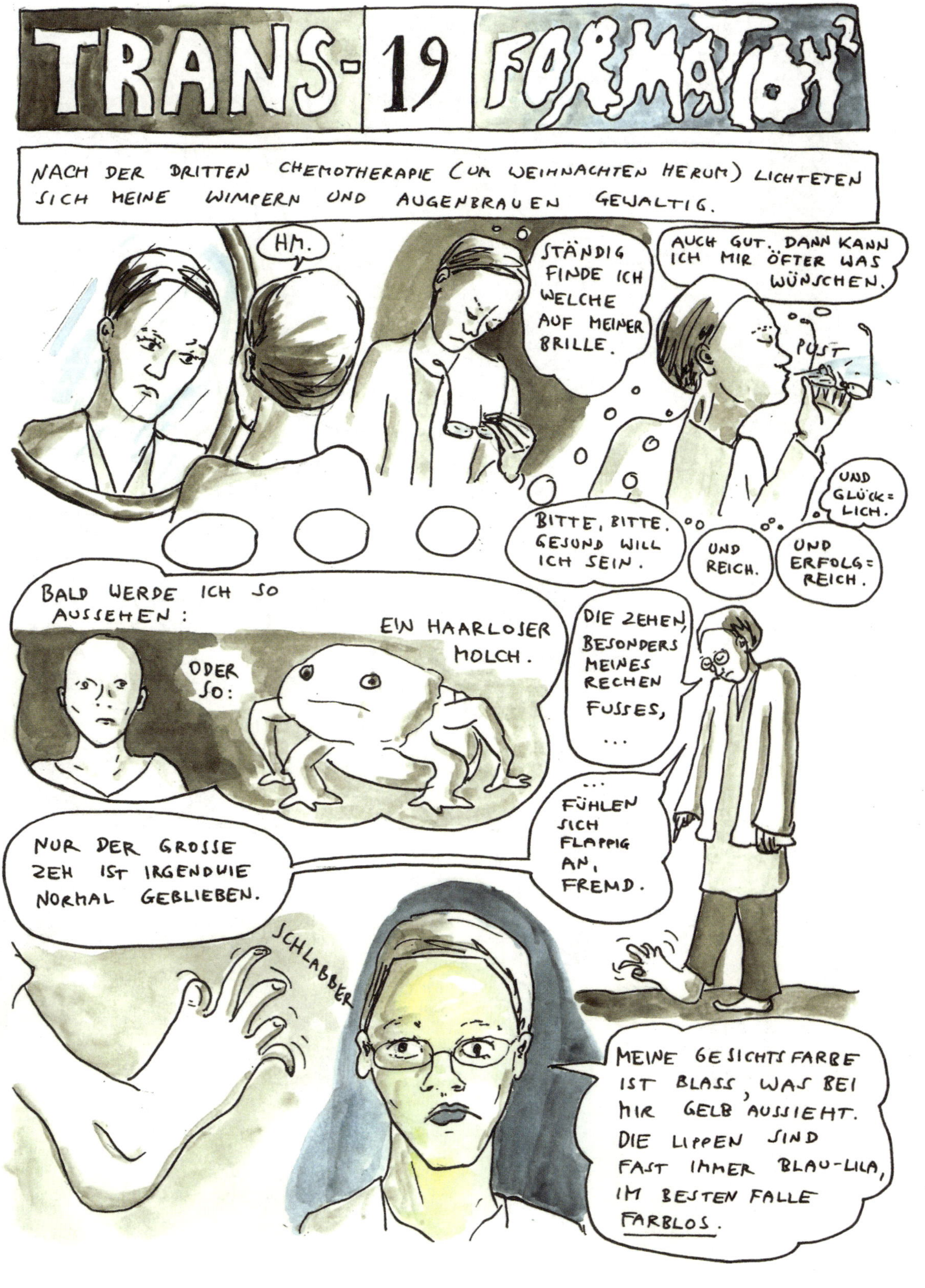
TRANS-19 FORMATOX²
NACH DER DRITTEN CHEMOTHERAPIE (UM WEIHNACHTEN HERUM) LICHTETEN SICH MEINE WIMPERN UND AUGENBRAUEN GEWALTIG.
HM.
STÄNDIG FINDE ICH WELCHE AUF MEINER BRILLE.
AUCH GUT. DANN KANN ICH MIR ÖFTER WAS WÜNSCHEN.
PUST
BITTE, BITTE. GESUND WILL ICH SEIN.
UND REICH.
UND ERFOLG=REICH.
UND GLÜCK=LICH.
BALD WERDE ICH SO AUSSEHEN:
ODER SO:
EIN HAARLOSER MOLCH.
DIE ZEHEN, BESONDERS MEINES RECHEN FUSSES, ...
... FÜHLEN SICH FLAPPIG AN, FREMD.
NUR DER GROSSE ZEH IST IRGENDWIE NORMAL GEBLIEBEN.
SCHLABBER
MEINE GESICHTSFARBE IST BLASS, WAS BEI MIR GELB AUSSIEHT. DIE LIPPEN SIND FAST IMMER BLAU-LILA, IM BESTEN FALLE FARBLOS.

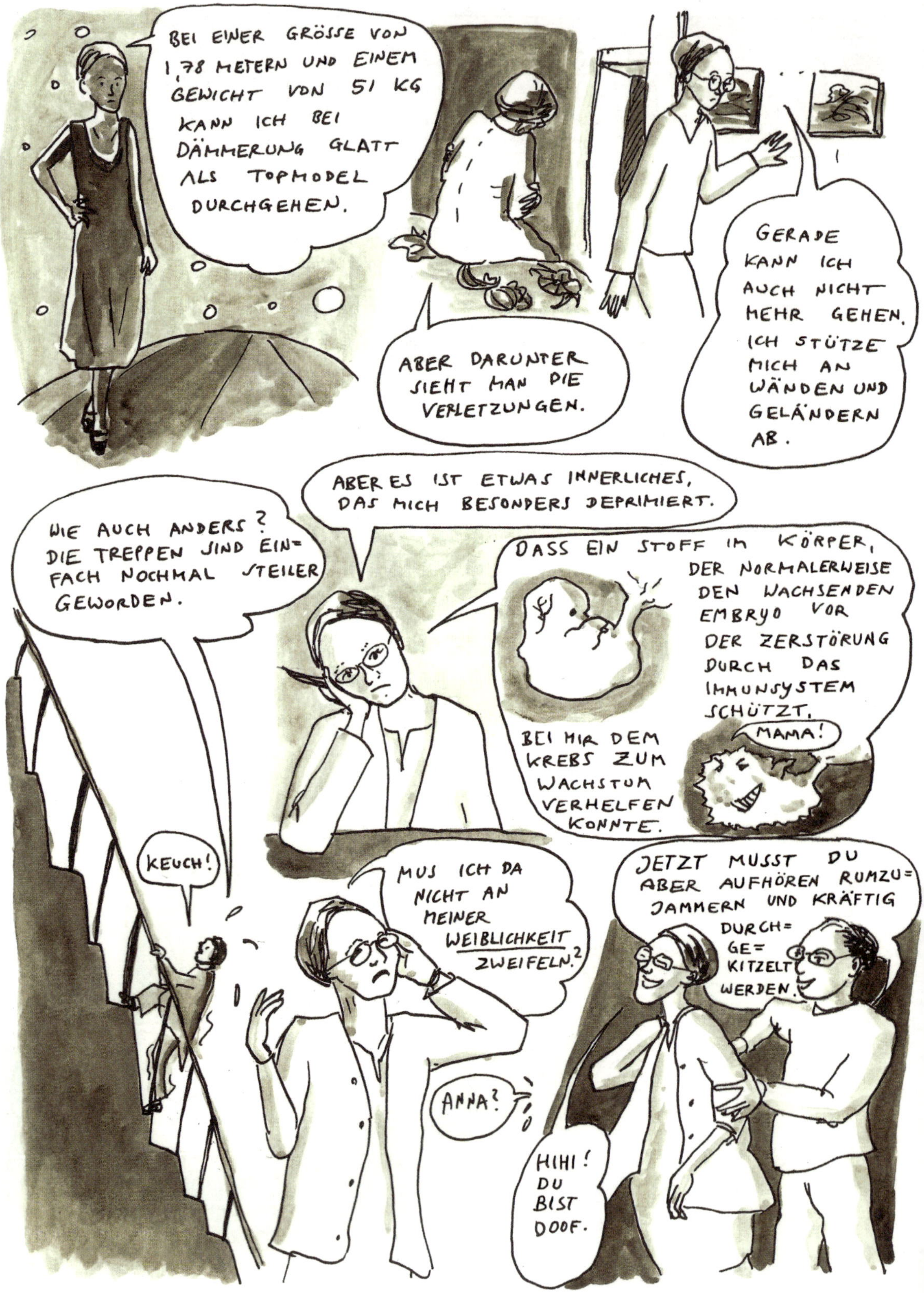

BEI EINER GRÖSSE VON 1,78 METERN UND EINEM GEWICHT VON 51 KG KANN ICH BEI DÄMMERUNG GLATT ALS TOPMODEL DURCHGEHEN.
ABER DARUNTER SIEHT MAN DIE VERLETZUNGEN.
GERADE KANN ICH AUCH NICHT MEHR GEHEN. ICH STÜTZE MICH AN WÄNDEN UND GELÄNDERN AB.
WIE AUCH ANDERS? DIE TREPPEN SIND EIN=FACH NOCHMAL STEILER GEWORDEN.
KEUCH!
ABER ES IST ETWAS INNERLICHES, DAS MICH BESONDERS DEPRIMIERT.
DASS EIN STOFF IM KÖRPER, DER NORMALERWEISE DEN WACHSENDEN EMBRYO VOR DER ZERSTÖRUNG DURCH DAS IMMUNSYSTEM SCHÜTZT,
BEI MIR DEM KREBS ZUM WACHSTUM VERHELFEN KONNTE.
MAMA!
MUS ICH DA NICHT AN MEINER WEIBLICHKEIT ZWEIFELN?
ANNA?
JETZT MUSST DU ABER AUFHÖREN RUMZU=JAMMERN UND KRÄFTIG DURCH=GE=KITZELT WERDEN.
HIHI! DU BIST DOOF.

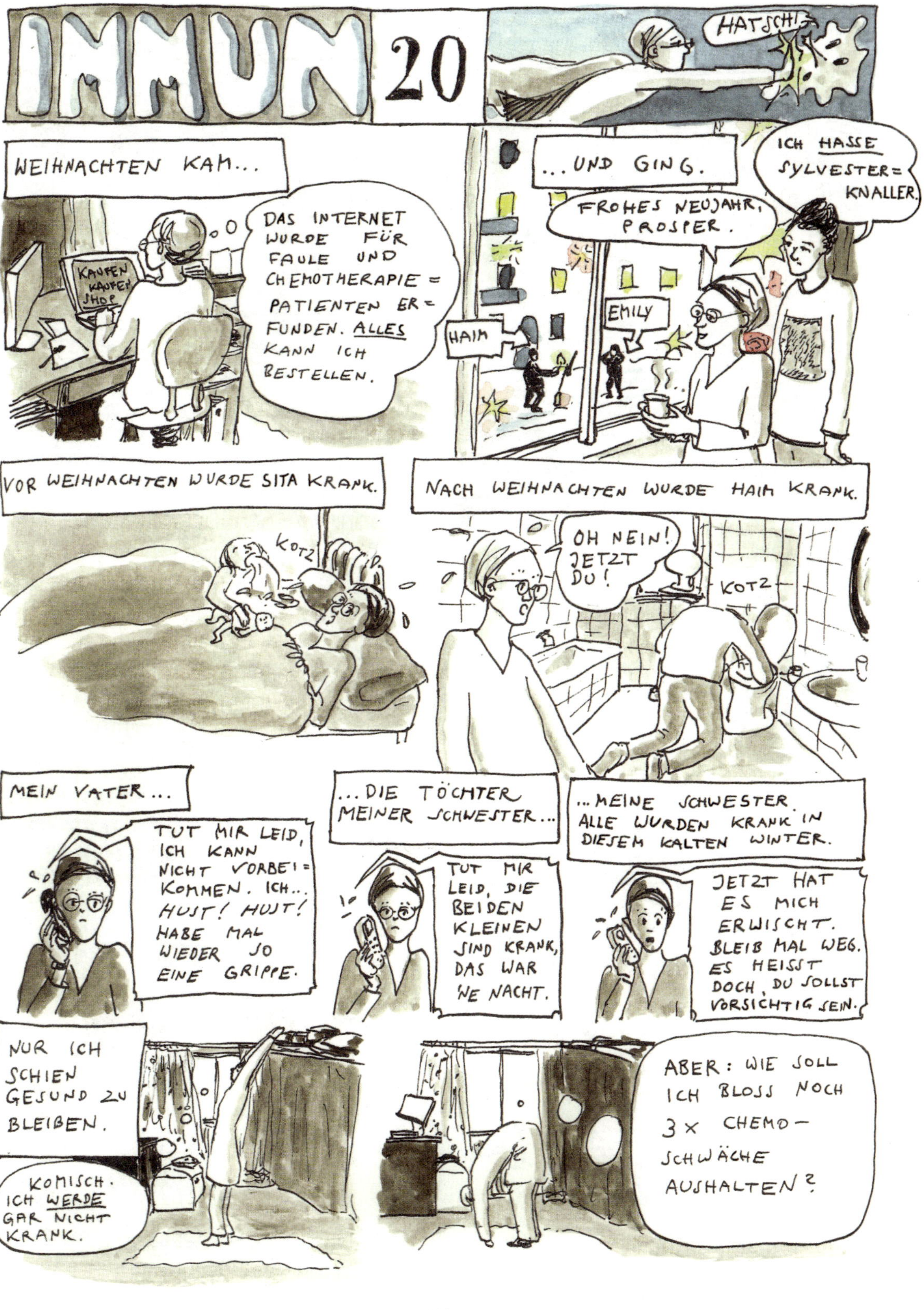
IMMUN 20
HATSCHI
WEIHNACHTEN KAM...
DAS INTERNET WURDE FÜR FAULE UND CHEMOTHERAPIE=PATIENTEN ERFUNDEN. ALLES KANN ICH BESTELLEN.
KAUFEN KAUFEN SHOP
...UND GING.
ICH HASSE SYLVESTER=KNALLER.
FROHES NEUJAHR, PROSPER.
EMILY
HAIM
VOR WEIHNACHTEN WURDE SITA KRANK.
KOTZ
NACH WEIHNACHTEN WURDE HAIM KRANK.
OH NEIN! JETZT DU!
KOTZ
MEIN VATER...
TUT MIR LEID, ICH KANN NICHT VORBEI=KOMMEN. ICH... HUST! HUST! HABE MAL WIEDER SO EINE GRIPPE.
...DIE TÖCHTER MEINER SCHWESTER...
TUT MIR LEID, DIE BEIDEN KLEINEN SIND KRANK, DAS WAR 'NE NACHT.
...MEINE SCHWESTER. ALLE WURDEN KRANK IN DIESEM KALTEN WINTER.
JETZT HAT ES MICH ERWISCHT. BLEIB MAL WEG. ES HEISST DOCH, DU SOLLST VORSICHTIG SEIN.
NUR ICH SCHIEN GESUND ZU BLEIBEN.
KOMISCH. ICH WERDE GAR NICHT KRANK.
ABER: WIE SOLL ICH BLOSS NOCH 3x CHEMO-SCHWÄCHE AUSHALTEN?

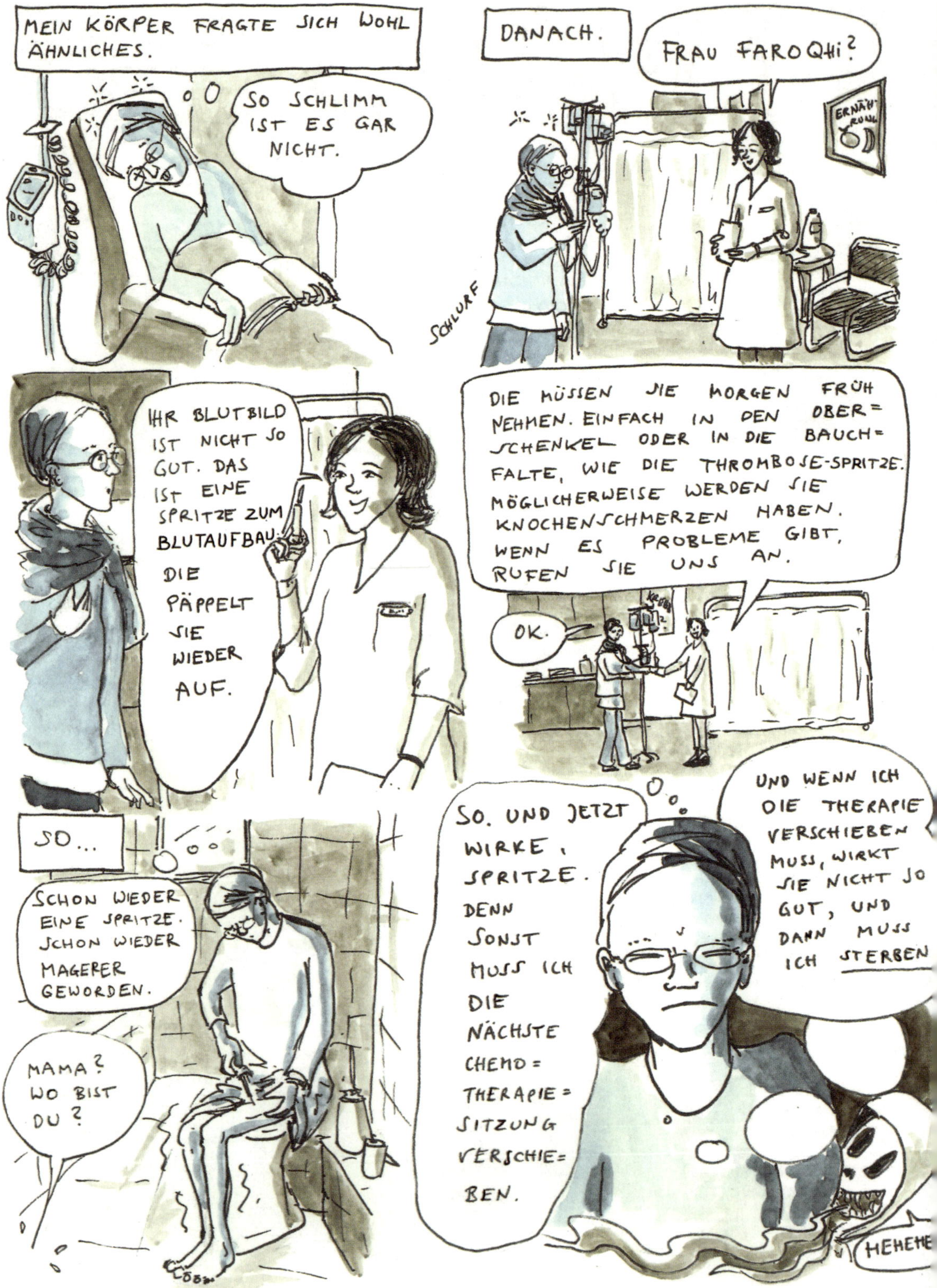

MEIN KÖRPER FRAGTE SICH WOHL ÄHNLICHES.
SO SCHLIMM IST ES GAR NICHT.
SCHLURF
DANACH.
FRAU FAROQHI?
IHR BLUTBILD IST NICHT SO GUT. DAS IST EINE SPRITZE ZUM BLUTAUFBAU. DIE PÄPPELT SIE WIEDER AUF.
DIE MÜSSEN SIE MORGEN FRÜH NEHMEN. EINFACH IN DEN OBER= SCHENKEL ODER IN DIE BAUCH= FALTE, WIE DIE THROMBOSE-SPRITZE. MÖGLICHERWEISE WERDEN SIE KNOCHENSCHMERZEN HABEN. WENN ES PROBLEME GIBT, RUFEN SIE UNS AN.
OK.
SO...
SCHON WIEDER EINE SPRITZE. SCHON WIEDER MAGERER GEWORDEN.
MAMA? WO BIST DU?
SO. UND JETZT WIRKE, SPRITZE. DENN SONST MUSS ICH DIE NÄCHSTE CHEMO= THERAPIE= SITZUNG VERSCHIE= BEN.
UND WENN ICH DIE THERAPIE VERSCHIEBEN MUSS, WIRKT SIE NICHT SO GUT, UND DANN MUSS ICH STERBEN
HEHEHE

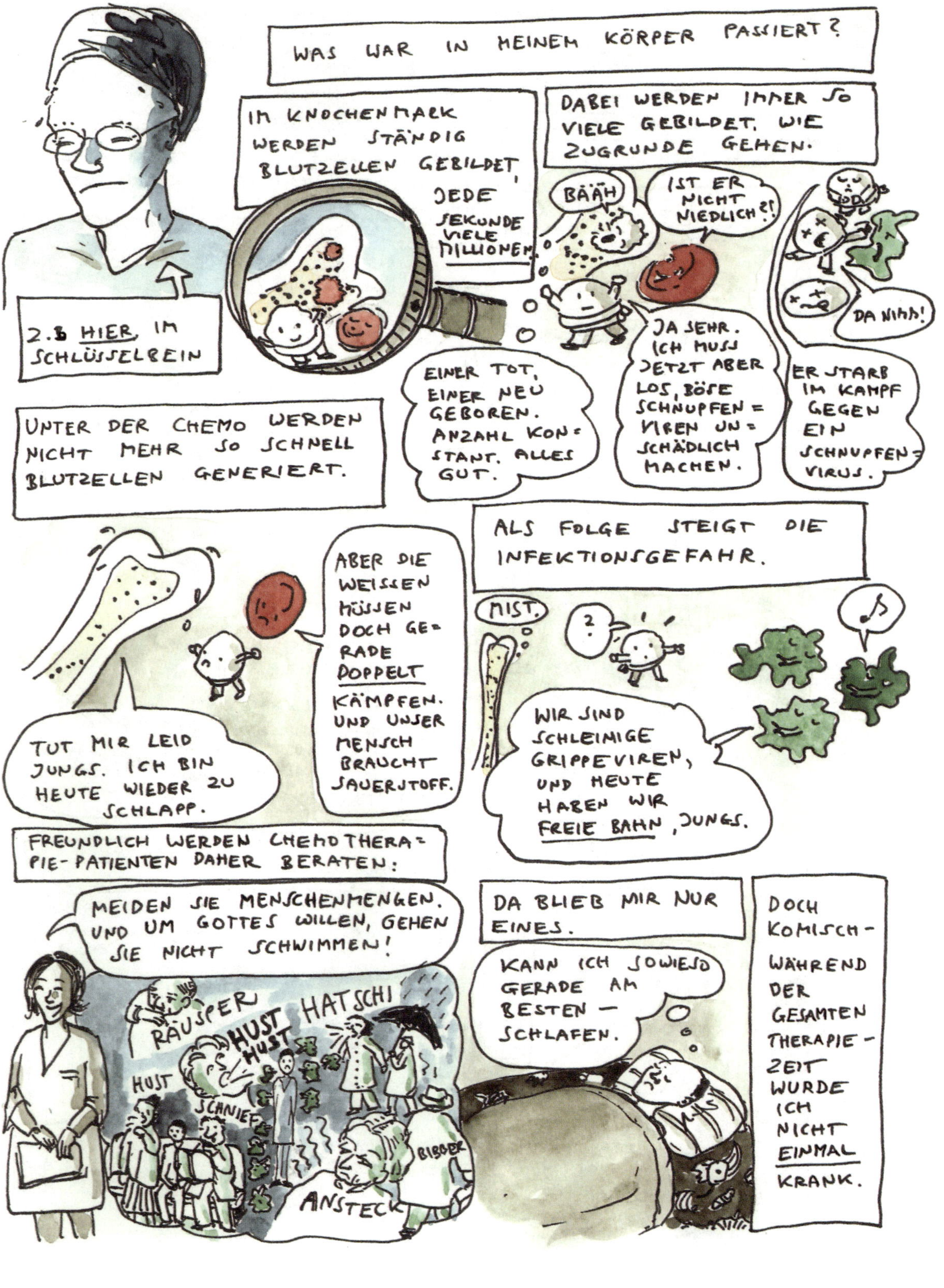
WAS WAR IN MEINEM KÖRPER PASSIERT?
Z.B HIER, IM SCHLÜSSELBEIN
IM KNOCHENMARK WERDEN STÄNDIG BLUTZELLEN GEBILDET, JEDE SEKUNDE VIELE MILLIONEN.
DABEI WERDEN IMMER SO VIELE GEBILDET, WIE ZUGRUNDE GEHEN.
BÄÄH
IST ER NICHT NIEDLICH?!
EINER TOT, EINER NEU GEBOREN. ANZAHL KON= STANT. ALLES GUT.
JA SEHR. ICH MUSS JETZT ABER LOS, BÖSE SCHNUPFEN= VIREN UN= SCHÄDLICH MACHEN.
DA NIMM!
ER STARB IM KAMPF GEGEN EIN SCHNUPFEN= VIRUS.
UNTER DER CHEMO WERDEN NICHT MEHR SO SCHNELL BLUTZELLEN GENERIERT.
ALS FOLGE STEIGT DIE INFEKTIONSGEFAHR.
TUT MIR LEID JUNGS. ICH BIN HEUTE WIEDER ZU SCHLAPP.
ABER DIE WEISSEN MÜSSEN DOCH GE= RADE DOPPELT KÄMPFEN. UND UNSER MENSCH BRAUCHT SAUERSTOFF.
MIST.
?
WIR SIND SCHLEIMIGE GRIPPEVIREN, UND HEUTE HABEN WIR FREIE BAHN, JUNGS.
FREUNDLICH WERDEN CHEMOTHERA= PIE-PATIENTEN DAHER BERATEN:
MEIDEN SIE MENSCHENMENGEN. UND UM GOTTES WILLEN, GEHEN SIE NICHT SCHWIMMEN!
RÄUSPER
HUST HUST
HATSCHI
HUST
SCHNIEF
BIBBER
ANSTECK
DA BLIEB MIR NUR EINES.
KANN ICH SOWIESO GERADE AM BESTEN — SCHLAFEN.
DOCH KOMISCH — WÄHREND DER GESAMTEN THERAPIE-ZEIT WURDE ICH NICHT EINMAL KRANK.

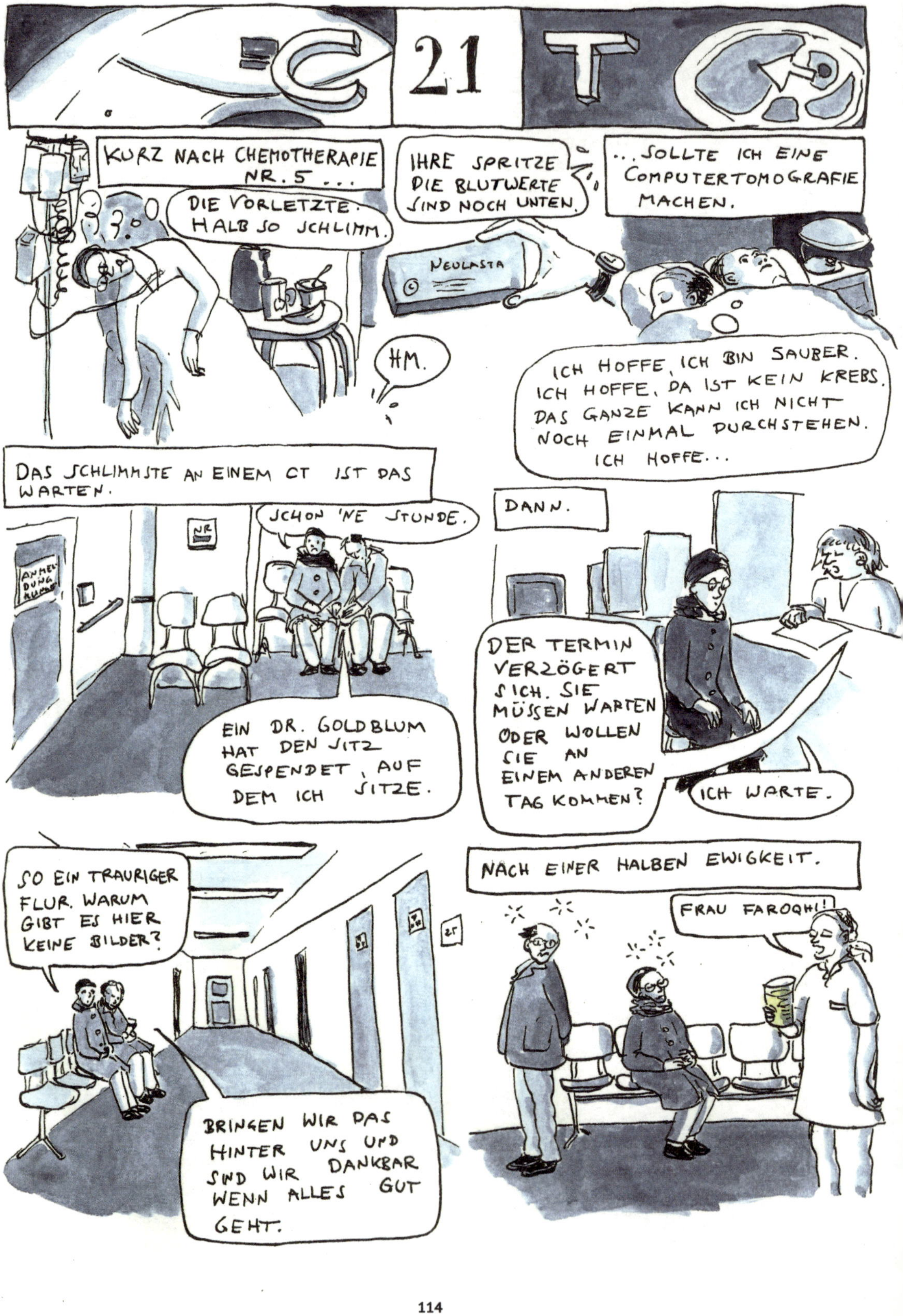
CT 21
KURZ NACH CHEMOTHERAPIE NR. 5 ...
DIE VORLETZTE. HALB SO SCHLIMM.
IHRE SPRITZE
DIE BLUTWERTE SIND NOCH UNTEN.
NEULASTA
HM.
... SOLLTE ICH EINE COMPUTERTOMOGRAFIE MACHEN.
ICH HOFFE, ICH BIN SAUBER. ICH HOFFE, DA IST KEIN KREBS. DAS GANZE KANN ICH NICHT NOCH EINMAL DURCHSTEHEN. ICH HOFFE...
DAS SCHLIMMSTE AN EINEM CT IST DAS WARTEN.
SCHON 'NE STUNDE.
EIN DR. GOLDBLUM HAT DEN SITZ GESPENDET, AUF DEM ICH SITZE.
DANN.
DER TERMIN VERZÖGERT SICH. SIE MÜSSEN WARTEN ODER WOLLEN SIE AN EINEM ANDEREN TAG KOMMEN?
ICH WARTE.
SO EIN TRAURIGER FLUR. WARUM GIBT ES HIER KEINE BILDER?
BRINGEN WIR DAS HINTER UNS UND SIND WIR DANKBAR WENN ALLES GUT GEHT.
NACH EINER HALBEN EWIGKEIT.
FRAU FAROQHI!

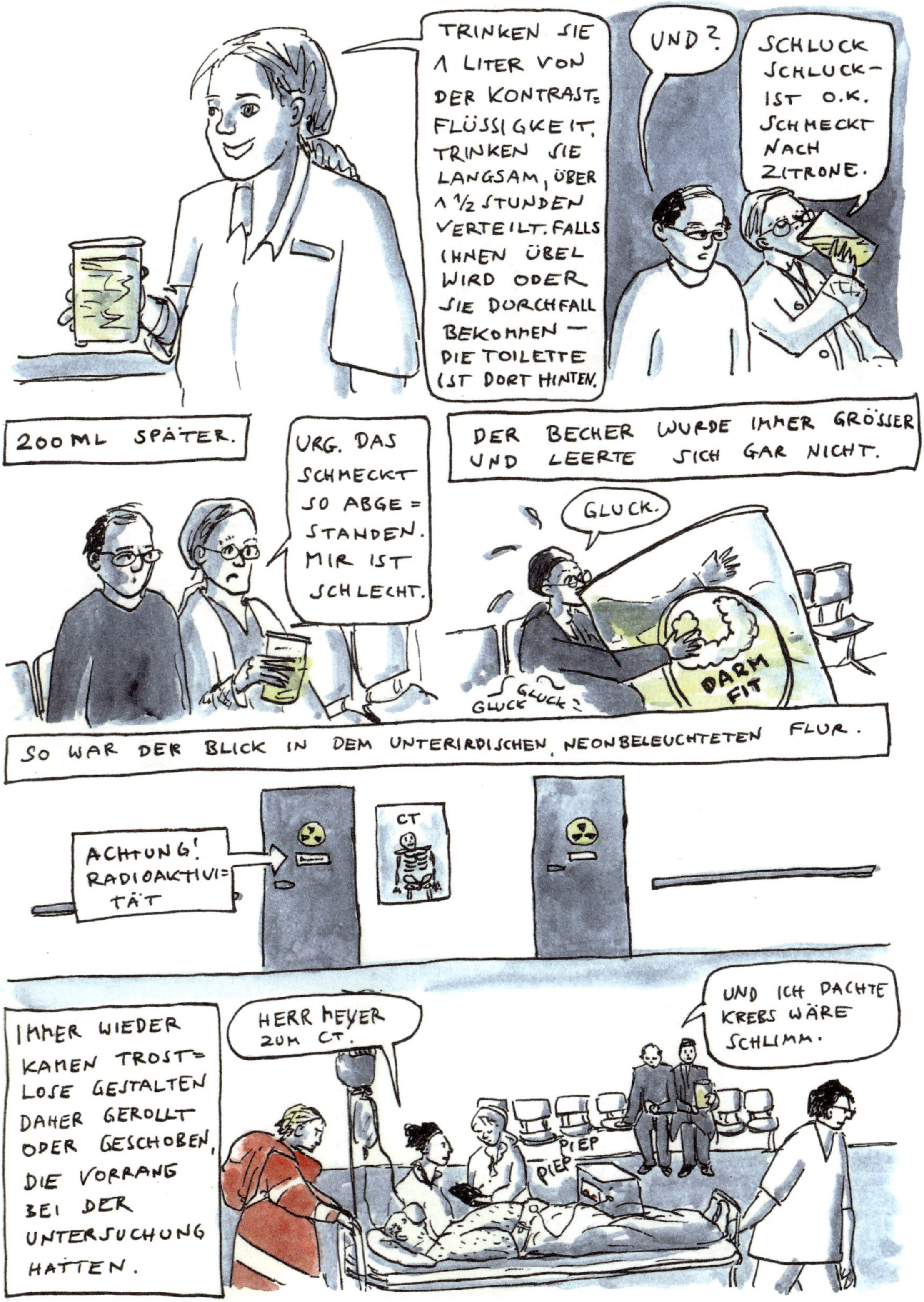
TRINKEN SIE 1 LITER VON DER KONTRAST= FLÜSSIGKEIT, TRINKEN SIE LANGSAM, ÜBER 1 1/2 STUNDEN VERTEILT. FALLS IHNEN ÜBEL WIRD ODER SIE DURCHFALL BEKOMMEN – DIE TOILETTE IST DORT HINTEN.
UND?
SCHLUCK SCHLUCK – IST O.K. SCHMECKT NACH ZITRONE.
200 ML SPÄTER.
URG. DAS SCHMECKT SO ABGE= STANDEN. MIR IST SCHLECHT.
DER BECHER WURDE IMMER GRÖSSER UND LEERTE SICH GAR NICHT.
GLUCK.
DARM FIT
GLUCK GLUCK GLUCK
SO WAR DER BLICK IN DEM UNTERIRDISCHEN, NEONBELEUCHTETEN FLUR.
ACHTUNG! RADIOAKTIVI= TÄT
CT
IMMER WIEDER KAMEN TROST= LOSE GESTALTEN DAHER GEROLLT ODER GESCHOBEN, DIE VORRANG BEI DER UNTERSUCHUNG HATTEN.
HERR MEYER ZUM CT.
UND ICH DACHTE KREBS WÄRE SCHLIMM.
PIEP PIEP

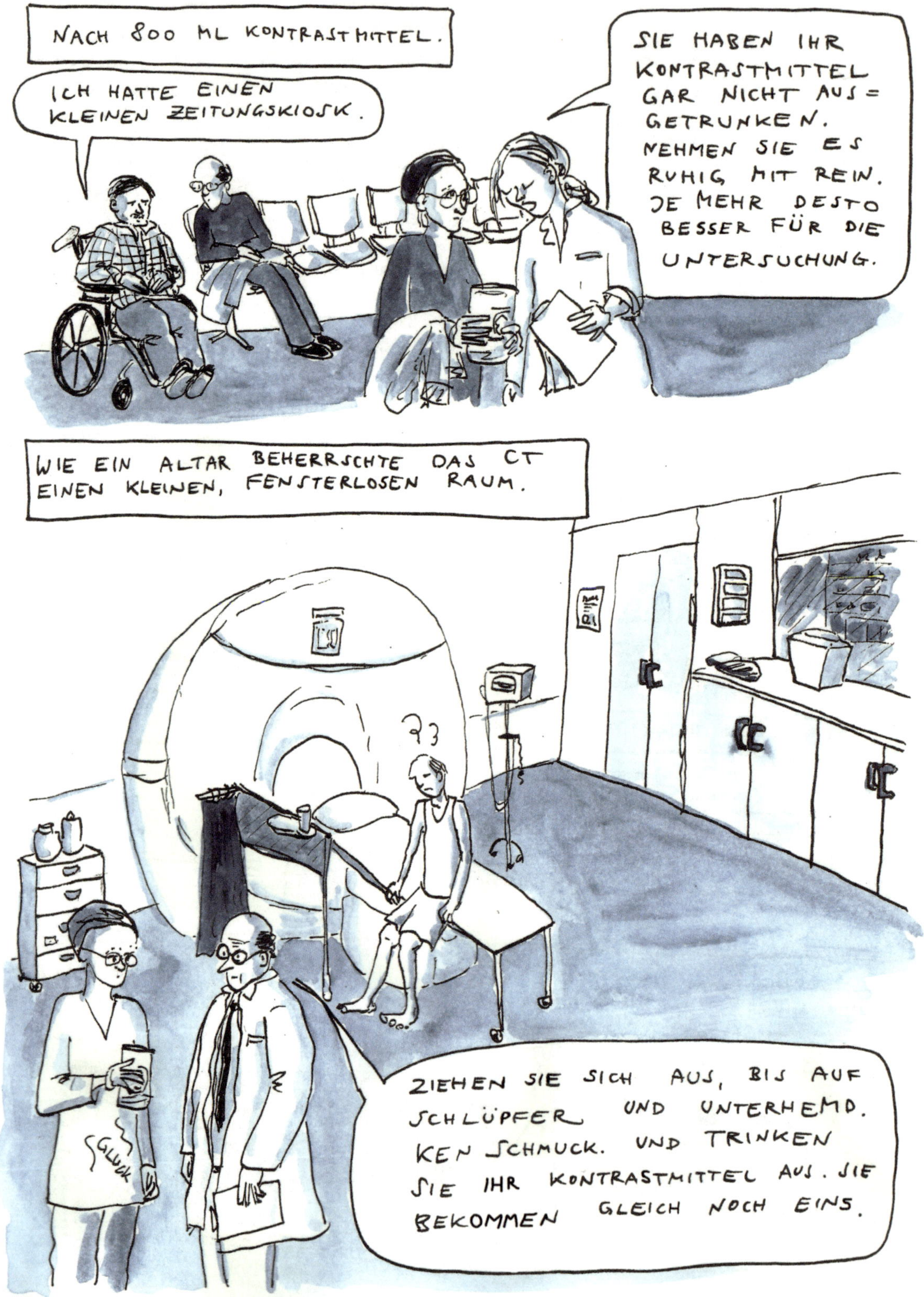
NACH 800 ML KONTRASTMITTEL.
ICH HATTE EINEN KLEINEN ZEITUNGSKIOSK.
SIE HABEN IHR KONTRASTMITTEL GAR NICHT AUS= GETRUNKEN. NEHMEN SIE ES RUHIG MIT REIN. JE MEHR DESTO BESSER FÜR DIE UNTERSUCHUNG.
WIE EIN ALTAR BEHERRSCHTE DAS CT EINEN KLEINEN, FENSTERLOSEN RAUM.
SGLUCK
ZIEHEN SIE SICH AUS, BIS AUF SCHLÜPFER UND UNTERHEMD. KEN SCHMUCK. UND TRINKEN SIE IHR KONTRASTMITTEL AUS. SIE BEKOMMEN GLEICH NOCH EINS.

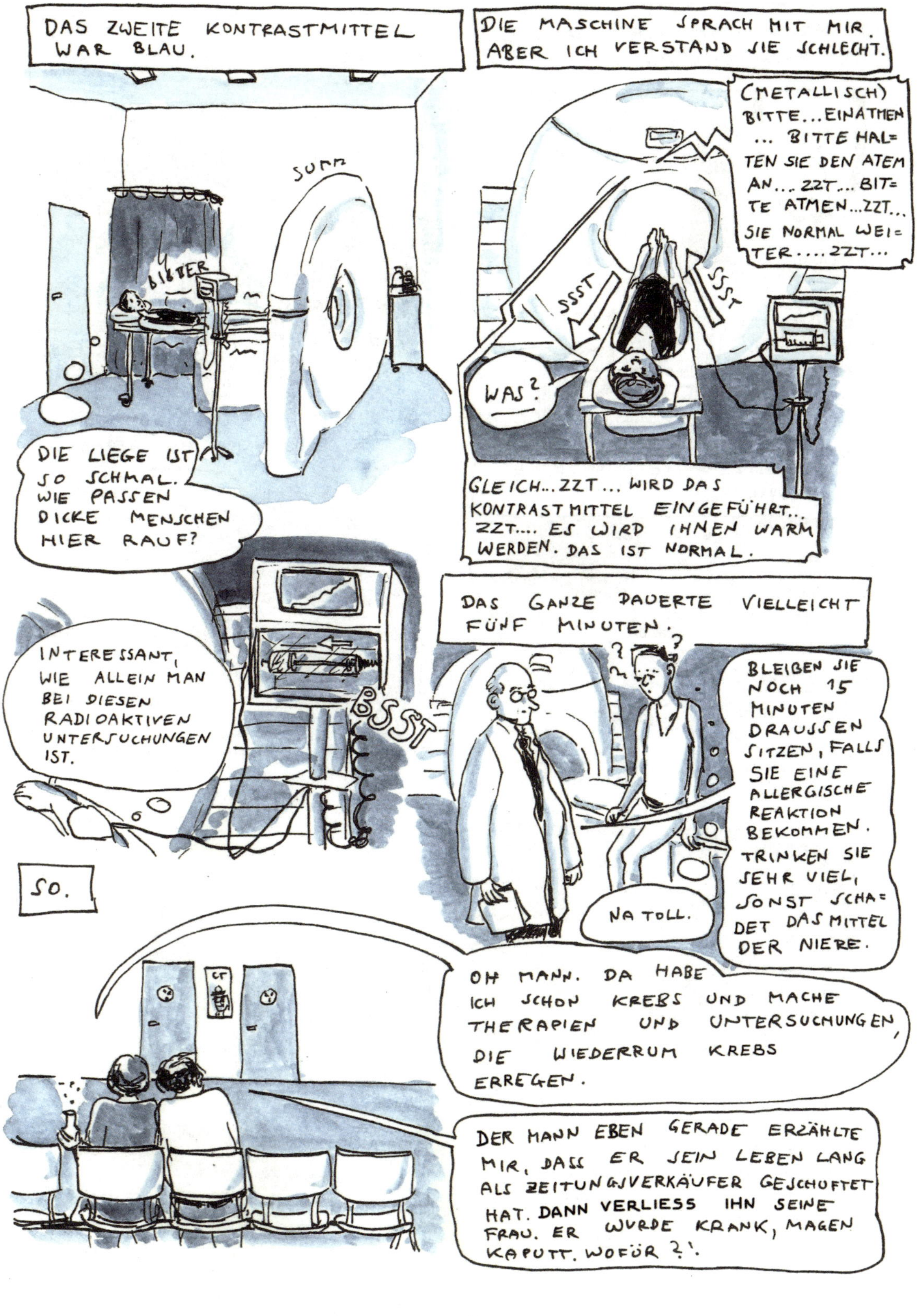

DAS ZWEITE KONTRASTMITTEL WAR BLAU.
SUMM
BIBBER
DIE LIEGE IST SO SCHMAL. WIE PASSEN DICKE MENSCHEN HIER RAUF?
DIE MASCHINE SPRACH MIT MIR. ABER ICH VERSTAND SIE SCHLECHT.
(METALLISCH) BITTE... EINATMEN ... BITTE HALTEN SIE DEN ATEM AN... ZZT... BITTE ATMEN... ZZT... SIE NORMAL WEITER.... ZZT...
SSST
SSST
WAS?
GLEICH... ZZT... WIRD DAS KONTRASTMITTEL EINGEFÜHRT... ZZT.... ES WIRD IHNEN WARM WERDEN. DAS IST NORMAL.
INTERESSANT, WIE ALLEIN MAN BEI DIESEN RADIOAKTIVEN UNTERSUCHUNGEN IST.
BSST
DAS GANZE DAUERTE VIELLEICHT FÜNF MINUTEN.
BLEIBEN SIE NOCH 15 MINUTEN DRAUSSEN SITZEN, FALLS SIE EINE ALLERGISCHE REAKTION BEKOMMEN. TRINKEN SIE SEHR VIEL, SONST SCHADET DAS MITTEL DER NIERE.
NA TOLL.
SO.
CT
OH MANN. DA HABE ICH SCHON KREBS UND MACHE THERAPIEN UND UNTERSUCHUNGEN, DIE WIEDERRUM KREBS ERREGEN.
DER MANN EBEN GERADE ERZÄHLTE MIR, DASS ER SEIN LEBEN LANG ALS ZEITUNGSVERKÄUFER GESCHUFTET HAT. DANN VERLIESS IHN SEINE FRAU. ER WURDE KRANK, MAGEN KAPUTT. WOFÜR?!.

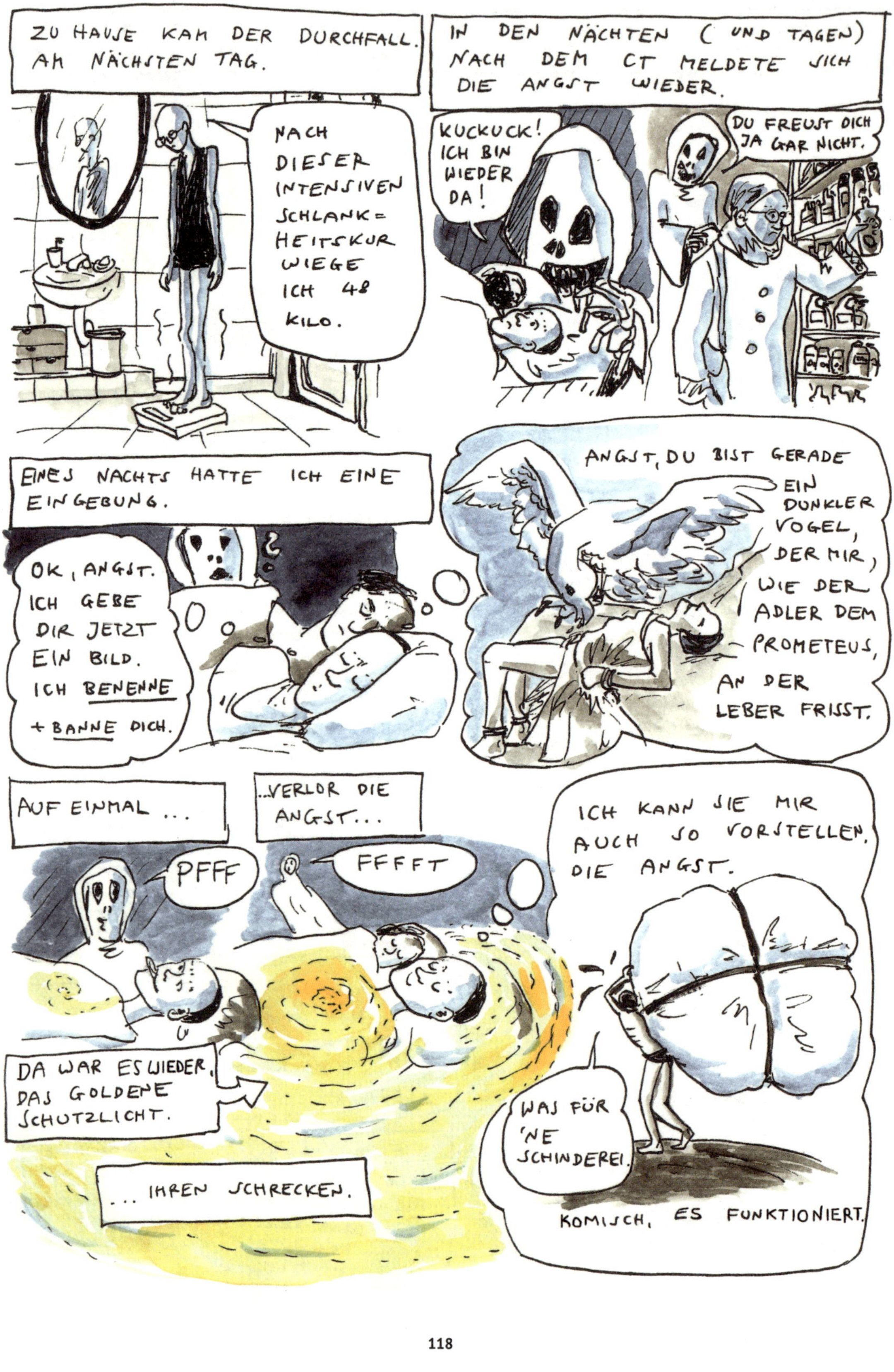

ZU HAUSE KAM DER DURCHFALL. AM NÄCHSTEN TAG.
NACH DIESER INTENSIVEN SCHLANK= HEITSKUR WIEGE ICH 48 KILO.
IN DEN NÄCHTEN (UND TAGEN) NACH DEM CT MELDETE SICH DIE ANGST WIEDER.
KUCKUCK! ICH BIN WIEDER DA!
DU FREUST DICH JA GAR NICHT.
EINES NACHTS HATTE ICH EINE EINGEBUNG.
OK, ANGST. ICH GEBE DIR JETZT EIN BILD. ICH BENENNE + BANNE DICH.
ANGST, DU BIST GERADE EIN DUNKLER VOGEL, DER MIR, WIE DER ADLER DEM PROMETEUS, AN DER LEBER FRISST.
AUF EINMAL ...
...VERLOR DIE ANGST...
PFFF
FFFFT
DA WAR ES WIEDER, DAS GOLDENE SCHUTZLICHT.
... IHREN SCHRECKEN.
ICH KANN SIE MIR AUCH SO VORSTELLEN, DIE ANGST.
WAS FÜR 'NE SCHINDEREI.
KOMISCH, ES FUNKTIONIERT.

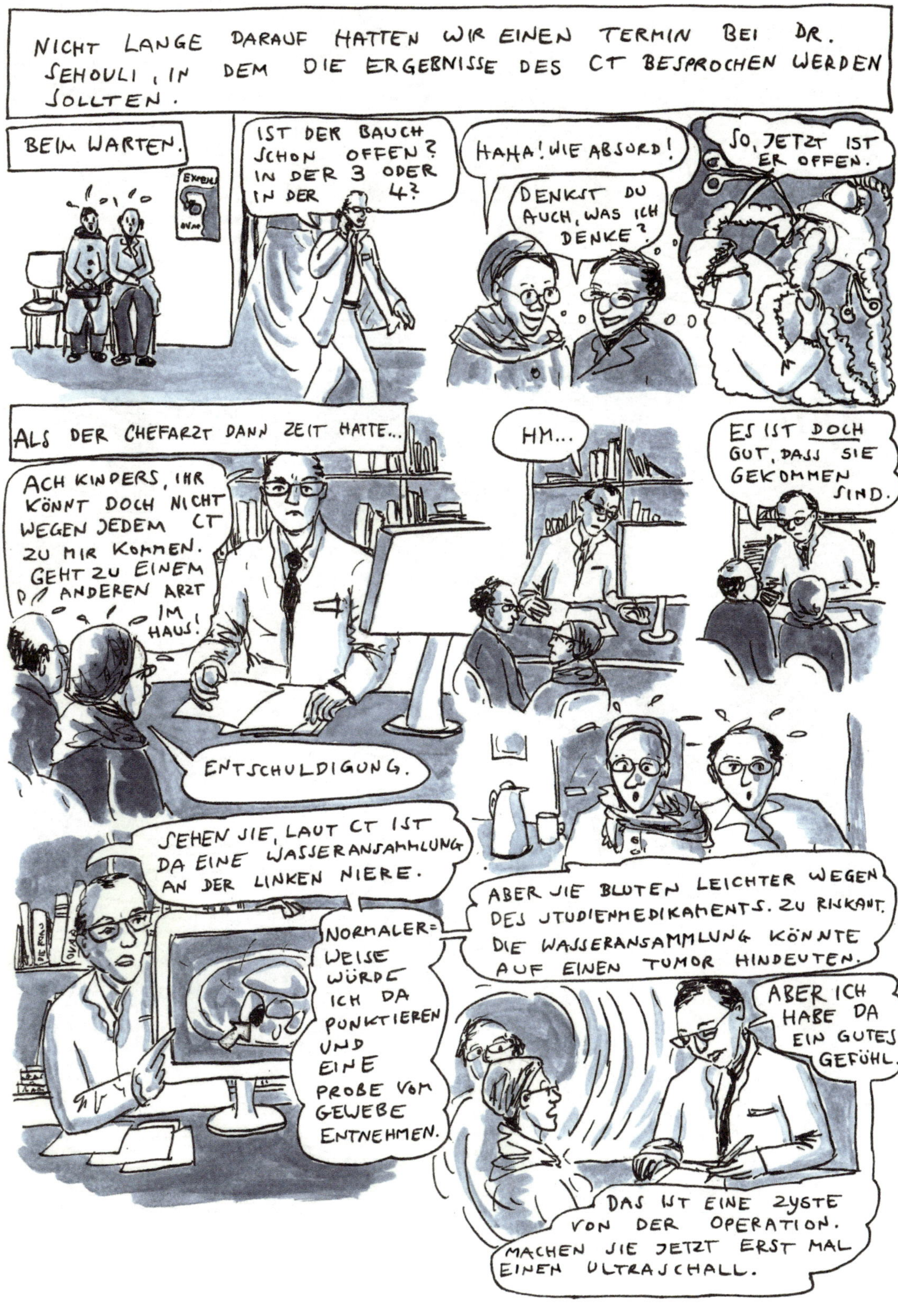
NICHT LANGE DARAUF HATTEN WIR EINEN TERMIN BEI DR. SEHOULI, IN DEM DIE ERGEBNISSE DES CT BESPROCHEN WERDEN SOLLTEN.
BEIM WARTEN.
IST DER BAUCH SCHON OFFEN? IN DER 3 ODER IN DER 4?
HAHA! WIE ABSURD!
DENKST DU AUCH, WAS ICH DENKE?
SO, JETZT IST ER OFFEN.
ALS DER CHEFARZT DANN ZEIT HATTE...
ACH KINDERS, IHR KÖNNT DOCH NICHT WEGEN JEDEM CT ZU MIR KOMMEN. GEHT ZU EINEM ANDEREN ARZT IM HAUS!
ENTSCHULDIGUNG.
HM...
ES IST DOCH GUT, DASS SIE GEKOMMEN SIND.
SEHEN SIE, LAUT CT IST DA EINE WASSERANSAMMLUNG AN DER LINKEN NIERE.
NORMALERWEISE WÜRDE ICH DA PUNKTIEREN UND EINE PROBE VOM GEWEBE ENTNEHMEN.
ABER SIE BLUTEN LEICHTER WEGEN DES STUDIENMEDIKAMENTS. ZU RISKANT. DIE WASSERANSAMMLUNG KÖNNTE AUF EINEN TUMOR HINDEUTEN.
ABER ICH HABE DA EIN GUTES GEFÜHL.
DAS IST EINE ZYSTE VON DER OPERATION. MACHEN SIE JETZT ERST MAL EINEN ULTRASCHALL.

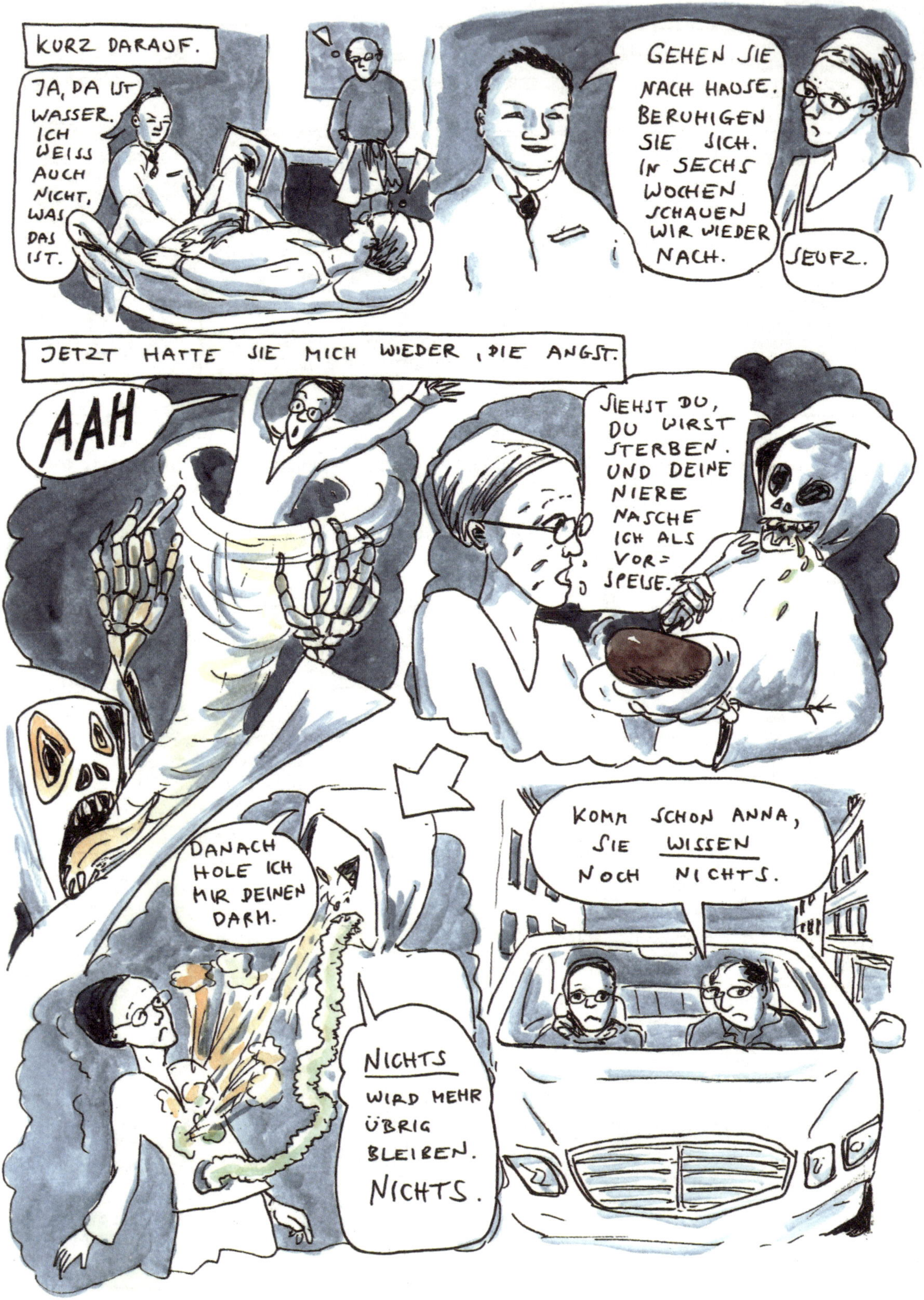
KURZ DARAUF.
JA, DA IST WASSER. ICH WEISS AUCH NICHT, WAS DAS IST.
GEHEN SIE NACH HAUSE. BERUHIGEN SIE SICH. IN SECHS WOCHEN SCHAUEN WIR WIEDER NACH.
SEUFZ.
JETZT HATTE SIE MICH WIEDER, DIE ANGST.
AAH
SIEHST DU, DU WIRST STERBEN. UND DEINE NIERE NASCHE ICH ALS VOR-SPEISE.
DANACH HOLE ICH MIR DEINEN DARM.
NICHTS WIRD MEHR ÜBRIG BLEIBEN. NICHTS.
KOMM SCHON ANNA, SIE WISSEN NOCH NICHTS.

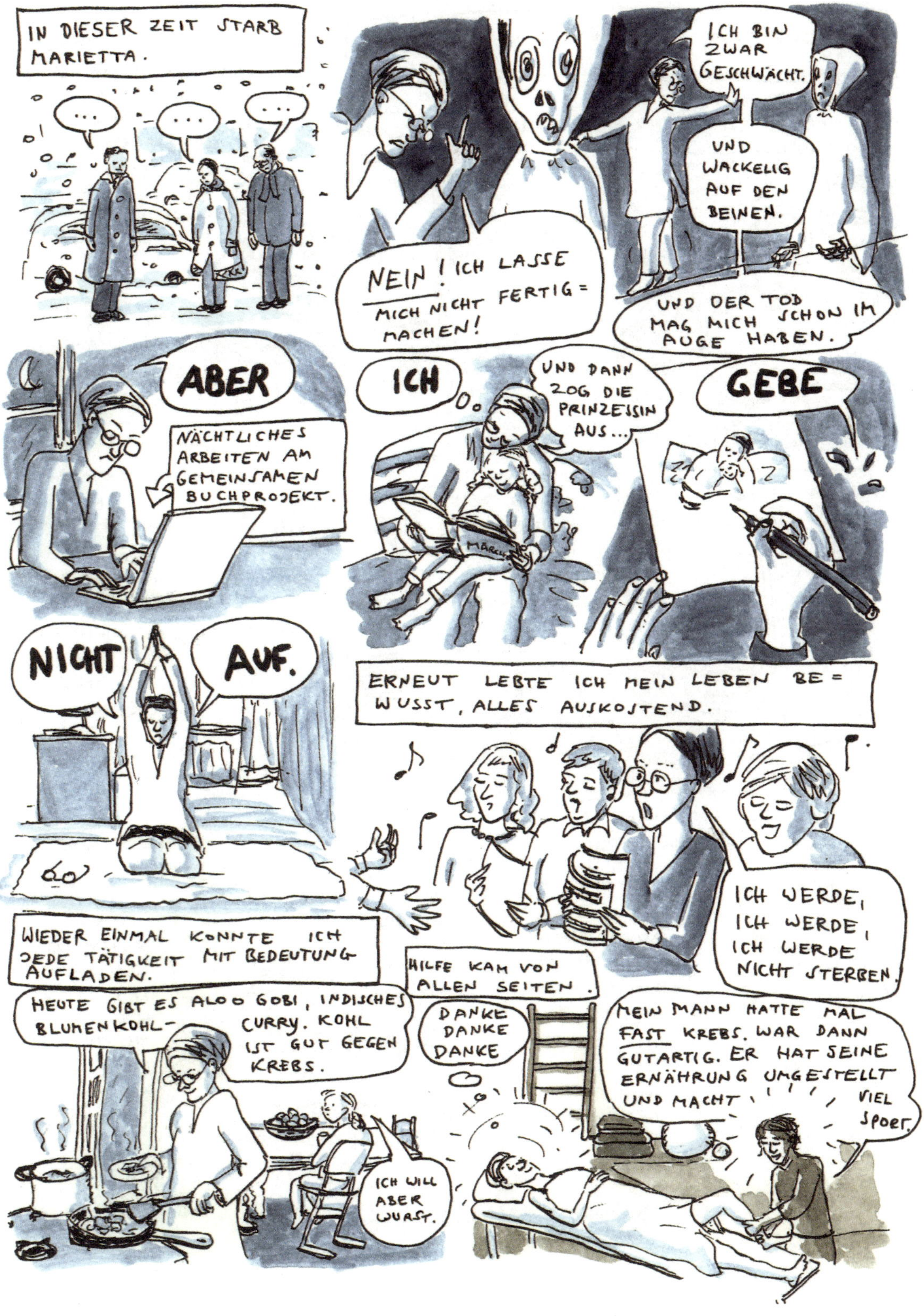

IN DIESER ZEIT STARB MARIETTA.
...
...
...
NEIN! ICH LASSE MICH NICHT FERTIG= MACHEN!
ICH BIN ZWAR GESCHWÄCHT.
UND WACKELIG AUF DEN BEINEN.
UND DER TOD MAG MICH SCHON IM AUGE HABEN.
ABER
NÄCHTLICHES ARBEITEN AM GEMEINSAMEN BUCHPROJEKT.
ICH
UND DANN ZOG DIE PRINZESSIN AUS...
GEBE
NICHT
AUF.
ERNEUT LEBTE ICH MEIN LEBEN BE= WUSST, ALLES AUSKOSTEND.
ICH WERDE, ICH WERDE, ICH WERDE NICHT STERBEN.
WIEDER EINMAL KONNTE ICH JEDE TÄTIGKEIT MIT BEDEUTUNG AUFLADEN.
HEUTE GIBT ES ALOO GOBI, INDISCHES BLUMENKOHL- CURRY. KOHL IST GUT GEGEN KREBS.
ICH WILL ABER WURST.
HILFE KAM VON ALLEN SEITEN.
DANKE DANKE DANKE
MEIN MANN HATTE MAL FAST KREBS. WAR DANN GUTARTIG. ER HAT SEINE ERNÄHRUNG UMGESTELLT UND MACHT VIEL SPORT.

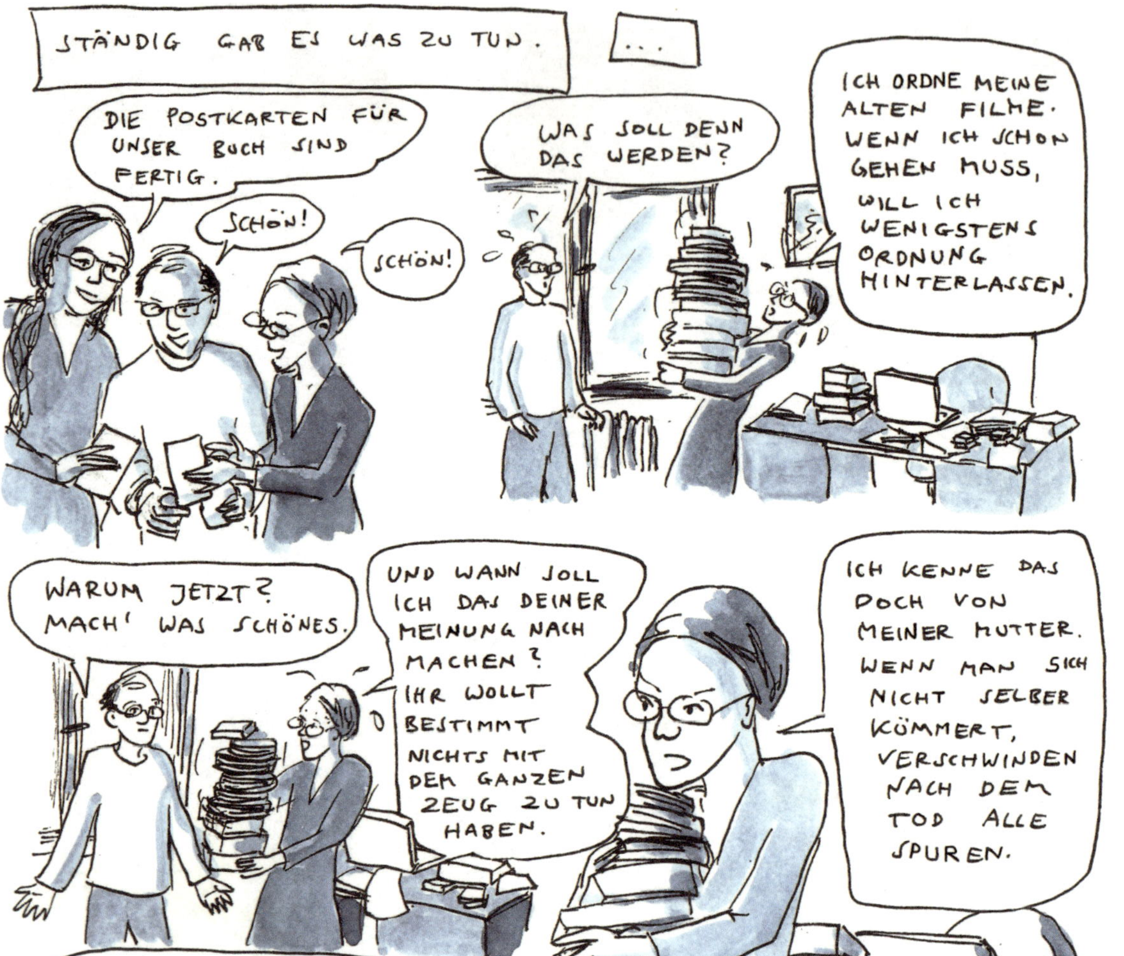

STÄNDIG GAB ES WAS ZU TUN.
...
DIE POSTKARTEN FÜR UNSER BUCH SIND FERTIG.
SCHÖN!
SCHÖN!
WAS SOLL DENN DAS WERDEN?
ICH ORDNE MEINE ALTEN FILME. WENN ICH SCHON GEHEN MUSS, WILL ICH WENIGSTENS ORDNUNG HINTERLASSEN.
WARUM JETZT? MACH' WAS SCHÖNES.
UND WANN SOLL ICH DAS DEINER MEINUNG NACH MACHEN? IHR WOLLT BESTIMMT NICHTS MIT DEM GANZEN ZEUG ZU TUN HABEN.
ICH KENNE DAS DOCH VON MEINER MUTTER. WENN MAN SICH NICHT SELBER KÜMMERT, VERSCHWINDEN NACH DEM TOD ALLE SPUREN.
BUHUHUHU. ICH HABE SOLCHE ANGST. ICH WILL NICHT STERBEN.
NIMM' DICH ZUSAMMEN. WIR WISSEN DOCH NOCH NICHTS. BIS JETZT IST DOCH ALLES GUT GELAUFEN. KOMM' WIR HOLEN SITA AB.
SPÄTER.
... UND RAUS IST SITA.
GEMEIN!
OCH.
NICHT SO SCHLIMM, SITA DAS SPIEL HEISST „MENSCH ÄRGERE DICH NICHT."

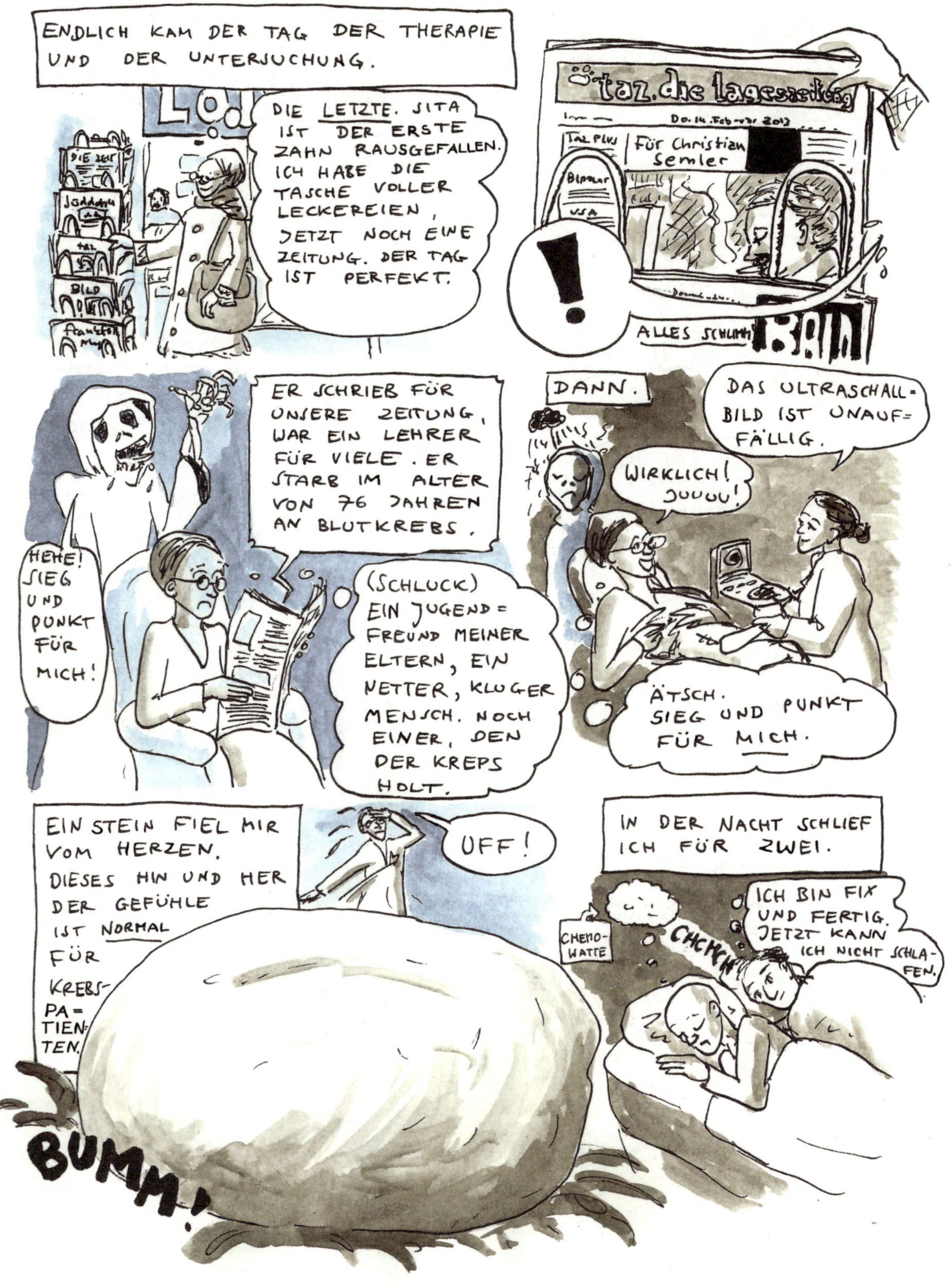
ENDLICH KAM DER TAG DER THERAPIE UND DER UNTERSUCHUNG.
DIE ZEIT
taz
BILD
DIE LETZTE. SITA IST DER ERSTE ZAHN RAUSGEFALLEN. ICH HABE DIE TASCHE VOLLER LECKEREIEN, JETZT NOCH EINE ZEITUNG. DER TAG IST PERFEKT.
taz.die tageszeitung
Für Christian Semler
!
ALLES SCHLIMM
ER SCHRIEB FÜR UNSERE ZEITUNG, WAR EIN LEHRER FÜR VIELE. ER STARB IM ALTER VON 76 JAHREN AN BLUTKREBS.
HEHE! SIEG UND PUNKT FÜR MICH!
(SCHLUCK) EIN JUGEND= FREUND MEINER ELTERN, EIN NETTER, KLUGER MENSCH. NOCH EINER, DEN DER KREPS HOLT.
DANN.
DAS ULTRASCHALL= BILD IST UNAUF= FÄLLIG.
WIRKLICH! JUUUU!
ÄTSCH. SIEG UND PUNKT FÜR MICH.
EIN STEIN FIEL MIR VOM HERZEN. DIESES HIN UND HER DER GEFÜHLE IST NORMAL FÜR KREBS- PA= TIEN= TEN.
UFF!
BUMM!
IN DER NACHT SCHLIEF ICH FÜR ZWEI.
CHEMO- WATTE
CHCHCH
ICH BIN FIX UND FERTIG. JETZT KANN ICH NICHT SCHLA- FEN.

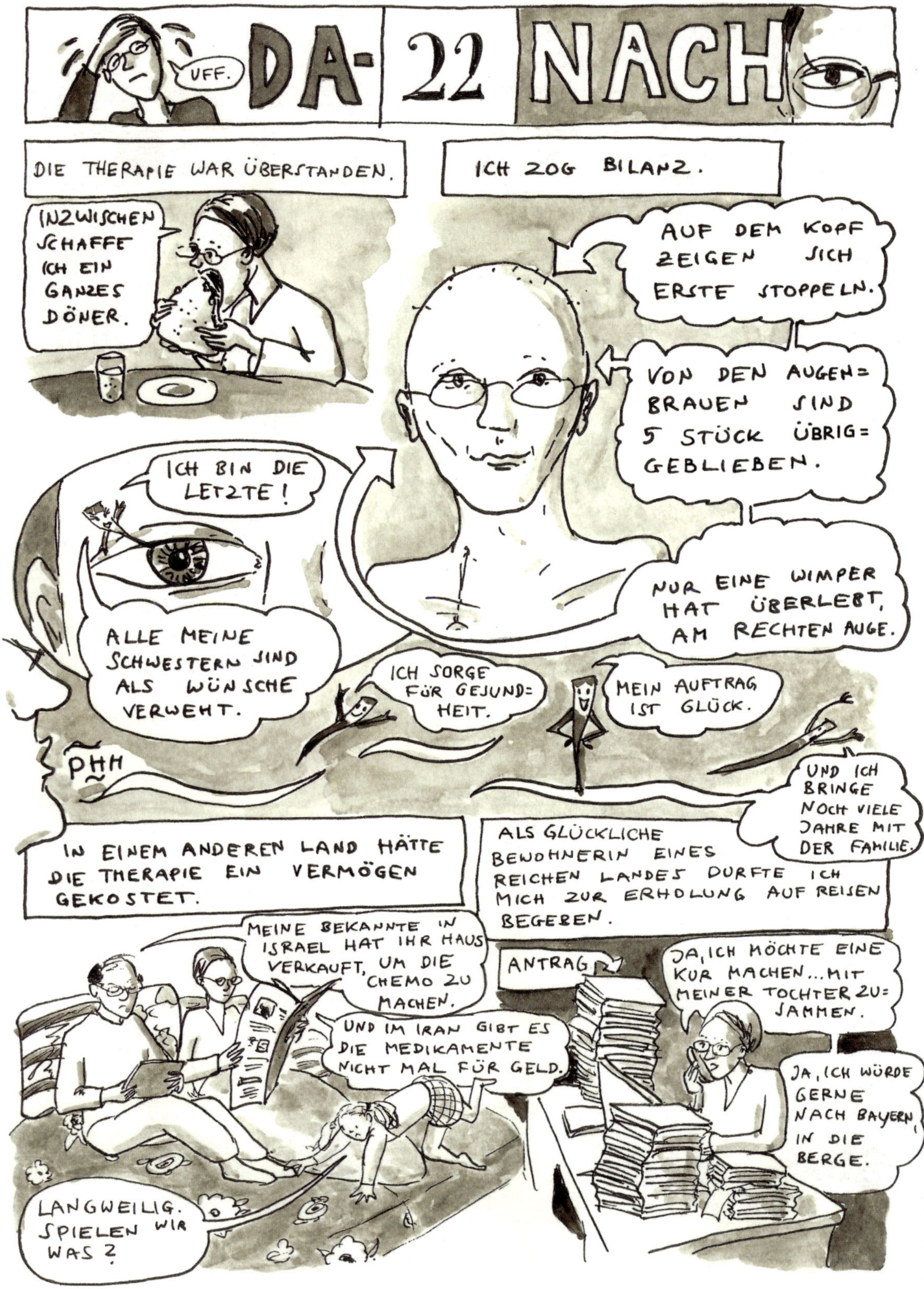
UFF.
DA- 22 NACH
DIE THERAPIE WAR ÜBERSTANDEN.
ICH ZOG BILANZ.
INZWISCHEN SCHAFFE ICH EIN GANZES DÖNER.
AUF DEM KOPF ZEIGEN SICH ERSTE STOPPELN.
VON DEN AUGEN= BRAUEN SIND 5 STÜCK ÜBRIG= GEBLIEBEN.
ICH BIN DIE LETZTE!
ALLE MEINE SCHWESTERN SIND ALS WÜNSCHE VERWEHT.
NUR EINE WIMPER HAT ÜBERLEBT, AM RECHTEN AUGE.
ICH SORGE FÜR GESUND= HEIT.
MEIN AUFTRAG IST GLÜCK.
UND ICH BRINGE NOCH VIELE JAHRE MIT DER FAMILIE.
PHH
IN EINEM ANDEREN LAND HÄTTE DIE THERAPIE EIN VERMÖGEN GEKOSTET.
ALS GLÜCKLICHE BEWOHNERIN EINES REICHEN LANDES DURFTE ICH MICH ZUR ERHOLUNG AUF REISEN BEGEBEN.
MEINE BEKANNTE IN ISRAEL HAT IHR HAUS VERKAUFT, UM DIE CHEMO ZU MACHEN.
UND IM IRAN GIBT ES DIE MEDIKAMENTE NICHT MAL FÜR GELD.
LANGWEILIG. SPIELEN WIR WAS?
ANTRAG
JA, ICH MÖCHTE EINE KUR MACHEN... MIT MEINER TOCHTER ZU= SAMMEN.
JA, ICH WÜRDE GERNE NACH BAYERN, IN DIE BERGE.

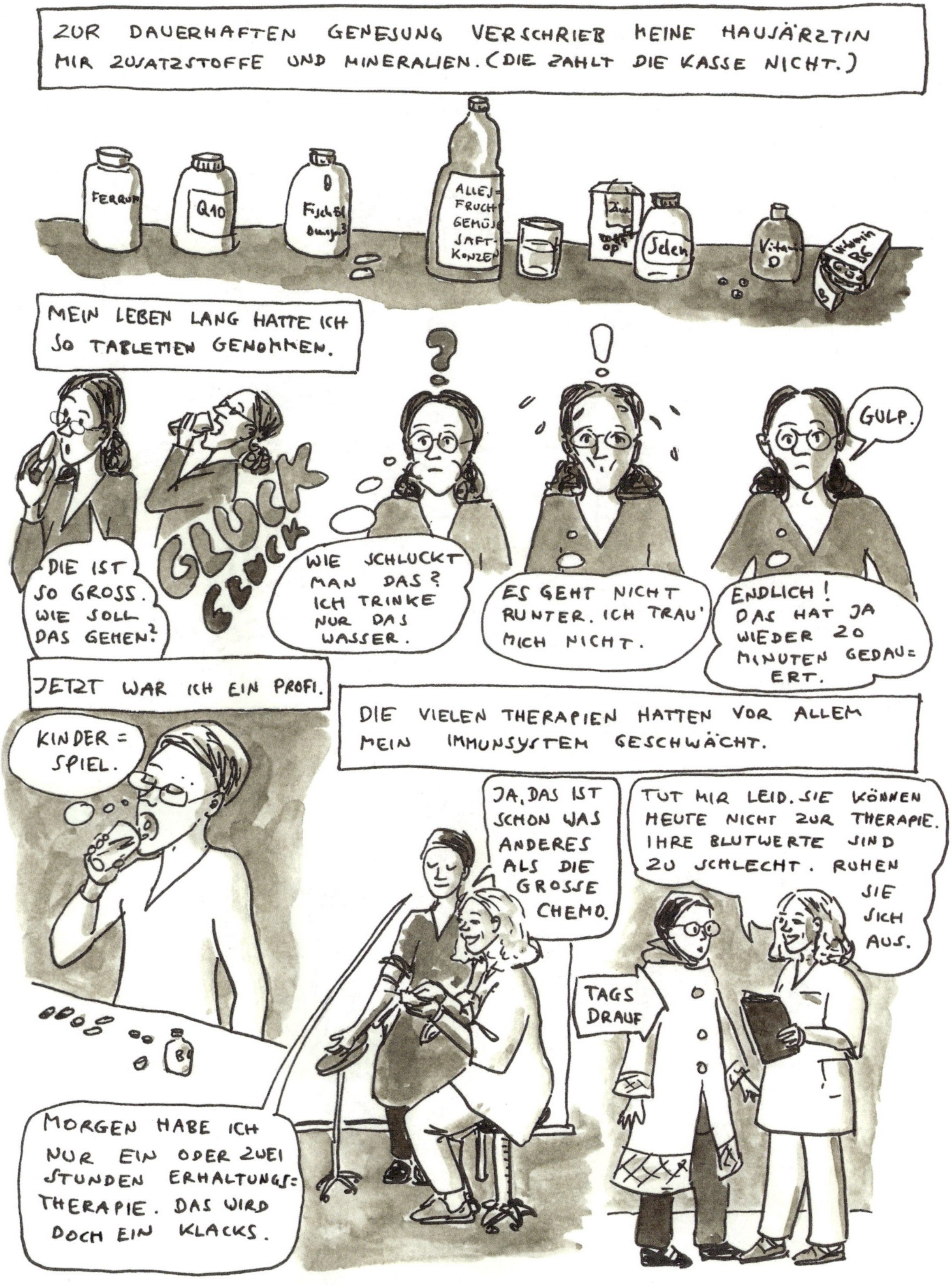
ZUR DAUERHAFTEN GENESUNG VERSCHRIEB MEINE HAUSÄRZTIN MIR ZUSATZSTOFFE UND MINERALIEN. (DIE ZAHLT DIE KASSE NICHT.)
FERRUM
Q10
FISCHÖL
ALLES-FRUCHT-GEMÜSE-SAFT-KONZENTRAT
SELEN
VITAMIN D
VITAMIN B6
MEIN LEBEN LANG HATTE ICH SO TABLETTEN GENOMMEN.
DIE IST SO GROSS. WIE SOLL DAS GEHEN?
GLUCK GLUCK
WIE SCHLUCKT MAN DAS? ICH TRINKE NUR DAS WASSER.
ES GEHT NICHT RUNTER. ICH TRAU' MICH NICHT.
GULP.
ENDLICH! DAS HAT JA WIEDER 20 MINUTEN GEDAU= ERT.
JETZT WAR ICH EIN PROFI.
KINDER= SPIEL.
MORGEN HABE ICH NUR EIN ODER ZWEI STUNDEN ERHALTUNGS= THERAPIE. DAS WIRD DOCH EIN KLACKS.
DIE VIELEN THERAPIEN HATTEN VOR ALLEM MEIN IMMUNSYSTEM GESCHWÄCHT.
JA, DAS IST SCHON WAS ANDERES ALS DIE GROSSE CHEMO.
TAGS DRAUF
TUT MIR LEID. SIE KÖNNEN HEUTE NICHT ZUR THERAPIE. IHRE BLUTWERTE SIND ZU SCHLECHT. RUHEN SIE SICH AUS.

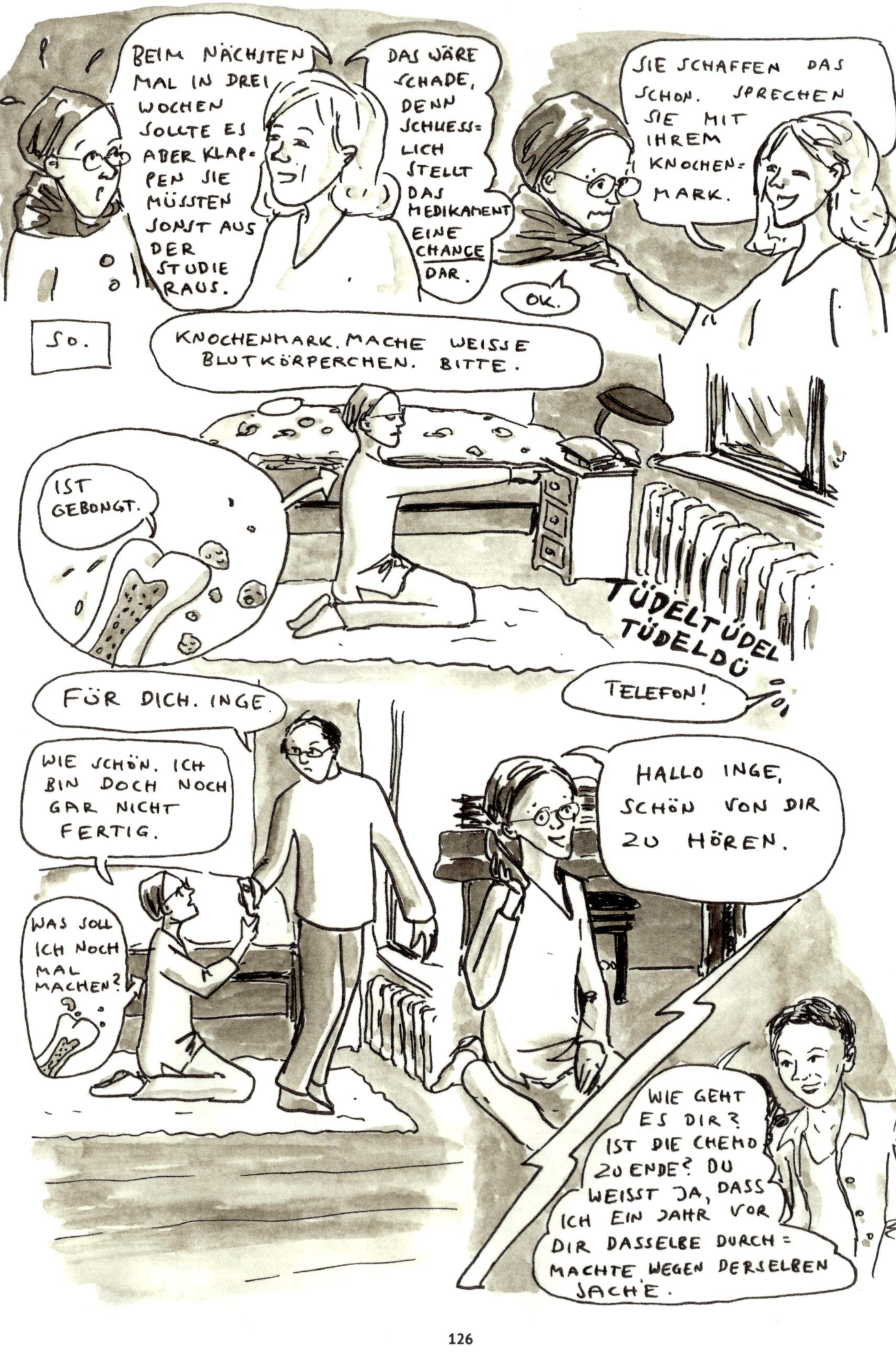
BEIM NÄCHSTEN MAL IN DREI WOCHEN SOLLTE ES ABER KLAPPEN SIE MÜSSTEN SONST AUS DER STUDIE RAUS.
DAS WÄRE SCHADE, DENN SCHLIESSLICH STELLT DAS MEDIKAMENT EINE CHANCE DAR.
SIE SCHAFFEN DAS SCHON. SPRECHEN SIE MIT IHREM KNOCHENMARK.
OK.
SO.
KNOCHENMARK. MACHE WEISSE BLUTKÖRPERCHEN. BITTE.
IST GEBONGT.
TÜDELTÜDEL TÜDELDÜ
TELEFON!
FÜR DICH. INGE.
WIE SCHÖN. ICH BIN DOCH NOCH GAR NICHT FERTIG.
WAS SOLL ICH NOCH MAL MACHEN?
HALLO INGE, SCHÖN VON DIR ZU HÖREN.
WIE GEHT ES DIR? IST DIE CHEMO ZU ENDE? DU WEISST JA, DASS ICH EIN JAHR VOR DIR DASSELBE DURCHMACHTE WEGEN DERSELBEN SACHE.

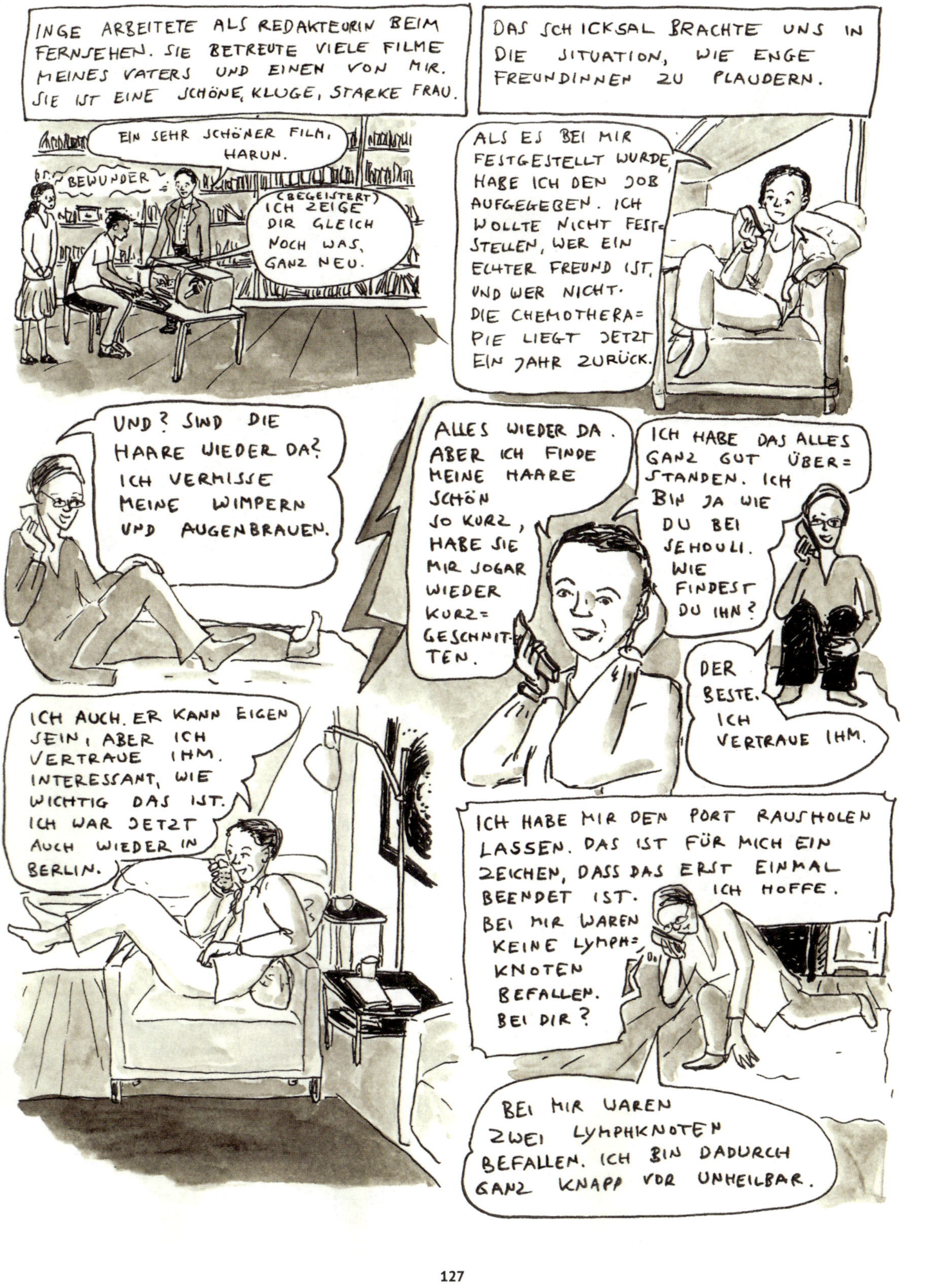
INGE ARBEITETE ALS REDAKTEURIN BEIM FERNSEHEN. SIE BETREUTE VIELE FILME MEINES VATERS UND EINEN VON MIR. SIE IST EINE SCHÖNE, KLUGE, STARKE FRAU.
EIN SEHR SCHÖNER FILM, HARUN.
BEWUNDER
(BEGEISTERT) ICH ZEIGE DIR GLEICH NOCH WAS, GANZ NEU.
DAS SCHICKSAL BRACHTE UNS IN DIE SITUATION, WIE ENGE FREUNDINNEN ZU PLAUDERN.
ALS ES BEI MIR FESTGESTELLT WURDE, HABE ICH DEN JOB AUFGEGEBEN. ICH WOLLTE NICHT FESTSTELLEN, WER EIN ECHTER FREUND IST, UND WER NICHT. DIE CHEMOTHERAPIE LIEGT JETZT EIN JAHR ZURÜCK.
UND? SIND DIE HAARE WIEDER DA? ICH VERMISSE MEINE WIMPERN UND AUGENBRAUEN.
ALLES WIEDER DA. ABER ICH FINDE MEINE HAARE SCHÖN SO KURZ, HABE SIE MIR SOGAR WIEDER KURZGESCHNITTEN.
ICH HABE DAS ALLES GANZ GUT ÜBERSTANDEN. ICH BIN JA WIE DU BEI SEHOULI. WIE FINDEST DU IHN?
DER BESTE. ICH VERTRAUE IHM.
ICH AUCH. ER KANN EIGEN SEIN, ABER ICH VERTRAUE IHM. INTERESSANT, WIE WICHTIG DAS IST. ICH WAR JETZT AUCH WIEDER IN BERLIN.
ICH HABE MIR DEN PORT RAUSHOLEN LASSEN. DAS IST FÜR MICH EIN ZEICHEN, DASS DAS ERST EINMAL BEENDET IST. ICH HOFFE. BEI MIR WAREN KEINE LYMPHKNOTEN BEFALLEN. BEI DIR?
BEI MIR WAREN ZWEI LYMPHKNOTEN BEFALLEN. ICH BIN DADURCH GANZ KNAPP VOR UNHEILBAR.

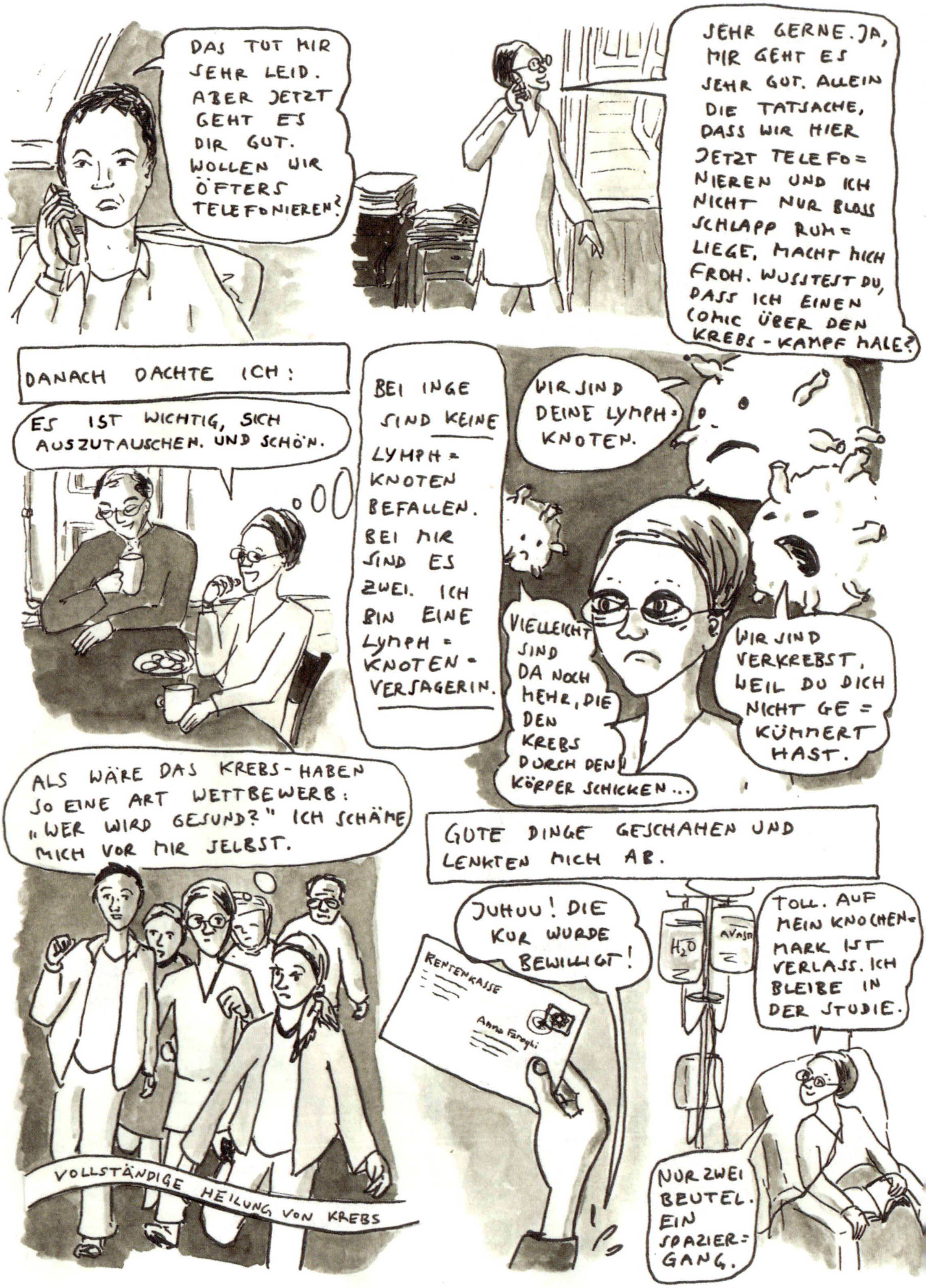
DAS TUT MIR SEHR LEID. ABER JETZT GEHT ES DIR GUT. WOLLEN WIR ÖFTERS TELEFONIEREN?
SEHR GERNE. JA, MIR GEHT ES SEHR GUT. ALLEIN DIE TATSACHE, DASS WIR HIER JETZT TELEFO= NIEREN UND ICH NICHT NUR BLOSS SCHLAPP RUM= LIEGE, MACHT MICH FROH. WUSSTEST DU, DASS ICH EINEN COMIC ÜBER DEN KREBS-KAMPF MALE?
DANACH DACHTE ICH:
ES IST WICHTIG, SICH AUSZUTAUSCHEN. UND SCHÖN.
BEI INGE SIND KEINE LYMPH= KNOTEN BEFALLEN. BEI MIR SIND ES ZWEI. ICH BIN EINE LYMPH= KNOTEN= VERSAGERIN.
WIR SIND DEINE LYMPH= KNOTEN.
VIELLEICHT SIND DA NOCH MEHR, DIE DEN KREBS DURCH DEN KÖRPER SCHICKEN...
WIR SIND VERKREBST, WEIL DU DICH NICHT GE= KÜMMERT HAST.
ALS WÄRE DAS KREBS-HABEN SO EINE ART WETTBEWERB: „WER WIRD GESUND?" ICH SCHÄME MICH VOR MIR SELBST.
VOLLSTÄNDIGE HEILUNG VON KREBS
GUTE DINGE GESCHAHEN UND LENKTEN MICH AB.
JUHUU! DIE KUR WURDE BEWILLIGT!
RENTENKASSE
TOLL. AUF MEIN KNOCHEN= MARK IST VERLASS. ICH BLEIBE IN DER STUDIE.
NUR ZWEI BEUTEL. EIN SPAZIER= GANG.

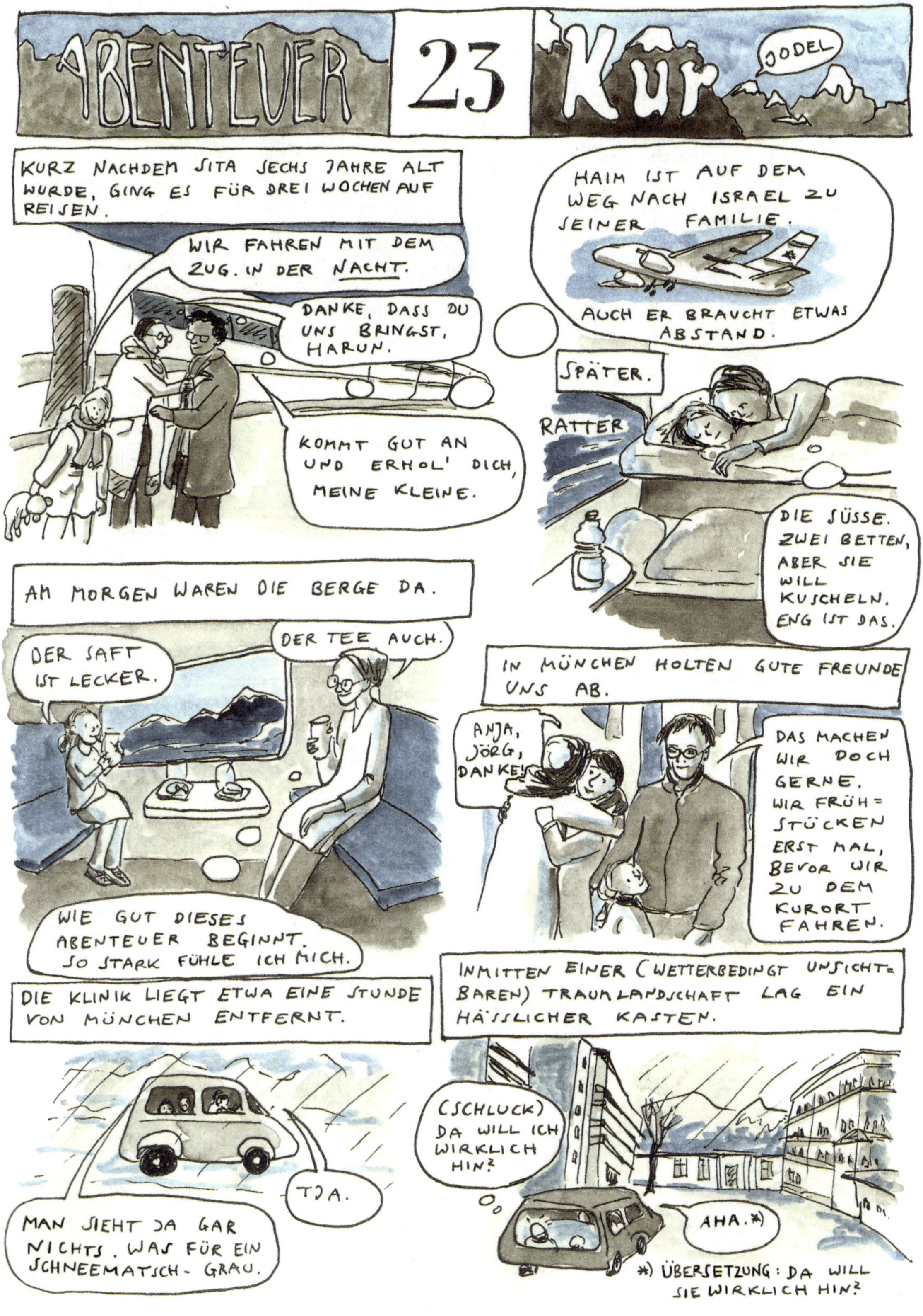
ABENTEUER 23 KUR
JODEL
KURZ NACHDEM SITA SECHS JAHRE ALT WURDE, GING ES FÜR DREI WOCHEN AUF REISEN.
WIR FAHREN MIT DEM ZUG. IN DER NACHT.
DANKE, DASS DU UNS BRINGST, HARUN.
KOMMT GUT AN UND ERHOL' DICH, MEINE KLEINE.
HAIM IST AUF DEM WEG NACH ISRAEL ZU SEINER FAMILIE.
AUCH ER BRAUCHT ETWAS ABSTAND.
SPÄTER.
RATTER
DIE SÜSSE. ZWEI BETTEN, ABER SIE WILL KUSCHELN. ENG IST DAS.
AM MORGEN WAREN DIE BERGE DA.
DER SAFT IST LECKER.
DER TEE AUCH.
WIE GUT DIESES ABENTEUER BEGINNT. SO STARK FÜHLE ICH MICH.
IN MÜNCHEN HOLTEN GUTE FREUNDE UNS AB.
ANJA, JÖRG, DANKE!
DAS MACHEN WIR DOCH GERNE. WIR FRÜH= STÜCKEN ERST MAL, BEVOR WIR ZU DEM KURORT FAHREN.
DIE KLINIK LIEGT ETWA EINE STUNDE VON MÜNCHEN ENTFERNT.
TJA.
MAN SIEHT DA GAR NICHTS. WAS FÜR EIN SCHNEEMATSCH-GRAU.
INMITTEN EINER (WETTERBEDINGT UNSICHT= BAREN) TRAUMLANDSCHAFT LAG EIN HÄSSLICHER KASTEN.
(SCHLUCK) DA WILL ICH WIRKLICH HIN?
AHA.*)
*) ÜBERSETZUNG: DA WILL SIE WIRKLICH HIN?

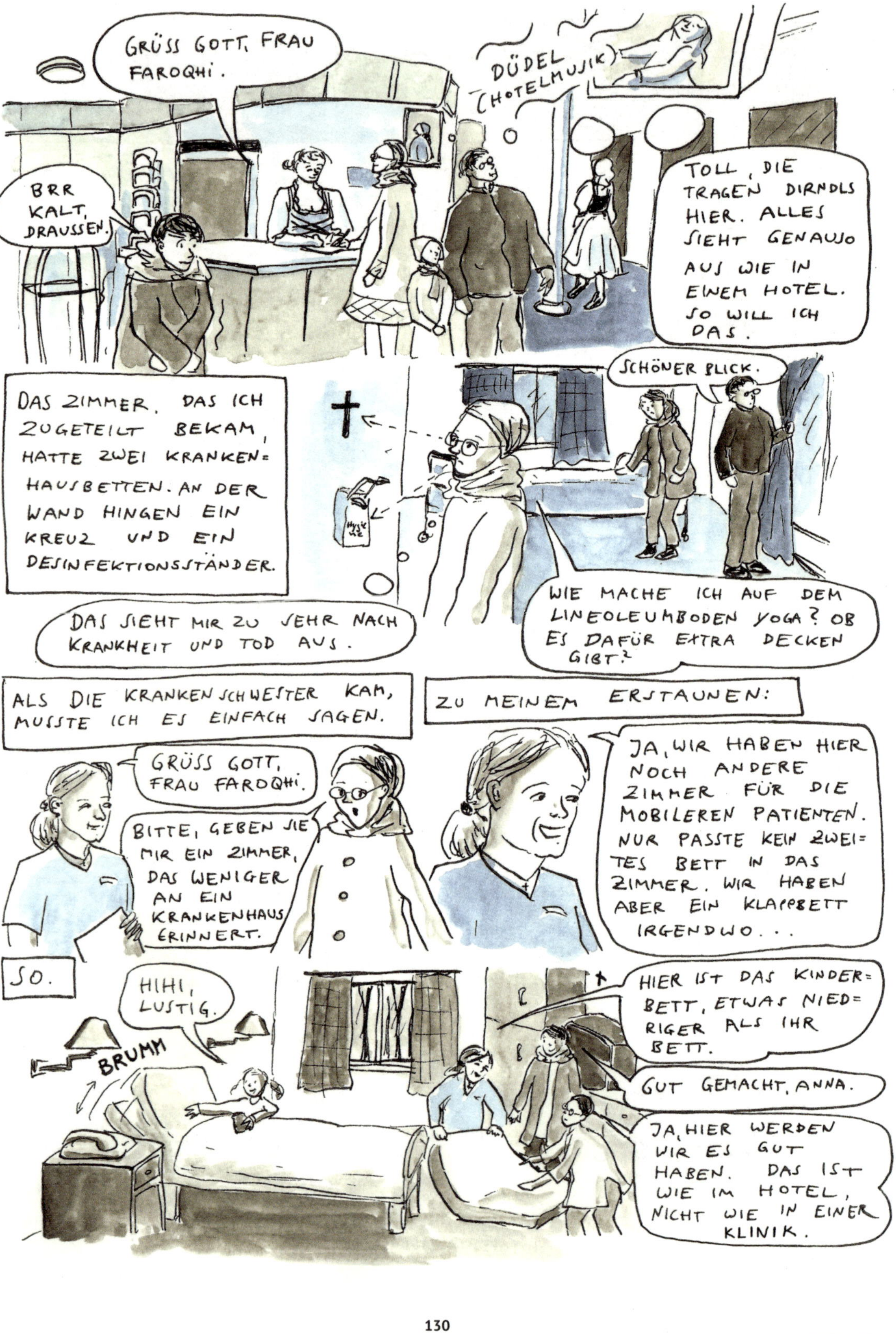
GRÜSS GOTT, FRAU FAROQHI.
BRR KALT, DRAUSSEN.
DÜDEL (HOTELMUSIK)
TOLL, DIE TRAGEN DIRNDLS HIER. ALLES SIEHT GENAUSO AUS WIE IN EINEM HOTEL. SO WILL ICH DAS.
DAS ZIMMER, DAS ICH ZUGETEILT BEKAM, HATTE ZWEI KRANKENHAUSBETTEN. AN DER WAND HINGEN EIN KREUZ UND EIN DESINFEKTIONSSTÄNDER.
DAS SIEHT MIR ZU SEHR NACH KRANKHEIT UND TOD AUS.
SCHÖNER BLICK.
WIE MACHE ICH AUF DEM LINEOLEUMBODEN YOGA? OB ES DAFÜR EXTRA DECKEN GIBT?
ALS DIE KRANKENSCHWESTER KAM, MUSSTE ICH ES EINFACH SAGEN.
GRÜSS GOTT, FRAU FAROQHI.
BITTE, GEBEN SIE MIR EIN ZIMMER, DAS WENIGER AN EIN KRANKENHAUS ERINNERT.
ZU MEINEM ERSTAUNEN:
JA, WIR HABEN HIER NOCH ANDERE ZIMMER FÜR DIE MOBILEREN PATIENTEN. NUR PASSTE KEIN ZWEITES BETT IN DAS ZIMMER. WIR HABEN ABER EIN KLAPPBETT IRGENDWO...
SO.
HIHI, LUSTIG.
BRUMM
HIER IST DAS KINDERBETT, ETWAS NIEDRIGER ALS IHR BETT.
GUT GEMACHT, ANNA.
JA, HIER WERDEN WIR ES GUT HABEN. DAS IST WIE IM HOTEL, NICHT WIE IN EINER KLINIK.

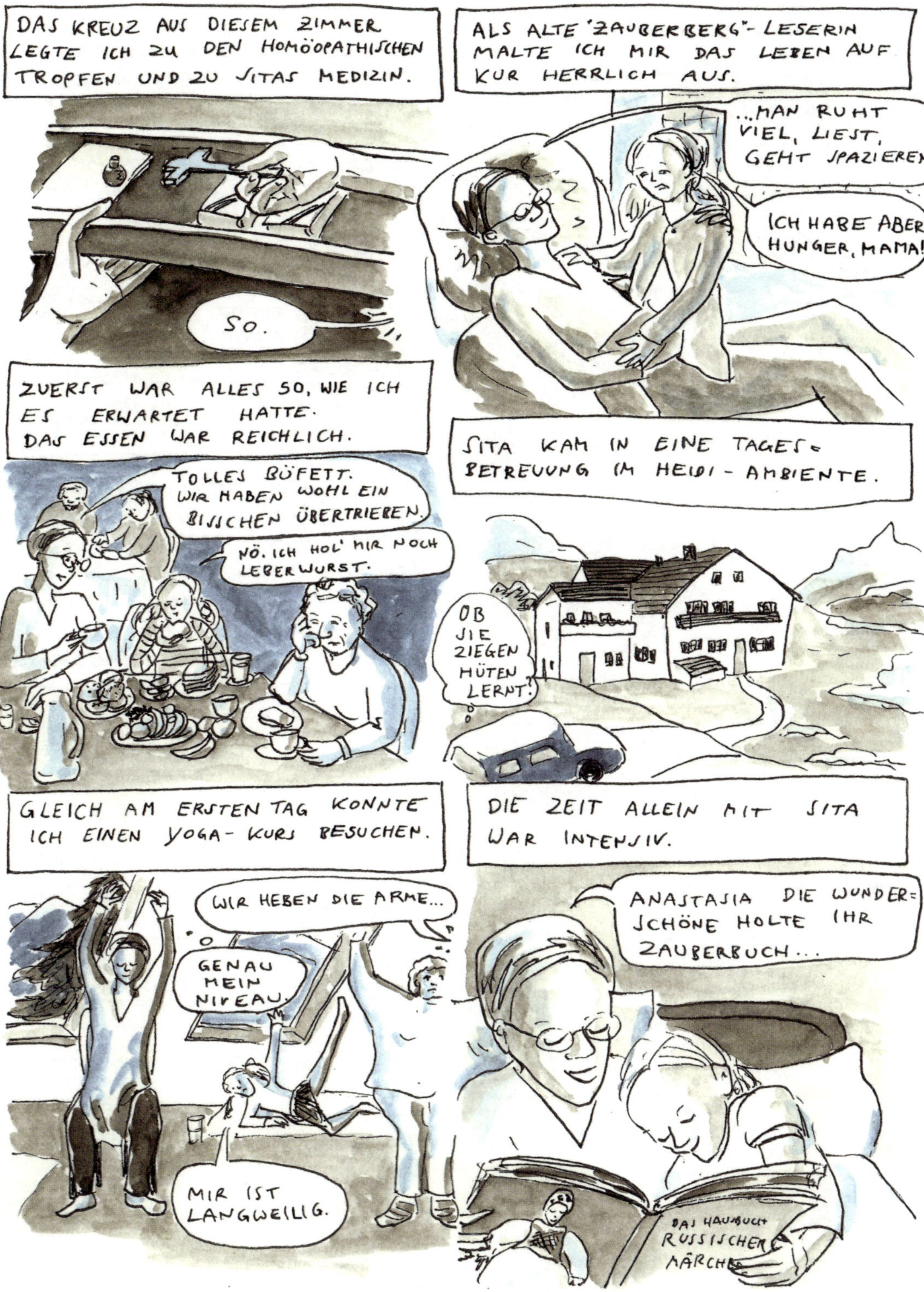
DAS KREUZ AUS DIESEM ZIMMER LEGTE ICH ZU DEN HOMÖOPATHISCHEN TROPFEN UND ZU SITAS MEDIZIN.
SO.
ALS ALTE 'ZAUBERBERG'-LESERIN MALTE ICH MIR DAS LEBEN AUF KUR HERRLICH AUS.
...MAN RUHT VIEL, LIEST, GEHT SPAZIEREN.
ICH HABE ABER HUNGER, MAMA!
ZUERST WAR ALLES SO, WIE ICH ES ERWARTET HATTE. DAS ESSEN WAR REICHLICH.
TOLLES BÜFETT. WIR HABEN WOHL EIN BISSCHEN ÜBERTRIEBEN.
NÖ. ICH HOL' MIR NOCH LEBERWURST.
SITA KAM IN EINE TAGES= BETREUUNG IM HEIDI-AMBIENTE.
OB SIE ZIEGEN HÜTEN LERNT?
GLEICH AM ERSTEN TAG KONNTE ICH EINEN YOGA-KURS BESUCHEN.
WIR HEBEN DIE ARME...
GENAU MEIN NIVEAU.
MIR IST LANGWEILIG.
DIE ZEIT ALLEIN MIT SITA WAR INTENSIV.
ANASTASIA DIE WUNDER= SCHÖNE HOLTE IHR ZAUBERBUCH...
DAS HAUSBUCH RUSSISCHER MÄRCH

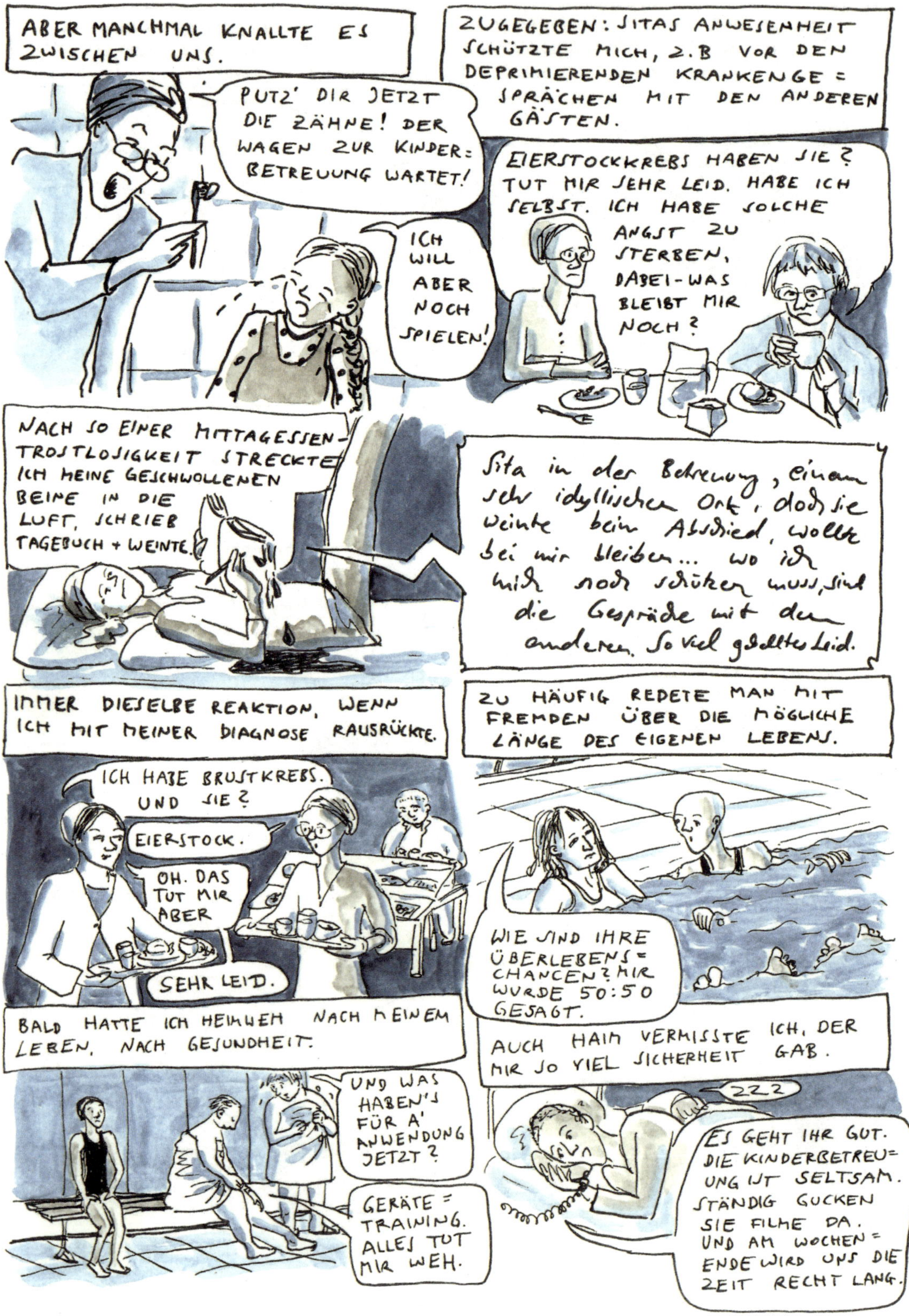
ABER MANCHMAL KNALLTE ES ZWISCHEN UNS.
PUTZ' DIR JETZT DIE ZÄHNE! DER WAGEN ZUR KINDER=BETREUUNG WARTET!
ICH WILL ABER NOCH SPIELEN!
ZUGEGEBEN: SITAS ANWESENHEIT SCHÜTZTE MICH, Z.B VOR DEN DEPRIMIERENDEN KRANKENGE=SPRÄCHEN MIT DEN ANDEREN GÄSTEN.
EIERSTOCKKREBS HABEN SIE? TUT MIR SEHR LEID. HABE ICH SELBST. ICH HABE SOLCHE ANGST ZU STERBEN, DABEI-WAS BLEIBT MIR NOCH?
NACH SO EINER MITTAGESSEN-TROSTLOSIGKEIT STRECKTE ICH MEINE GESCHWOLLENEN BEINE IN DIE LUFT, SCHRIEB TAGEBUCH + WEINTE.
Sita in der Betreuung, einem sehr idyllischen Ort, doch sie weinte beim Abschied, wollte bei mir bleiben... wo ich mich noch schützen muss, sind die Gespräche mit den anderen. So viel geteiltes Leid.
IMMER DIESELBE REAKTION, WENN ICH MIT MEINER DIAGNOSE RAUSRÜCKTE.
ICH HABE BRUSTKREBS. UND SIE?
EIERSTOCK.
OH. DAS TUT MIR ABER
SEHR LEID.
ZU HÄUFIG REDETE MAN MIT FREMDEN ÜBER DIE MÖGLICHE LÄNGE DES EIGENEN LEBENS.
WIE SIND IHRE ÜBERLEBENS=CHANCEN? MIR WURDE 50:50 GESAGT.
BALD HATTE ICH HEIMWEH NACH MEINEM LEBEN, NACH GESUNDHEIT.
UND WAS HABEN'S FÜR A' ANWENDUNG JETZT?
GERÄTE=TRAINING. ALLES TUT MIR WEH.
AUCH HAIM VERMISSTE ICH, DER MIR SO VIEL SICHERHEIT GAB.
ZZZ
ES GEHT IHR GUT. DIE KINDERBETREU=UNG IST SELTSAM. STÄNDIG GUCKEN SIE FILME DA. UND AM WOCHEN=ENDE WIRD UNS DIE ZEIT RECHT LANG.

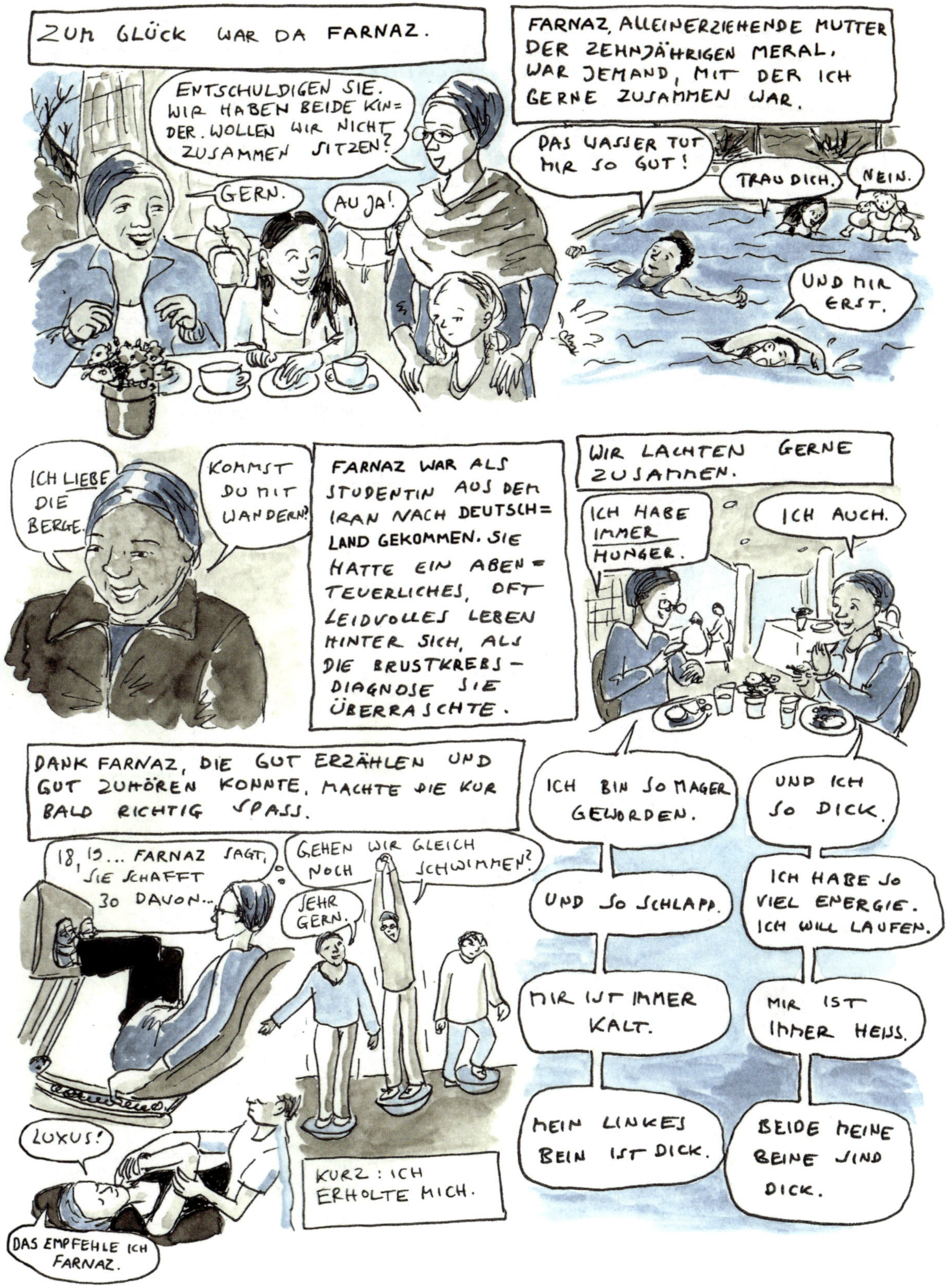

ZUM GLÜCK WAR DA FARNAZ.
ENTSCHULDIGEN SIE. WIR HABEN BEIDE KIN= DER. WOLLEN WIR NICHT ZUSAMMEN SITZEN?
GERN.
AU JA!
FARNAZ, ALLEINERZIEHENDE MUTTER DER ZEHNJÄHRIGEN MERAL, WAR JEMAND, MIT DER ICH GERNE ZUSAMMEN WAR.
DAS WASSER TUT MIR SO GUT!
TRAU DICH.
NEIN.
UND MIR ERST.
ICH LIEBE DIE BERGE.
KOMMST DU MIT WANDERN?
FARNAZ WAR ALS STUDENTIN AUS DEM IRAN NACH DEUTSCH= LAND GEKOMMEN. SIE HATTE EIN ABEN= TEUERLICHES, OFT LEIDVOLLES LEBEN HINTER SICH, ALS DIE BRUSTKREBS- DIAGNOSE SIE ÜBERRASCHTE.
WIR LACHTEN GERNE ZUSAMMEN.
ICH HABE IMMER HUNGER.
ICH AUCH.
ICH BIN SO MAGER GEWORDEN.
UND ICH SO DICK.
UND SO SCHLAPP.
ICH HABE SO VIEL ENERGIE. ICH WILL LAUFEN.
MIR IST IMMER KALT.
MIR IST IMMER HEISS.
MEIN LINKES BEIN IST DICK.
BEIDE MEINE BEINE SIND DICK.
DANK FARNAZ, DIE GUT ERZÄHLEN UND GUT ZUHÖREN KONNTE, MACHTE DIE KUR BALD RICHTIG SPASS.
18, 19... FARNAZ SAGT, SIE SCHAFFT 30 DAVON...
GEHEN WIR GLEICH NOCH SCHWIMMEN?
SEHR GERN.
LUXUS!
DAS EMPFEHLE ICH FARNAZ.
KURZ: ICH ERHOLTE MICH.

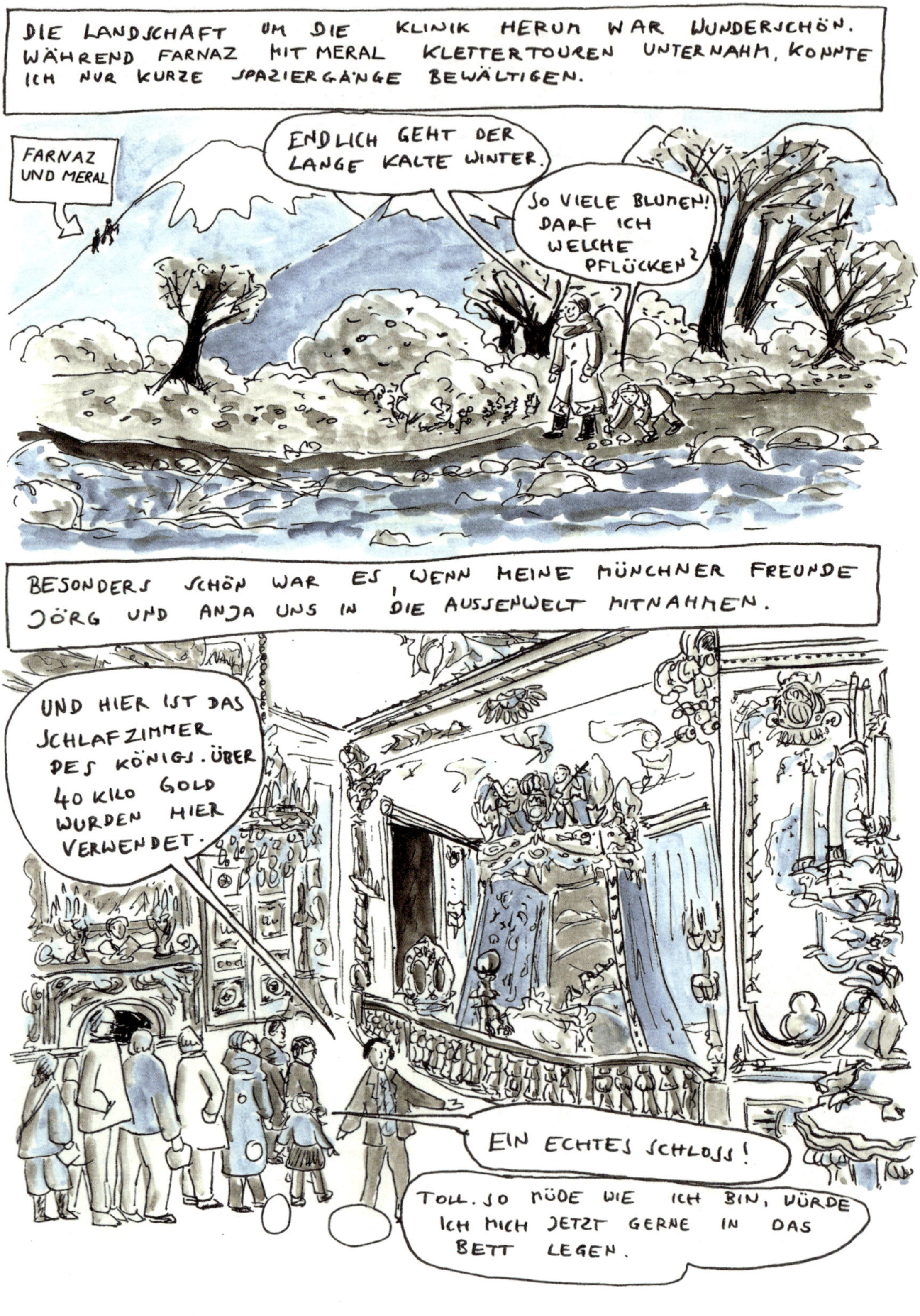
DIE LANDSCHAFT UM DIE KLINIK HERUM WAR WUNDERSCHÖN. WÄHREND FARNAZ MIT MERAL KLETTERTOUREN UNTERNAHM, KONNTE ICH NUR KURZE SPAZIERGÄNGE BEWÄLTIGEN.
FARNAZ UND MERAL
ENDLICH GEHT DER LANGE KALTE WINTER.
SO VIELE BLUMEN! DARF ICH WELCHE PFLÜCKEN?
BESONDERS SCHÖN WAR ES, WENN MEINE MÜNCHNER FREUNDE JÖRG UND ANJA UNS IN DIE AUSSENWELT MITNAHMEN.
UND HIER IST DAS SCHLAFZIMMER DES KÖNIGS. ÜBER 40 KILO GOLD WURDEN HIER VERWENDET.
EIN ECHTES SCHLOSS!
TOLL. SO MÜDE WIE ICH BIN, WÜRDE ICH MICH JETZT GERNE IN DAS BETT LEGEN.

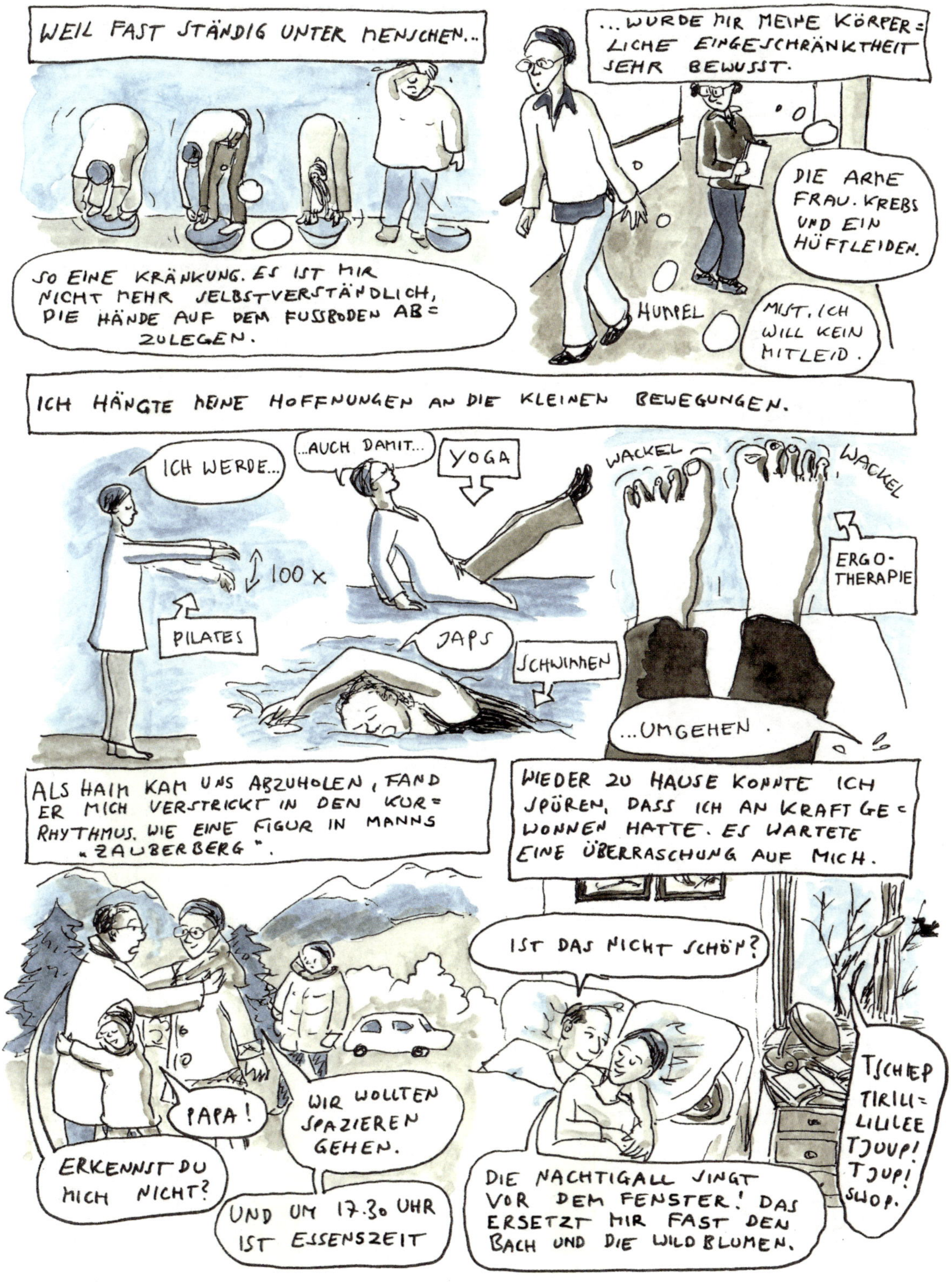
WEIL FAST STÄNDIG UNTER MENSCHEN...
SO EINE KRÄNKUNG. ES IST MIR NICHT MEHR SELBSTVERSTÄNDLICH, DIE HÄNDE AUF DEM FUSSBODEN AB= ZULEGEN.
... WURDE MIR MEINE KÖRPER= LICHE EINGESCHRÄNKTHEIT SEHR BEWUSST.
DIE ARME FRAU. KREBS UND EIN HÜFTLEIDEN.
HUMPEL
MIST. ICH WILL KEIN MITLEID.
ICH HÄNGTE MEINE HOFFNUNGEN AN DIE KLEINEN BEWEGUNGEN.
ICH WERDE...
100 x
PILATES
...AUCH DAMIT...
YOGA
JAPS
SCHWIMMEN
WACKEL
WACKEL
ERGO-THERAPIE
...UMGEHEN.
ALS HAIM KAM UNS ABZUHOLEN, FAND ER MICH VERSTRICKT IN DEN KUR= RHYTHMUS. WIE EINE FIGUR IN MANNS „ZAUBERBERG".
PAPA!
ERKENNST DU MICH NICHT?
WIR WOLLTEN SPAZIEREN GEHEN.
UND UM 17.30 UHR IST ESSENSZEIT
WIEDER ZU HAUSE KONNTE ICH SPÜREN, DASS ICH AN KRAFT GE= WONNEN HATTE. ES WARTETE EINE ÜBERRASCHUNG AUF MICH.
IST DAS NICHT SCHÖN?
DIE NACHTIGALL SINGT VOR DEM FENSTER! DAS ERSETZT MIR FAST DEN BACH UND DIE WILDBLUMEN.
TSCHIEP TIRILI= LILILEE TJUUP! TJUP! SWOP.

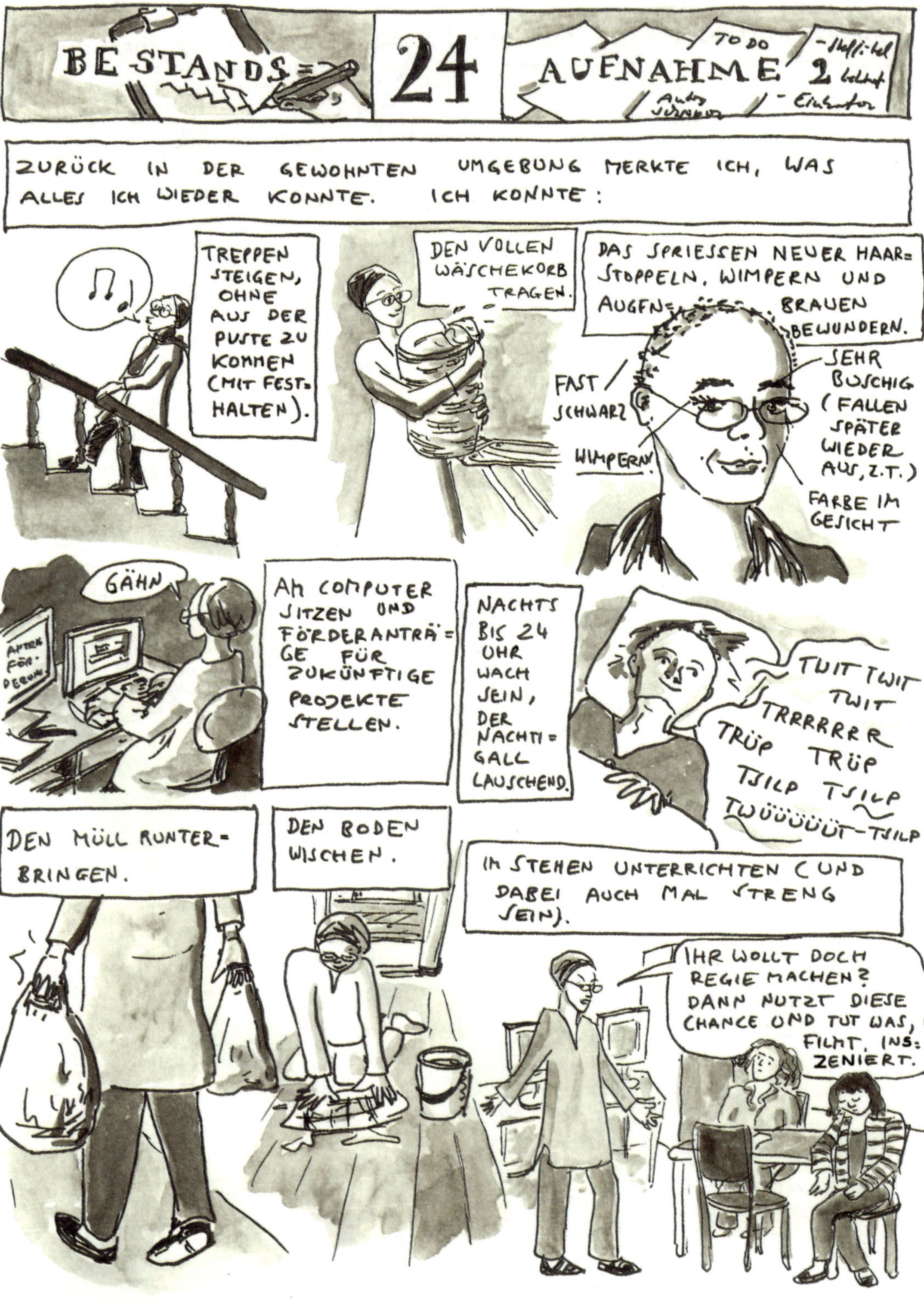
BESTANDS= 24 AUFNAHME
TO DO
ZURÜCK IN DER GEWOHNTEN UMGEBUNG MERKTE ICH, WAS ALLES ICH WIEDER KONNTE. ICH KONNTE:
TREPPEN STEIGEN, OHNE AUS DER PUSTE ZU KOMMEN (MIT FEST= HALTEN).
DEN VOLLEN WÄSCHEKORB TRAGEN.
DAS SPRIESSEN NEUER HAAR= STOPPELN, WIMPERN UND AUGEN= BRAUEN BEWUNDERN.
FAST SCHWARZ
WIMPERN
SEHR BUSCHIG (FALLEN SPÄTER WIEDER AUS, Z.T.)
FARBE IM GESICHT
GÄHN
ANTRAG FÖR= DERUNG
AM COMPUTER SITZEN UND FÖRDERANTRÄ= GE FÜR ZUKÜNFTIGE PROJEKTE STELLEN.
NACHTS BIS 24 UHR WACH SEIN, DER NACHTI= GALL LAUSCHEND.
TWIT TWIT TWIT
TRRRRRRR
TRÜP TRÜP
TSILP TSILP
TWÜÜÜÜÜT-TSILP
DEN MÜLL RUNTER= BRINGEN.
DEN BODEN WISCHEN.
IM STEHEN UNTERRICHTEN (UND DABEI AUCH MAL STRENG SEIN).
IHR WOLLT DOCH REGIE MACHEN? DANN NUTZT DIESE CHANCE UND TUT WAS, FILMT, INS= ZENIERT.

DIE TAUBHEITSGEFÜHLE IN MEINEN FÜSSEN SCHIENEN SICH NACH ENDE DER CHEMO VERSTÄRKT ZU HABEN. (VIELLEICHT WEIL ICH IM FRÜHLING ÖFTER BARFUSS GING, SPÜRTE ICH MEHR.)
DIE EMPFINDUNGEN IN MEINEN FÜSSEN WAREN SO UNBEKANNT, DASS ICH NACH BILDERN ZUR BESCHREIBUNG SUCHTE.

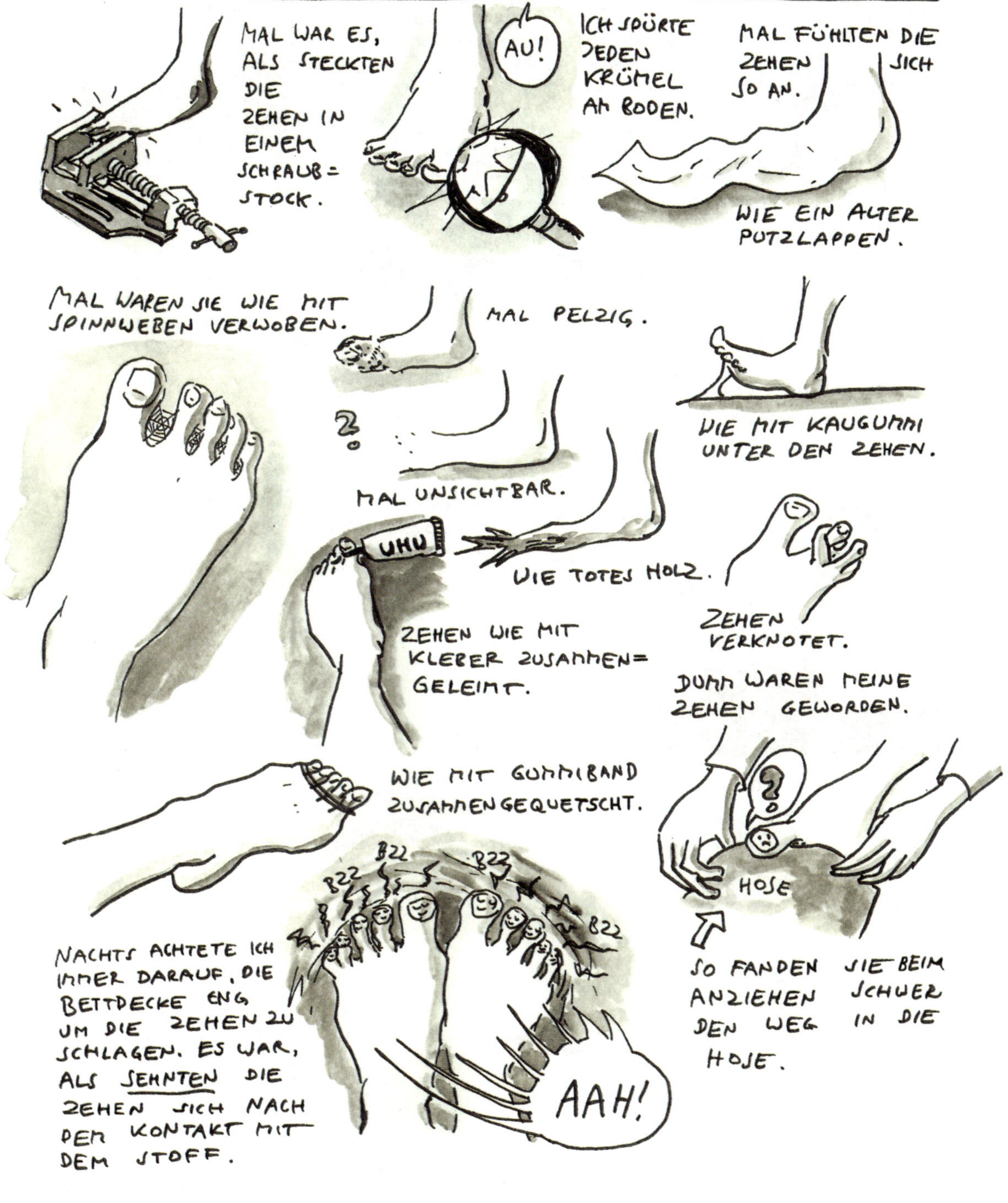

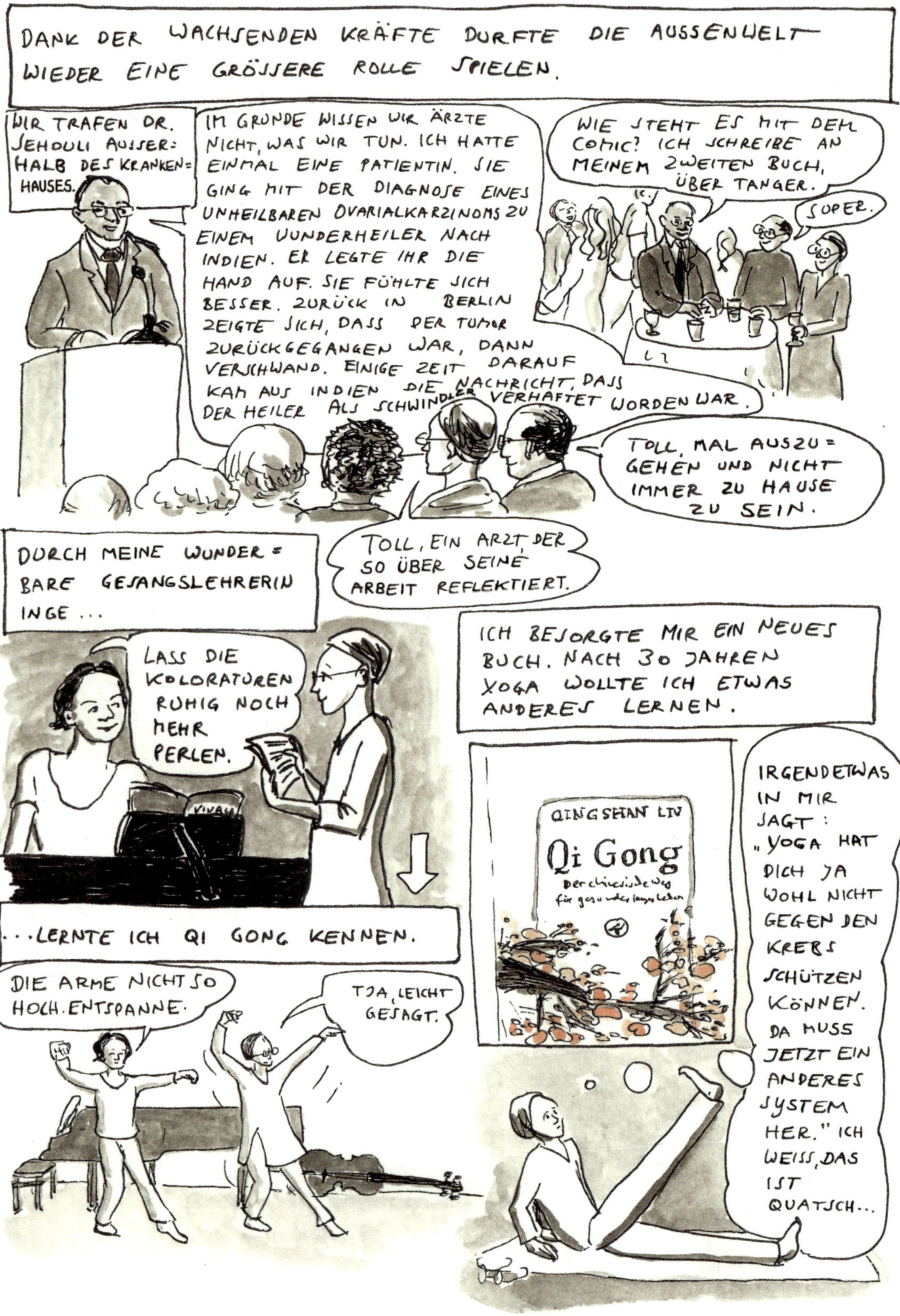
DANK DER WACHSENDEN KRÄFTE DURFTE DIE AUSSENWELT WIEDER EINE GRÖSSERE ROLLE SPIELEN.
WIR TRAFEN DR. SEHOULI AUSSER= HALB DES KRANKEN= HAUSES.
IM GRUNDE WISSEN WIR ÄRZTE NICHT, WAS WIR TUN. ICH HATTE EINMAL EINE PATIENTIN. SIE GING MIT DER DIAGNOSE EINES UNHEILBAREN OVARIALKARZINOMS ZU EINEM WUNDERHEILER NACH INDIEN. ER LEGTE IHR DIE HAND AUF. SIE FÜHLTE SICH BESSER. ZURÜCK IN BERLIN ZEIGTE SICH, DASS DER TUMOR ZURÜCKGEGANGEN WAR, DANN VERSCHWAND. EINIGE ZEIT DARAUF KAM AUS INDIEN DIE NACHRICHT, DASS DER HEILER ALS SCHWINDLER VERHAFTET WORDEN WAR.
WIE STEHT ES MIT DEM COMIC? ICH SCHREIBE AN MEINEM ZWEITEN BUCH, ÜBER TANGER.
SUPER.
TOLL, MAL AUSZU= GEHEN UND NICHT IMMER ZU HAUSE ZU SEIN.
TOLL, EIN ARZT, DER SO ÜBER SEINE ARBEIT REFLEKTIERT.
DURCH MEINE WUNDER= BARE GESANGSLEHRERIN INGE ...
LASS DIE KOLORATUREN RUHIG NOCH MEHR PERLEN.
... LERNTE ICH QI GONG KENNEN.
DIE ARME NICHT SO HOCH. ENTSPANNE.
TJA, LEICHT GESAGT.
ICH BESORGTE MIR EIN NEUES BUCH. NACH 30 JAHREN YOGA WOLLTE ICH ETWAS ANDERES LERNEN.
QINGSHAN LIU
Qi Gong
IRGENDETWAS IN MIR SAGT: „YOGA HAT DICH JA WOHL NICHT GEGEN DEN KREBS SCHÜTZEN KÖNNEN. DA MUSS JETZT EIN ANDERES SYSTEM HER." ICH WEISS, DAS IST QUATSCH...

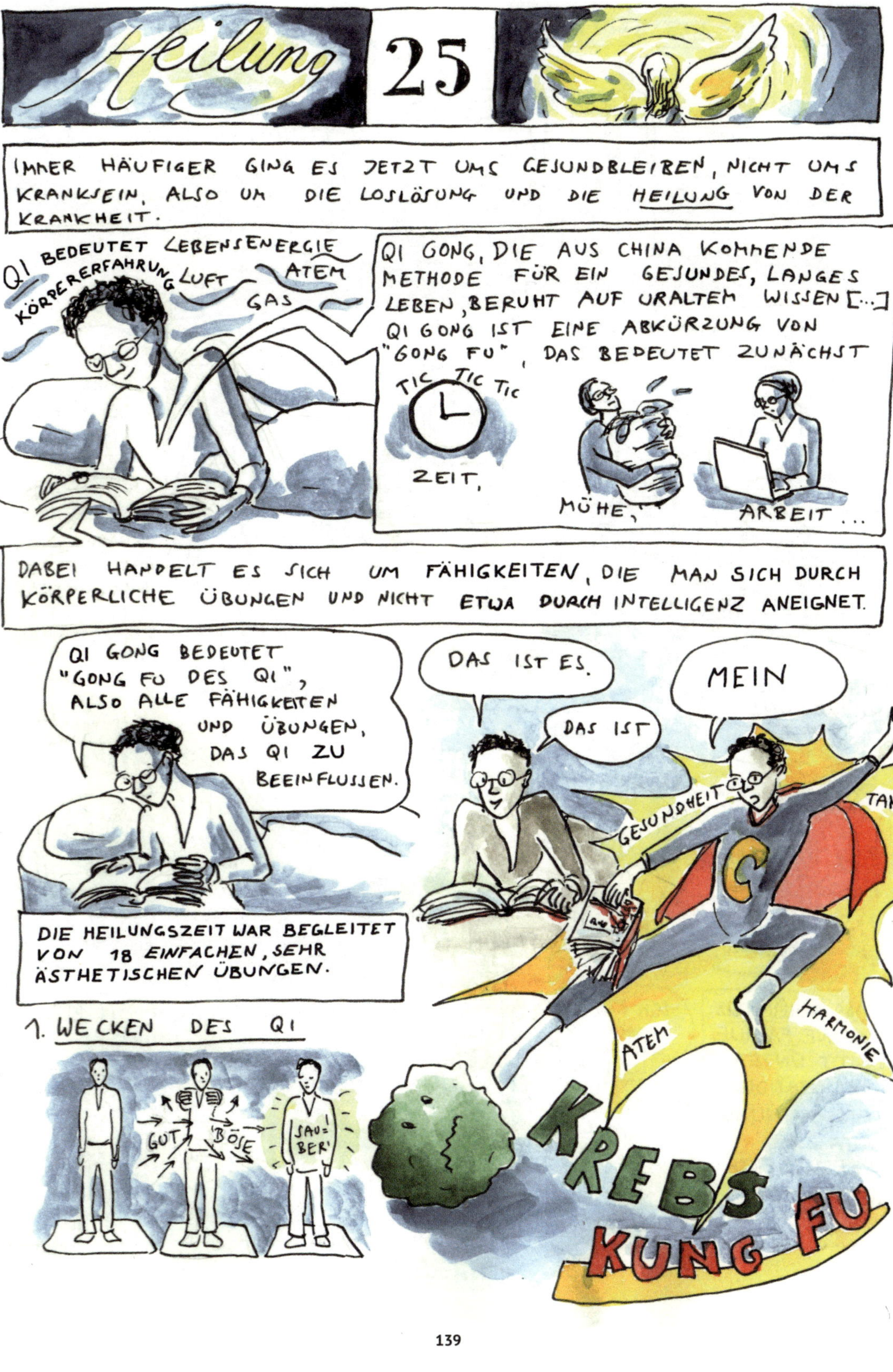
Heilung
25
IMMER HÄUFIGER GING ES JETZT UMS GESUNDBLEIBEN, NICHT UMS KRANKSEIN, ALSO UM DIE LOSLÖSUNG UND DIE HEILUNG VON DER KRANKHEIT.
QI BEDEUTET LEBENSENERGIE
KÖRPERERFAHRUNG
LUFT
ATEM
GAS
QI GONG, DIE AUS CHINA KOMMENDE METHODE FÜR EIN GESUNDES, LANGES LEBEN, BERUHT AUF URALTEM WISSEN [...] QI GONG IST EINE ABKÜRZUNG VON "GONG FU", DAS BEDEUTET ZUNÄCHST
TIC TIC TIC
ZEIT,
MÜHE,
ARBEIT ...
DABEI HANDELT ES SICH UM FÄHIGKEITEN, DIE MAN SICH DURCH KÖRPERLICHE ÜBUNGEN UND NICHT ETWA DURCH INTELLIGENZ ANEIGNET.
QI GONG BEDEUTET "GONG FU DES QI", ALSO ALLE FÄHIGKEITEN UND ÜBUNGEN, DAS QI ZU BEEINFLUSSEN.
DAS IST ES.
DAS IST
MEIN
GESUNDHEIT
TANZ
DIE HEILUNGSZEIT WAR BEGLEITET VON 18 EINFACHEN, SEHR ÄSTHETISCHEN ÜBUNGEN.
1. WECKEN DES QI
GUT
BÖSE
SAUBER
ATEM
HARMONIE
KREBS
KUNG FU

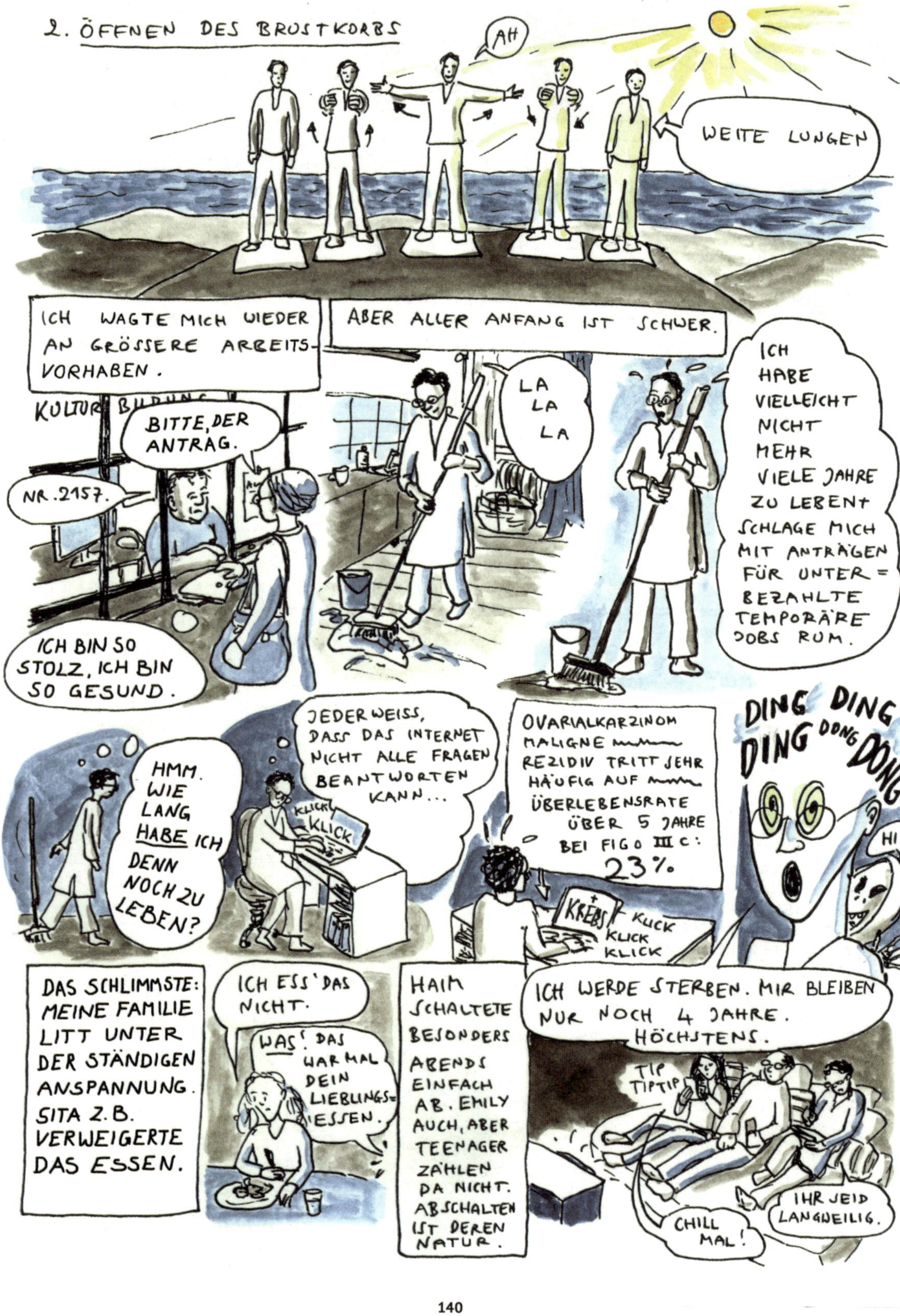
2. ÖFFNEN DES BRUSTKORBS
AH
WEITE LUNGEN
ICH WAGTE MICH WIEDER AN GRÖSSERE ARBEITSVORHABEN.
ABER ALLER ANFANG IST SCHWER.
KULTUR
BITTE, DER ANTRAG.
NR. 2157.
ICH BIN SO STOLZ, ICH BIN SO GESUND.
LA LA LA
ICH HABE VIELLEICHT NICHT MEHR VIELE JAHRE ZU LEBEN + SCHLAGE MICH MIT ANTRÄGEN FÜR UNTER= BEZAHLTE TEMPORÄRE JOBS RUM.
HMM. WIE LANG HABE ICH DENN NOCH ZU LEBEN?
JEDER WEISS, DASS DAS INTERNET NICHT ALLE FRAGEN BEANTWORTEN KANN...
KLICK KLICK
OVARIALKARZINOM MALIGNE REZIDIV TRITT SEHR HÄUFIG AUF ÜBERLEBENSRATE ÜBER 5 JAHRE BEI FIGO III C: 23%
KREBS
KLICK KLICK KLICK
DING DING DING DONG DONG
HI
DAS SCHLIMMSTE: MEINE FAMILIE LITT UNTER DER STÄNDIGEN ANSPANNUNG. SITA Z.B. VERWEIGERTE DAS ESSEN.
ICH ESS' DAS NICHT.
WAS! DAS WAR MAL DEIN LIEBLINGSESSEN.
HAIM SCHALTETE BESONDERS ABENDS EINFACH AB. EMILY AUCH, ABER TEENAGER ZÄHLEN DA NICHT. ABSCHALTEN IST DEREN NATUR.
ICH WERDE STERBEN. MIR BLEIBEN NUR NOCH 4 JAHRE. HÖCHSTENS.
TIP TIPTIP
CHILL MAL!
IHR SEID LANGWEILIG.

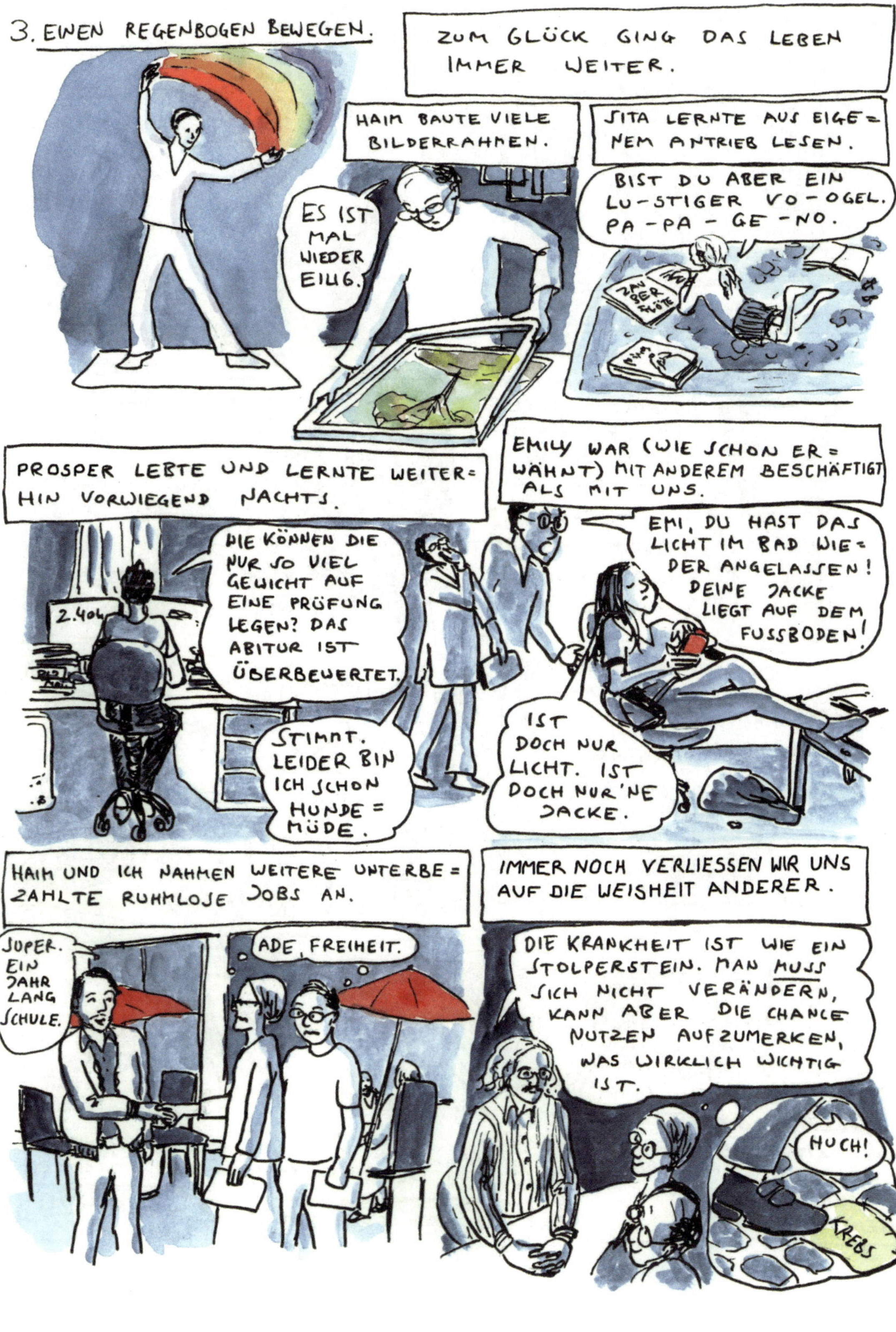

3. EINEN REGENBOGEN BEWEGEN.
ZUM GLÜCK GING DAS LEBEN IMMER WEITER.
HAIM BAUTE VIELE BILDERRAHMEN.
ES IST MAL WIEDER EILIG.
SITA LERNTE AUS EIGE= NEM ANTRIEB LESEN.
BIST DU ABER EIN LU-STIGER VO-OGEL. PA-PA-GE-NO.
ZAU BER FLÖTE
PROSPER LEBTE UND LERNTE WEITER= HIN VORWIEGEND NACHTS.
2.404
WIE KÖNNEN DIE NUR SO VIEL GEWICHT AUF EINE PRÜFUNG LEGEN? DAS ABITUR IST ÜBERBEWERTET.
STIMMT. LEIDER BIN ICH SCHON HUNDE= MÜDE.
EMILY WAR (WIE SCHON ER= WÄHNT) MIT ANDEREM BESCHÄFTIGT ALS MIT UNS.
EMI, DU HAST DAS LICHT IM BAD WIE= DER ANGELASSEN! DEINE JACKE LIEGT AUF DEM FUSSBODEN!
IST DOCH NUR LICHT. IST DOCH NUR 'NE JACKE.
HAIM UND ICH NAHMEN WEITERE UNTERBE= ZAHLTE RUHMLOSE JOBS AN.
SUPER. EIN JAHR LANG SCHULE.
ADE, FREIHEIT.
IMMER NOCH VERLIESSEN WIR UNS AUF DIE WEISHEIT ANDERER.
DIE KRANKHEIT IST WIE EIN STOLPERSTEIN. MAN MUSS SICH NICHT VERÄNDERN, KANN ABER DIE CHANCE NUTZEN AUFZUMERKEN, WAS WIRKLICH WICHTIG IST.
HUCH!
KREBS

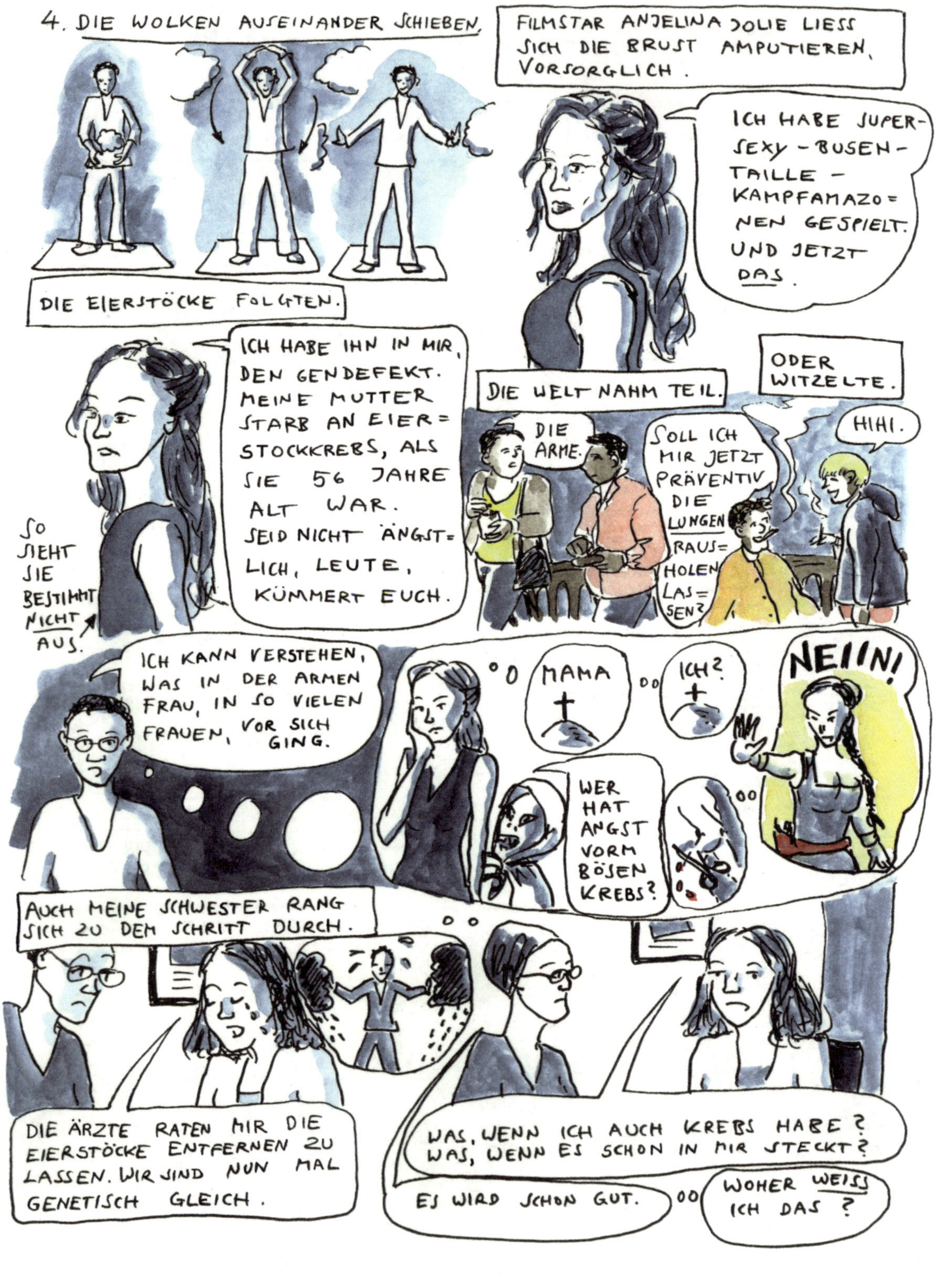

4. DIE WOLKEN AUSEINANDER SCHIEBEN.
DIE EIERSTÖCKE FOLGTEN.
FILMSTAR ANJELINA JOLIE LIESS SICH DIE BRUST AMPUTIEREN, VORSORGLICH.
ICH HABE SUPER-SEXY-BUSEN-TAILLE-KAMPFAMAZO=NEN GESPIELT. UND JETZT DAS.
ICH HABE IHN IN MIR, DEN GENDEFEKT. MEINE MUTTER STARB AN EIER=STOCKKREBS, ALS SIE 56 JAHRE ALT WAR. SEID NICHT ÄNGST=LICH, LEUTE, KÜMMERT EUCH.
SO SIEHT SIE BESTIMMT NICHT AUS.
DIE WELT NAHM TEIL.
ODER WITZELTE.
DIE ARME.
SOLL ICH MIR JETZT PRÄVENTIV DIE LUNGEN RAUS=HOLEN LAS=SEN?
HIHI.
ICH KANN VERSTEHEN, WAS IN DER ARMEN FRAU, IN SO VIELEN FRAUEN, VOR SICH GING.
MAMA
ICH?
NEIIN!
WER HAT ANGST VORM BÖSEN KREBS?
AUCH MEINE SCHWESTER RANG SICH ZU DEM SCHRITT DURCH.
DIE ÄRZTE RATEN MIR DIE EIERSTÖCKE ENTFERNEN ZU LASSEN. WIR SIND NUN MAL GENETISCH GLEICH.
WAS, WENN ICH AUCH KREBS HABE? WAS, WENN ES SCHON IN MIR STECKT?
ES WIRD SCHON GUT.
WOHER WEISS ICH DAS?

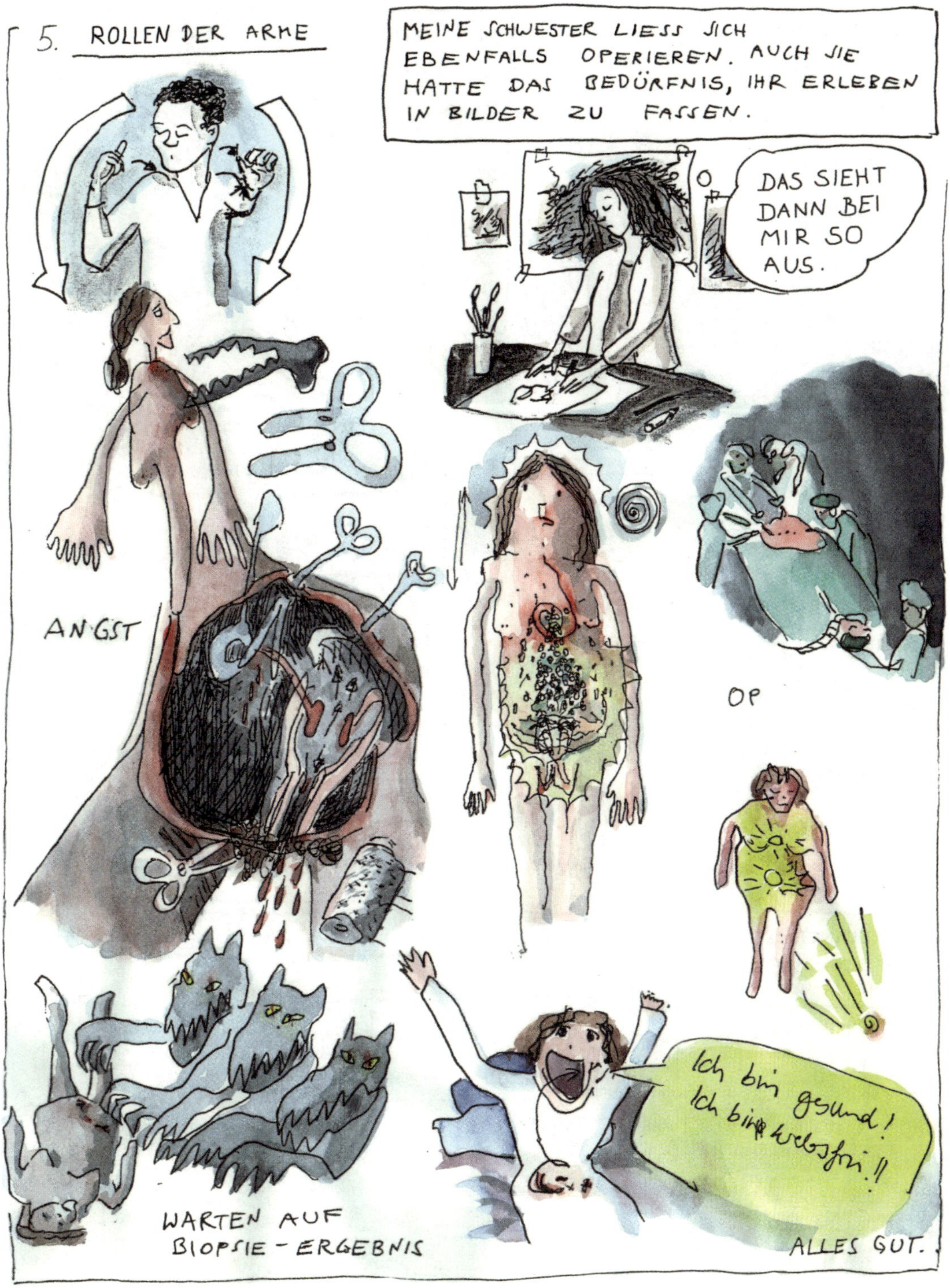
5. ROLLEN DER ARME
MEINE SCHWESTER LIESS SICH EBENFALLS OPERIEREN. AUCH SIE HATTE DAS BEDÜRFNIS, IHR ERLEBEN IN BILDER ZU FASSEN.
DAS SIEHT DANN BEI MIR SO AUS.
ANGST
OP
WARTEN AUF BIOPSIE-ERGEBNIS
Ich bin gesund! Ich bin krebsfrei!!
ALLES GUT.

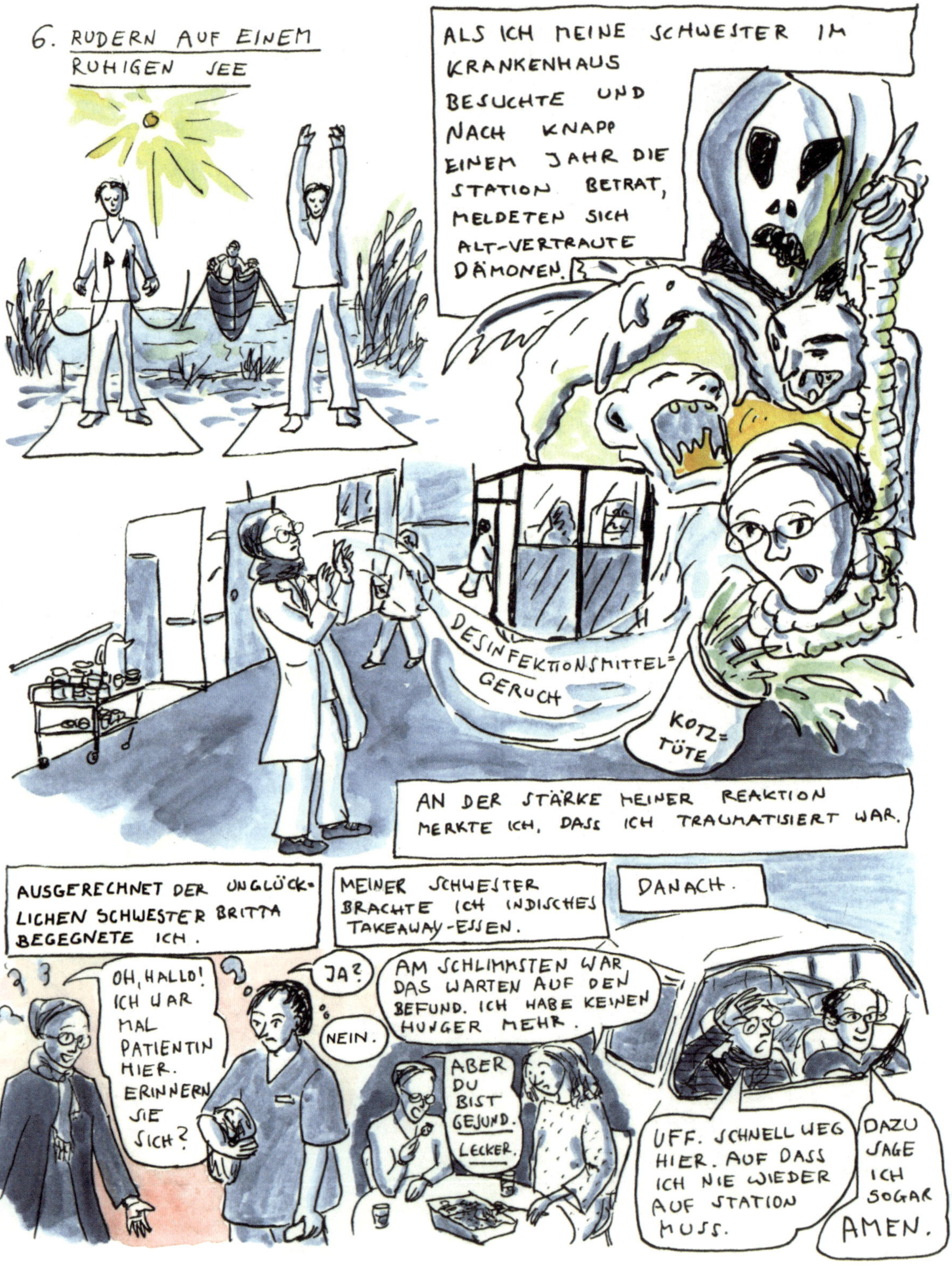
6. RUDERN AUF EINEM RUHIGEN SEE
ALS ICH MEINE SCHWESTER IM KRANKENHAUS BESUCHTE UND NACH KNAPP EINEM JAHR DIE STATION BETRAT, MELDETEN SICH ALT-VERTRAUTE DÄMONEN.
DESINFEKTIONSMITTEL=GERUCH
KOTZ=TÜTE
AN DER STÄRKE MEINER REAKTION MERKTE ICH, DASS ICH TRAUMATISIERT WAR.
AUSGERECHNET DER UNGLÜCK-LICHEN SCHWESTER BRITTA BEGEGNETE ICH.
OH, HALLO! ICH WAR MAL PATIENTIN HIER. ERINNERN SIE SICH?
JA?
NEIN.
MEINER SCHWESTER BRACHTE ICH INDISCHES TAKEAWAY-ESSEN.
AM SCHLIMMSTEN WAR DAS WARTEN AUF DEN BEFUND. ICH HABE KEINEN HUNGER MEHR.
ABER DU BIST GESUND.
LECKER.
DANACH.
UFF. SCHNELL WEG HIER. AUF DASS ICH NIE WIEDER AUF STATION MUSS.
DAZU SAGE ICH SOGAR AMEN.

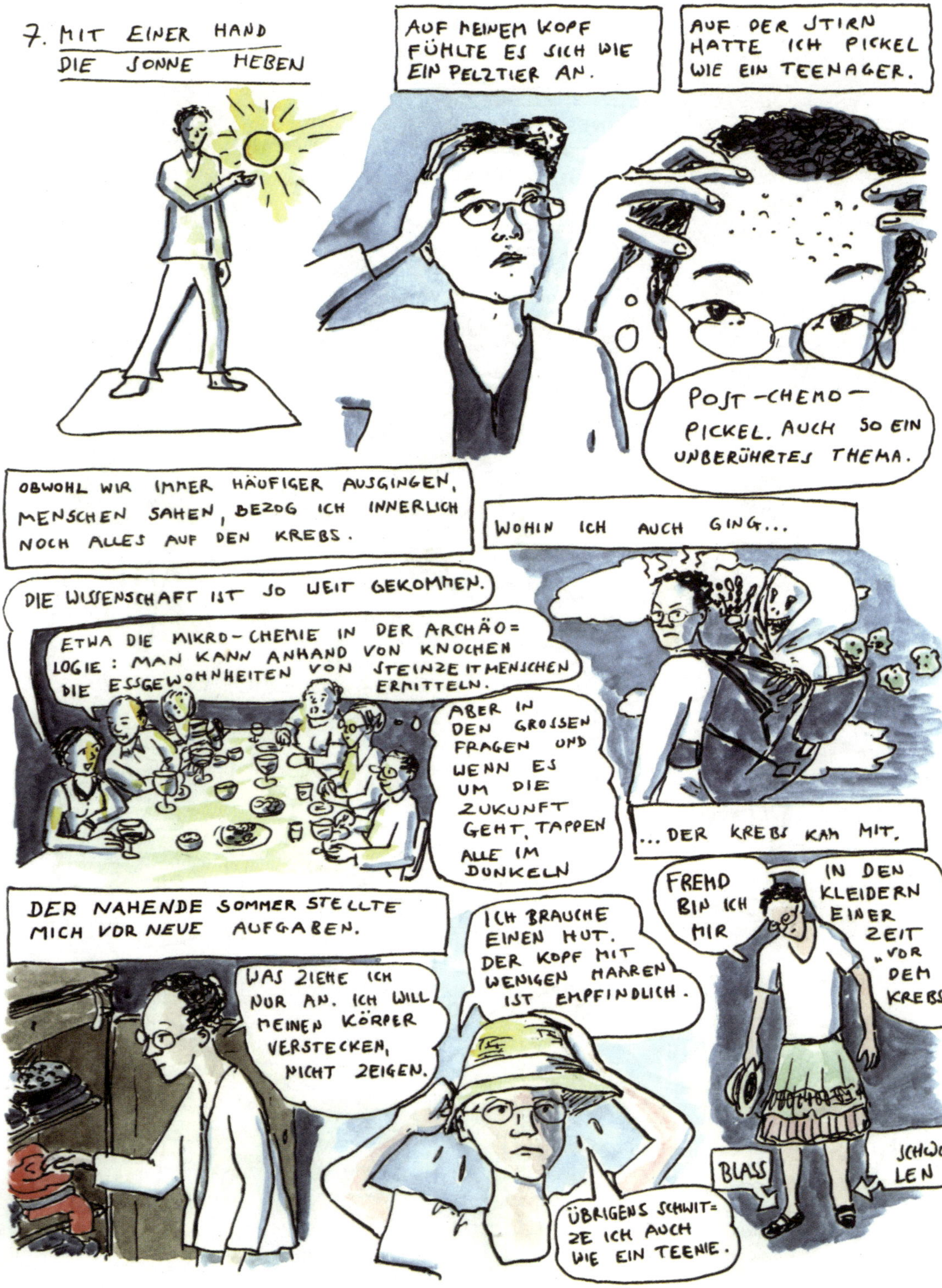

7. MIT EINER HAND DIE SONNE HEBEN
AUF MEINEM KOPF FÜHLTE ES SICH WIE EIN PELZTIER AN.
AUF DER STIRN HATTE ICH PICKEL WIE EIN TEENAGER.
POST-CHEMO-PICKEL. AUCH SO EIN UNBERÜHRTES THEMA.
OBWOHL WIR IMMER HÄUFIGER AUSGINGEN, MENSCHEN SAHEN, BEZOG ICH INNERLICH NOCH ALLES AUF DEN KREBS.
DIE WISSENSCHAFT IST SO WEIT GEKOMMEN.
ETWA DIE MIKRO-CHEMIE IN DER ARCHÄO= LOGIE: MAN KANN ANHAND VON KNOCHEN DIE ESSGEWOHNHEITEN VON STEINZEITMENSCHEN ERMITTELN.
ABER IN DEN GROSSEN FRAGEN UND WENN ES UM DIE ZUKUNFT GEHT, TAPPEN ALLE IM DUNKELN
WOHIN ICH AUCH GING...
... DER KREBS KAM MIT.
DER NAHENDE SOMMER STELLTE MICH VOR NEUE AUFGABEN.
WAS ZIEHE ICH NUR AN. ICH WILL MEINEN KÖRPER VERSTECKEN, NICHT ZEIGEN.
ICH BRAUCHE EINEN HUT. DER KOPF MIT WENIGEN HAAREN IST EMPFINDLICH.
ÜBRIGENS SCHWIT= ZE ICH AUCH WIE EIN TEENIE.
FREMD BIN ICH MIR
IN DEN KLEIDERN EINER ZEIT „VOR DEM KREBS".
BLASS
SCHWOL= LEN

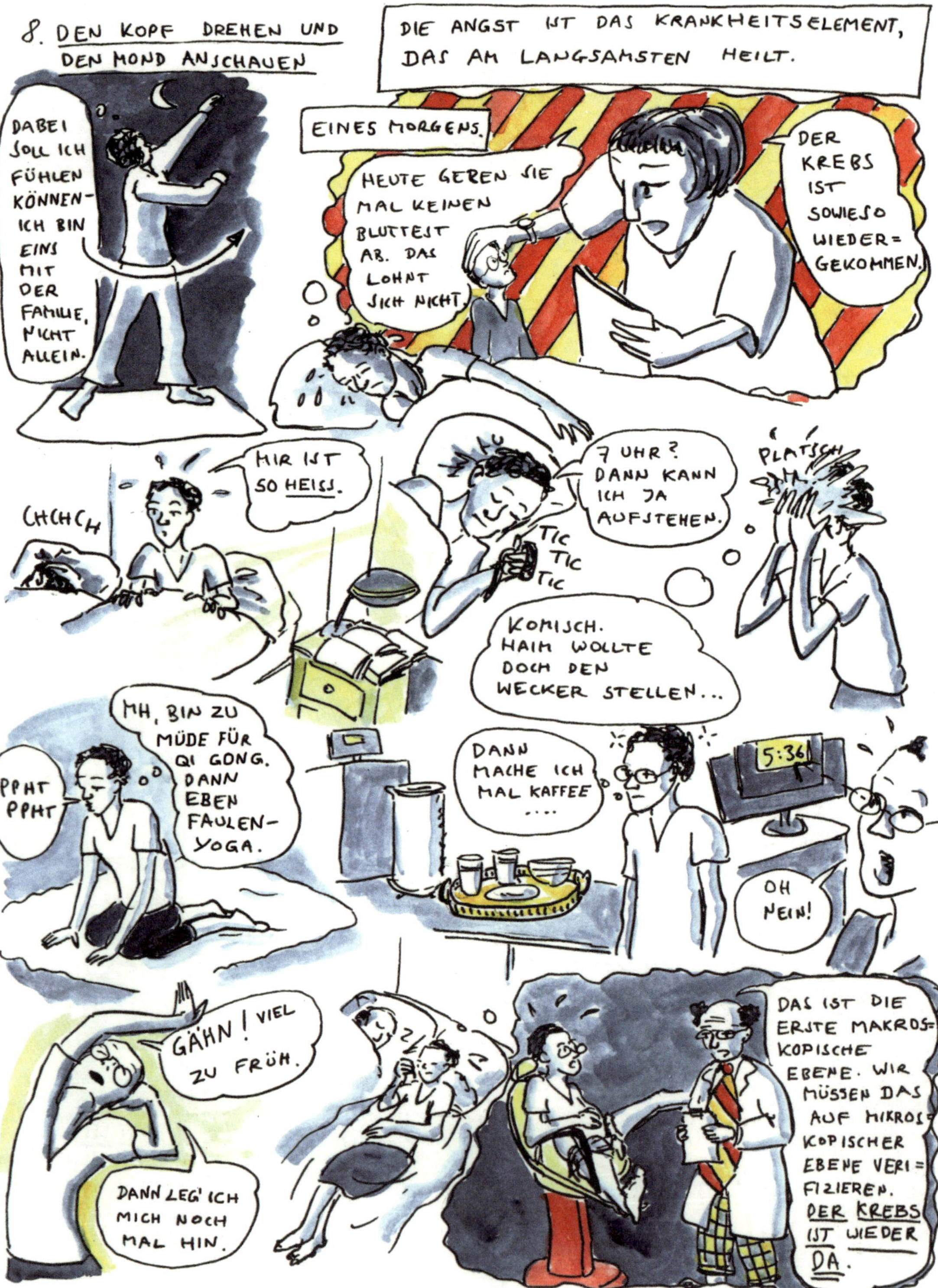
8. DEN KOPF DREHEN UND DEN MOND ANSCHAUEN
DABEI SOLL ICH FÜHLEN KÖNNEN- ICH BIN EINS MIT DER FAMILIE, NICHT ALLEIN.
DIE ANGST IST DAS KRANKHEITSELEMENT, DAS AM LANGSAMSTEN HEILT.
EINES MORGENS.
HEUTE GEBEN SIE MAL KEINEN BLUTTEST AB. DAS LOHNT SICH NICHT.
DER KREBS IST SOWIESO WIEDER= GEKOMMEN.
CHCHCH
MIR IST SO HEISS.
7 UHR? DANN KANN ICH JA AUFSTEHEN.
TIC TIC TIC
KOMISCH. HAIM WOLLTE DOCH DEN WECKER STELLEN...
PLATSCH
PPHT PPHT
MH, BIN ZU MÜDE FÜR QI GONG. DANN EBEN FAULEN- YOGA.
DANN MACHE ICH MAL KAFFEE ....
5:36
OH NEIN!
GÄHN! VIEL ZU FRÜH.
DANN LEG' ICH MICH NOCH MAL HIN.
DAS IST DIE ERSTE MAKROS= KOPISCHE EBENE. WIR MÜSSEN DAS AUF MIKROS= KOPISCHER EBENE VERI= FIZIEREN. DER KREBS IST WIEDER DA.

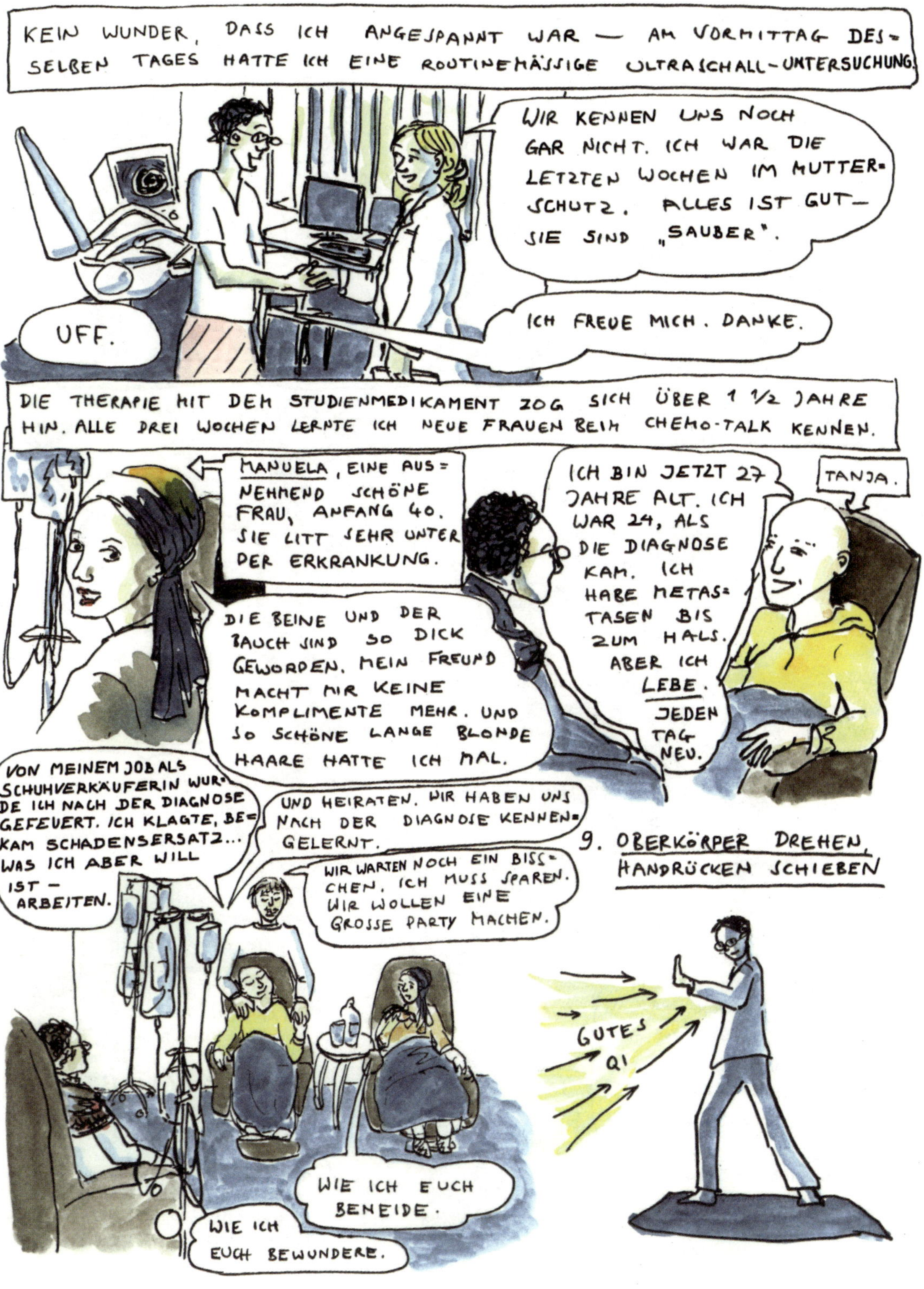
KEIN WUNDER, DASS ICH ANGESPANNT WAR — AM VORMITTAG DESSELBEN TAGES HATTE ICH EINE ROUTINEMÄSSIGE ULTRASCHALL-UNTERSUCHUNG.
WIR KENNEN UNS NOCH GAR NICHT. ICH WAR DIE LETZTEN WOCHEN IM MUTTERSCHUTZ. ALLES IST GUT — SIE SIND „SAUBER".
UFF.
ICH FREUE MICH. DANKE.
DIE THERAPIE MIT DEM STUDIENMEDIKAMENT ZOG SICH ÜBER 1 1/2 JAHRE HIN. ALLE DREI WOCHEN LERNTE ICH NEUE FRAUEN BEIM CHEMO-TALK KENNEN.
MANUELA, EINE AUSNEHMEND SCHÖNE FRAU, ANFANG 40. SIE LITT SEHR UNTER DER ERKRANKUNG.
DIE BEINE UND DER BAUCH SIND SO DICK GEWORDEN. MEIN FREUND MACHT MIR KEINE KOMPLIMENTE MEHR. UND SO SCHÖNE LANGE BLONDE HAARE HATTE ICH MAL.
ICH BIN JETZT 27 JAHRE ALT. ICH WAR 24, ALS DIE DIAGNOSE KAM. ICH HABE METASTASEN BIS ZUM HALS. ABER ICH LEBE. JEDEN TAG NEU.
TANJA.
VON MEINEM JOB ALS SCHUHVERKÄUFERIN WURDE ICH NACH DER DIAGNOSE GEFEUERT. ICH KLAGTE, BEKAM SCHADENSERSATZ... WAS ICH ABER WILL IST — ARBEITEN.
UND HEIRATEN. WIR HABEN UNS NACH DER DIAGNOSE KENNENGELERNT.
WIR WARTEN NOCH EIN BISSCHEN. ICH MUSS SPAREN. WIR WOLLEN EINE GROSSE PARTY MACHEN.
WIE ICH EUCH BENEIDE.
WIE ICH EUCH BEWUNDERE.
9. OBERKÖRPER DREHEN, HANDRÜCKEN SCHIEBEN
GUTES QI

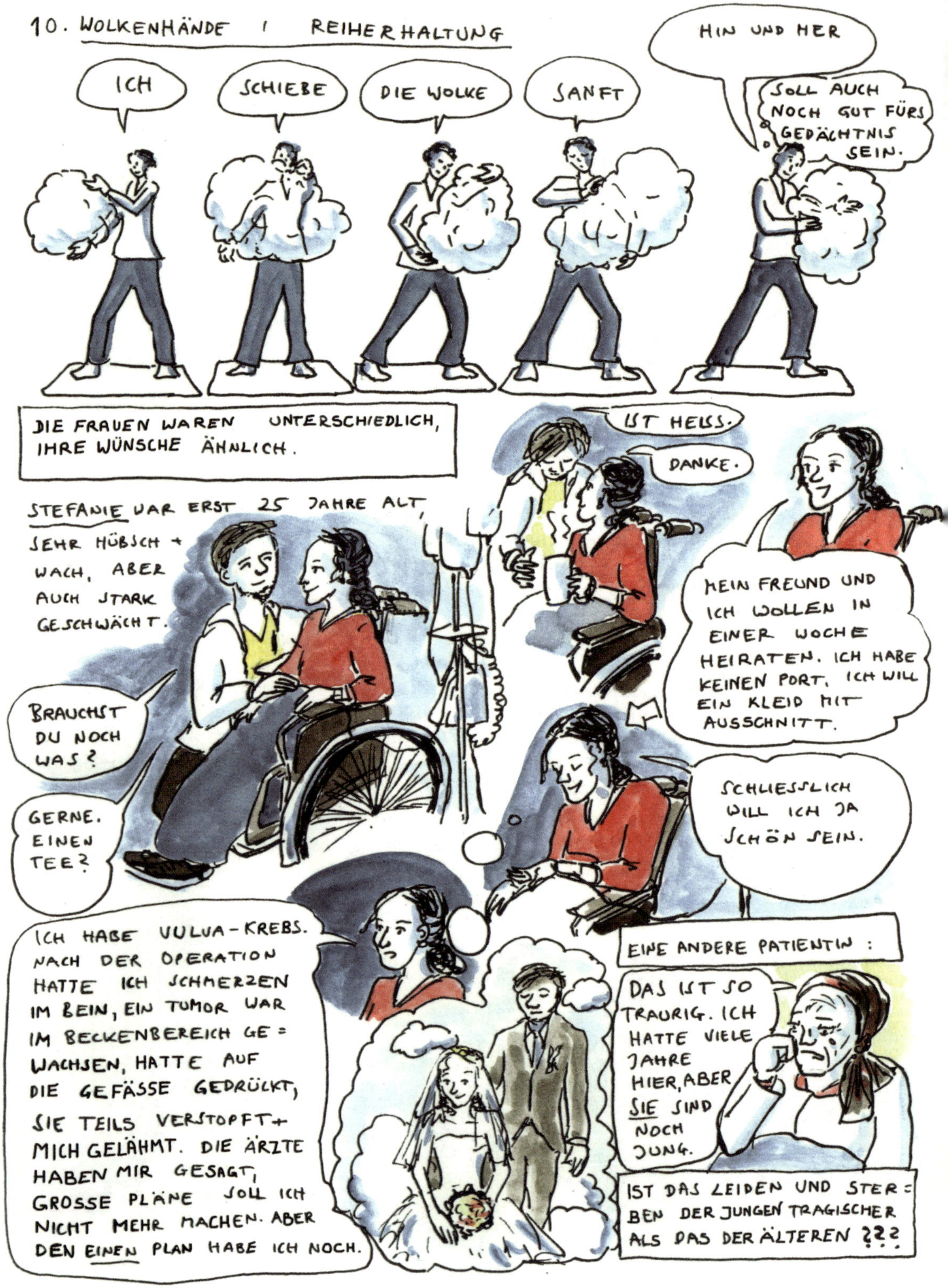
10. WOLKENHÄNDE / REIHERHALTUNG
ICH
SCHIEBE
DIE WOLKE
SANFT
HIN UND HER
SOLL AUCH NOCH GUT FÜRS GEDÄCHTNIS SEIN.
DIE FRAUEN WAREN UNTERSCHIEDLICH, IHRE WÜNSCHE ÄHNLICH.
STEFANIE WAR ERST 25 JAHRE ALT, SEHR HÜBSCH + WACH, ABER AUCH STARK GESCHWÄCHT.
BRAUCHST DU NOCH WAS?
GERNE. EINEN TEE?
IST HEISS.
DANKE.
MEIN FREUND UND ICH WOLLEN IN EINER WOCHE HEIRATEN. ICH HABE KEINEN PORT. ICH WILL EIN KLEID MIT AUSSCHNITT.
SCHLIESSLICH WILL ICH JA SCHÖN SEIN.
ICH HABE VULVA-KREBS. NACH DER OPERATION HATTE ICH SCHMERZEN IM BEIN, EIN TUMOR WAR IM BECKENBEREICH GE= WACHSEN, HATTE AUF DIE GEFÄSSE GEDRÜCKT, SIE TEILS VERSTOPFT + MICH GELÄHMT. DIE ÄRZTE HABEN MIR GESAGT, GROSSE PLÄNE SOLL ICH NICHT MEHR MACHEN. ABER DEN EINEN PLAN HABE ICH NOCH.
EINE ANDERE PATIENTIN:
DAS IST SO TRAURIG. ICH HATTE VIELE JAHRE HIER, ABER SIE SIND NOCH JUNG.
IST DAS LEIDEN UND STER= BEN DER JUNGEN TRAGISCHER ALS DAS DER ÄLTEREN ???

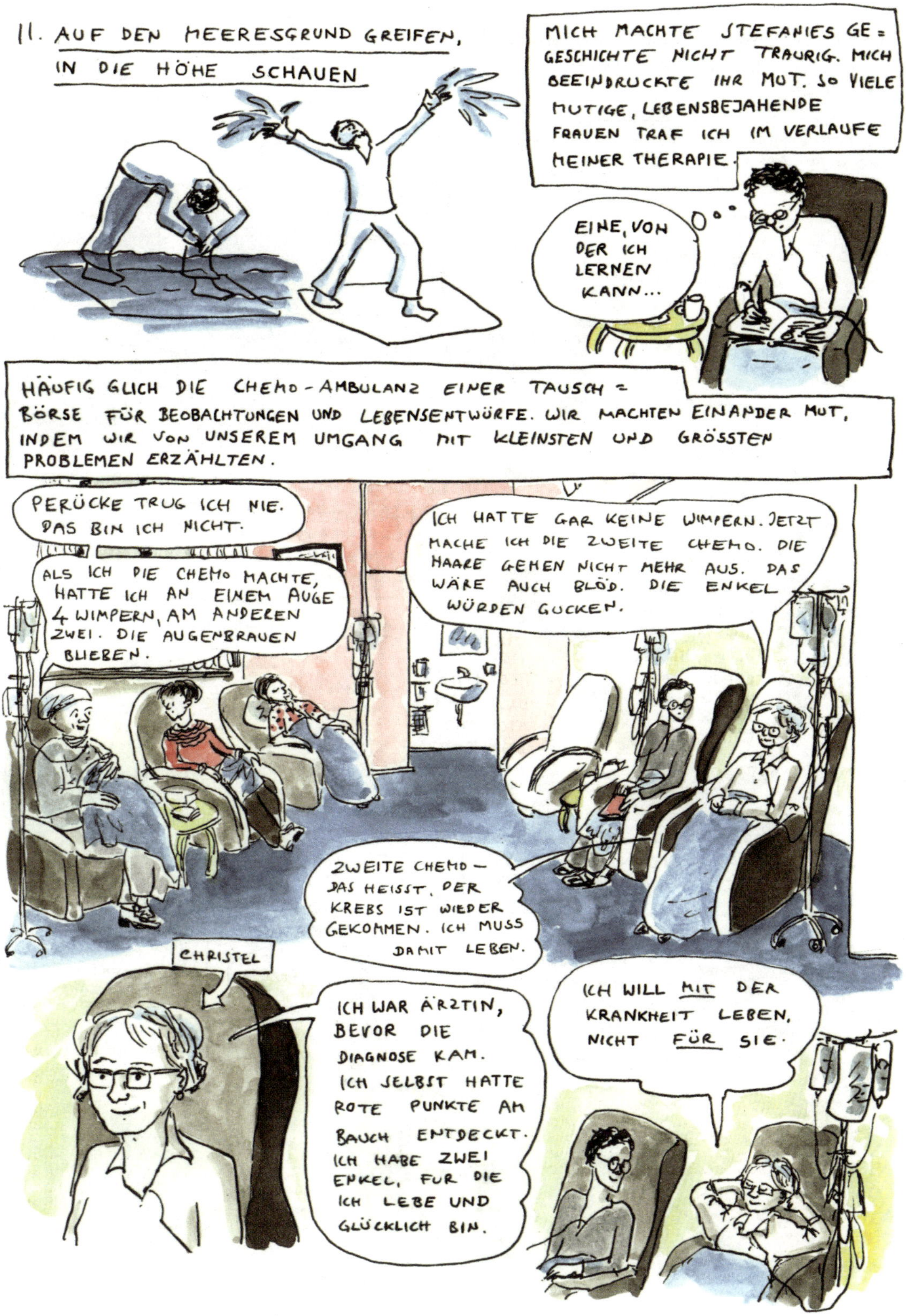

11. AUF DEN MEERESGRUND GREIFEN, IN DIE HÖHE SCHAUEN
MICH MACHTE STEFANIES GE= GESCHICHTE NICHT TRAURIG. MICH BEEINDRUCKTE IHR MUT. SO VIELE MUTIGE, LEBENSBEJAHENDE FRAUEN TRAF ICH IM VERLAUFE MEINER THERAPIE.
EINE, VON DER ICH LERNEN KANN...
HÄUFIG GLICH DIE CHEMO-AMBULANZ EINER TAUSCH= BÖRSE FÜR BEOBACHTUNGEN UND LEBENSENTWÜRFE. WIR MACHTEN EINANDER MUT, INDEM WIR VON UNSEREM UMGANG MIT KLEINSTEN UND GRÖSSTEN PROBLEMEN ERZÄHLTEN.
PERÜCKE TRUG ICH NIE. DAS BIN ICH NICHT.
ALS ICH DIE CHEMO MACHTE, HATTE ICH AN EINEM AUGE 4 WIMPERN, AM ANDEREN ZWEI. DIE AUGENBRAUEN BLIEBEN.
ICH HATTE GAR KEINE WIMPERN. JETZT MACHE ICH DIE ZWEITE CHEMO. DIE HAARE GEHEN NICHT MEHR AUS. DAS WÄRE AUCH BLÖD. DIE ENKEL WÜRDEN GUCKEN.
ZWEITE CHEMO – DAS HEISST, DER KREBS IST WIEDER GEKOMMEN. ICH MUSS DAMIT LEBEN.
CHRISTEL
ICH WAR ÄRZTIN, BEVOR DIE DIAGNOSE KAM. ICH SELBST HATTE ROTE PUNKTE AM BAUCH ENTDECKT. ICH HABE ZWEI ENKEL, FUR DIE ICH LEBE UND GLÜCKLICH BIN.
ICH WILL MIT DER KRANKHEIT LEBEN, NICHT FÜR SIE.

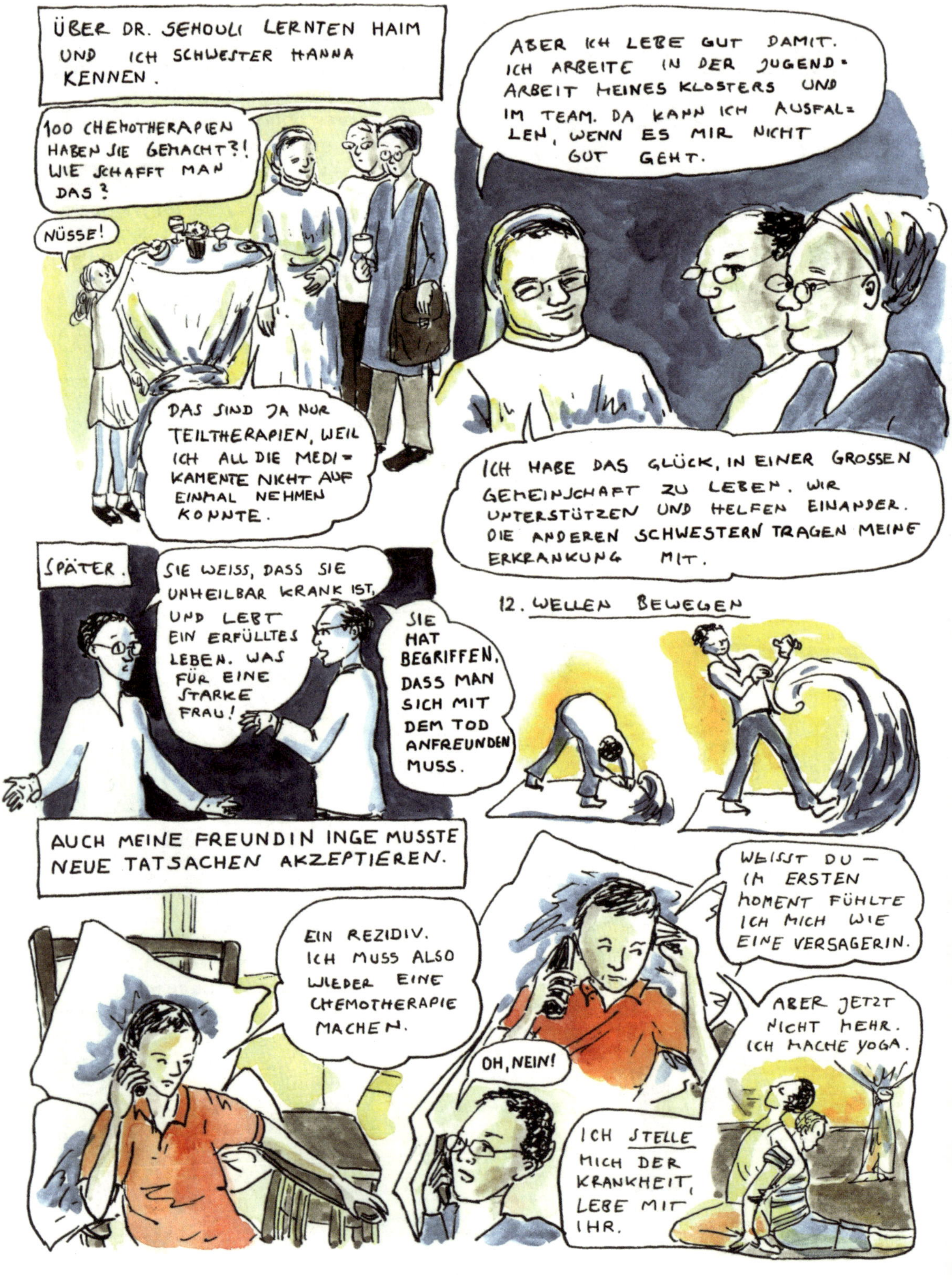
ÜBER DR. SEHOULI LERNTEN HAIM UND ICH SCHWESTER HANNA KENNEN.
100 CHEMOTHERAPIEN HABEN SIE GEMACHT?! WIE SCHAFFT MAN DAS?
NÜSSE!
DAS SIND JA NUR TEILTHERAPIEN, WEIL ICH ALL DIE MEDIKAMENTE NICHT AUF EINMAL NEHMEN KONNTE.
ABER ICH LEBE GUT DAMIT. ICH ARBEITE IN DER JUGENDARBEIT MEINES KLOSTERS UND IM TEAM. DA KANN ICH AUSFALLEN, WENN ES MIR NICHT GUT GEHT.
ICH HABE DAS GLÜCK, IN EINER GROSSEN GEMEINSCHAFT ZU LEBEN. WIR UNTERSTÜTZEN UND HELFEN EINANDER. DIE ANDEREN SCHWESTERN TRAGEN MEINE ERKRANKUNG MIT.
SPÄTER.
SIE WEISS, DASS SIE UNHEILBAR KRANK IST, UND LEBT EIN ERFÜLLTES LEBEN. WAS FÜR EINE STARKE FRAU!
SIE HAT BEGRIFFEN, DASS MAN SICH MIT DEM TOD ANFREUNDEN MUSS.
12. WELLEN BEWEGEN
AUCH MEINE FREUNDIN INGE MUSSTE NEUE TATSACHEN AKZEPTIEREN.
EIN REZIDIV. ICH MUSS ALSO WIEDER EINE CHEMOTHERAPIE MACHEN.
OH, NEIN!
WEISST DU – IM ERSTEN MOMENT FÜHLTE ICH MICH WIE EINE VERSAGERIN.
ABER JETZT NICHT MEHR. ICH MACHE YOGA.
ICH STELLE MICH DER KRANKHEIT, LEBE MIT IHR.

13. DIE TAUBE BREITET IHRE FLÜGEL AUS

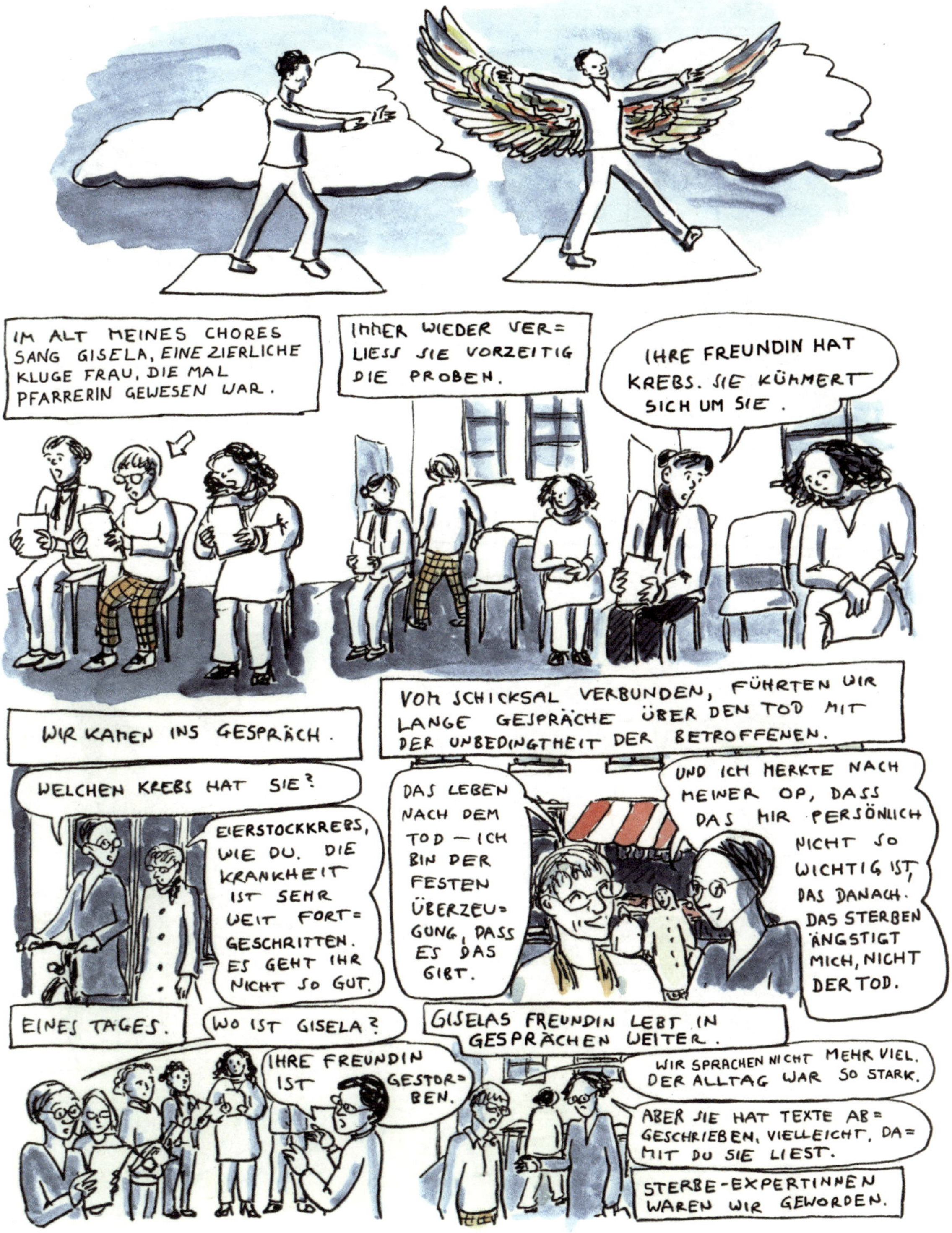

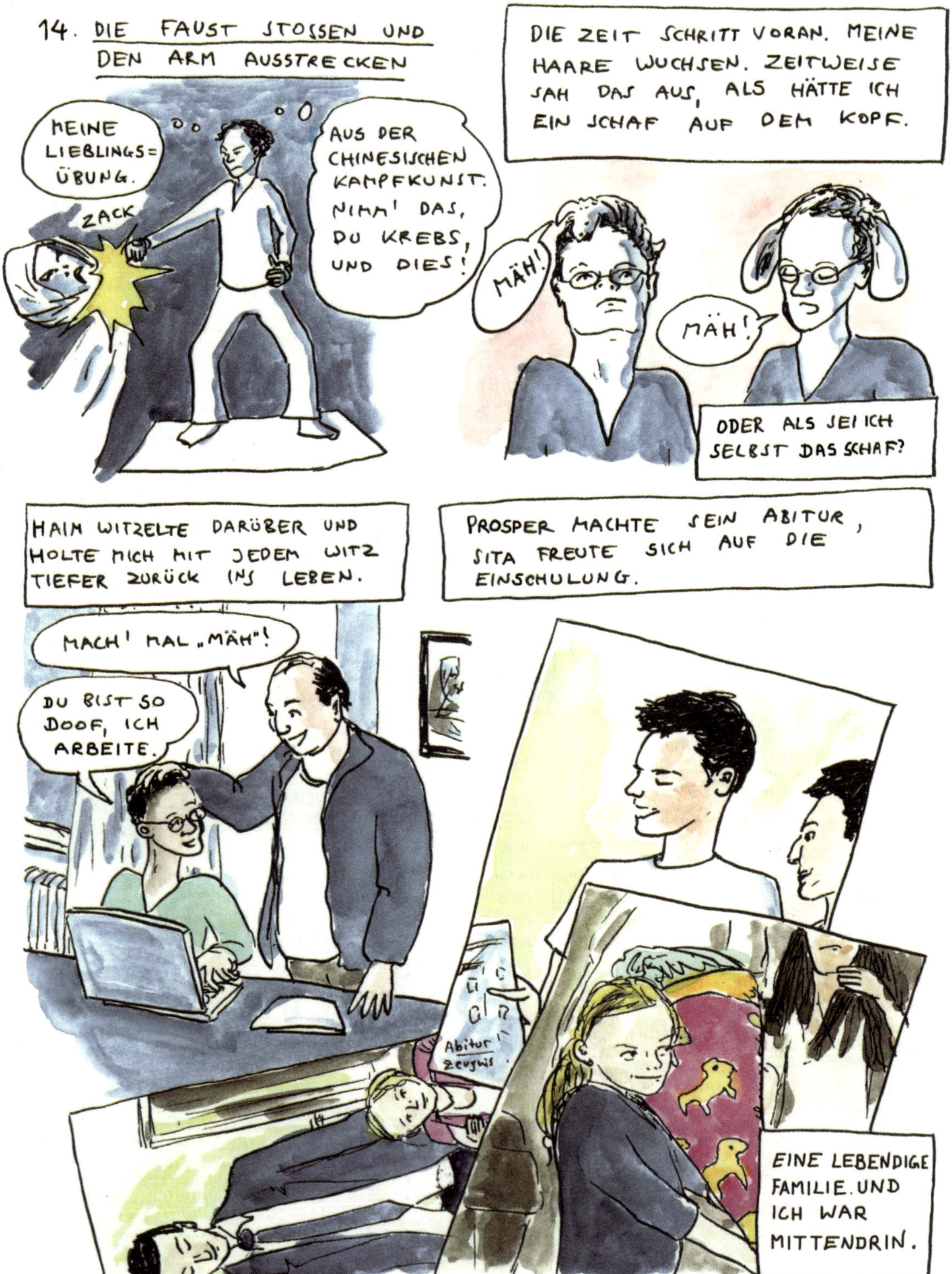
14. DIE FAUST STOSSEN UND DEN ARM AUSSTRECKEN
MEINE LIEBLINGS= ÜBUNG.
ZACK
AUS DER CHINESISCHEN KAMPFKUNST. NIMM! DAS, DU KREBS, UND DIES!
DIE ZEIT SCHRITT VORAN. MEINE HAARE WUCHSEN. ZEITWEISE SAH DAS AUS, ALS HÄTTE ICH EIN SCHAF AUF DEM KOPF.
MÄH!
MÄH!
ODER ALS SEI ICH SELBST DAS SCHAF?
HAIM WITZELTE DARÜBER UND HOLTE MICH MIT JEDEM WITZ TIEFER ZURÜCK INS LEBEN.
MACH! MAL „MÄH"!
DU BIST SO DOOF, ICH ARBEITE.
PROSPER MACHTE SEIN ABITUR, SITA FREUTE SICH AUF DIE EINSCHULUNG.
Abitur zeugnis
EINE LEBENDIGE FAMILIE. UND ICH WAR MITTENDRIN.

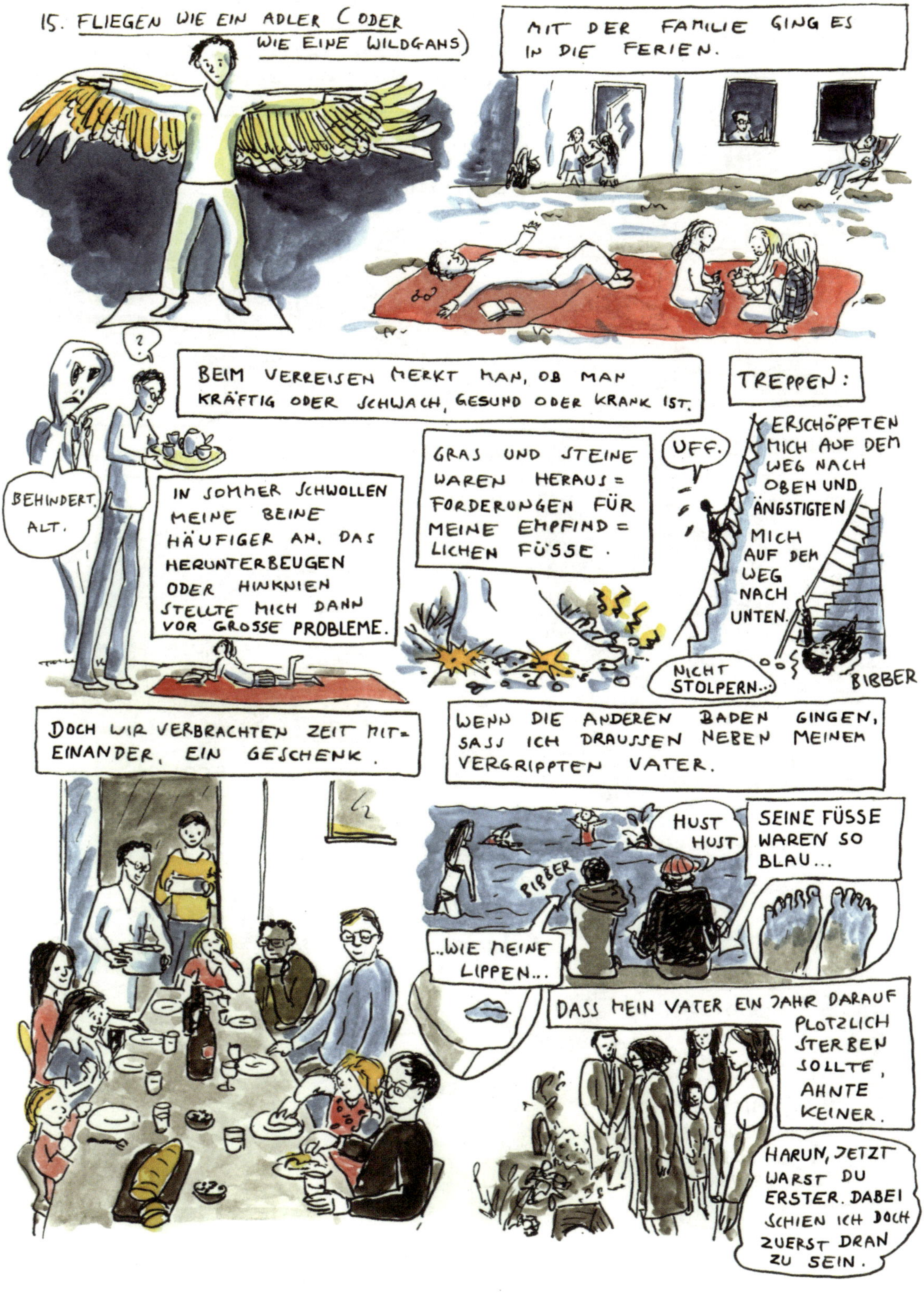

15. FLIEGEN WIE EIN ADLER (ODER WIE EINE WILDGANS)
MIT DER FAMILIE GING ES IN DIE FERIEN.
?
BEIM VERREISEN MERKT MAN, OB MAN KRÄFTIG ODER SCHWACH, GESUND ODER KRANK IST.
TREPPEN:
BEHINDERT. ALT.
IN SOMMER SCHWOLLEN MEINE BEINE HÄUFIGER AN. DAS HERUNTERBEUGEN ODER HINKNIEN STELLTE MICH DANN VOR GROSSE PROBLEME.
GRAS UND STEINE WAREN HERAUS= FORDERUNGEN FÜR MEINE EMPFIND= LICHEN FÜSSE.
UFF.
ERSCHÖPFTEN MICH AUF DEM WEG NACH OBEN UND ÄNGSTIGTEN MICH AUF DEM WEG NACH UNTEN.
NICHT STOLPERN...
BIBBER
DOCH WIR VERBRACHTEN ZEIT MIT= EINANDER, EIN GESCHENK.
WENN DIE ANDEREN BADEN GINGEN, SASS ICH DRAUSSEN NEBEN MEINEM VERGRIPPTEN VATER.
HUST HUST
SEINE FÜSSE WAREN SO BLAU...
BIBBER
...WIE MEINE LIPPEN...
DASS MEIN VATER EIN JAHR DARAUF PLÖTZLICH STERBEN SOLLTE, AHNTE KEINER.
HARUN, JETZT WARST DU ERSTER. DABEI SCHIEN ICH DOCH ZUERST DRAN ZU SEIN.

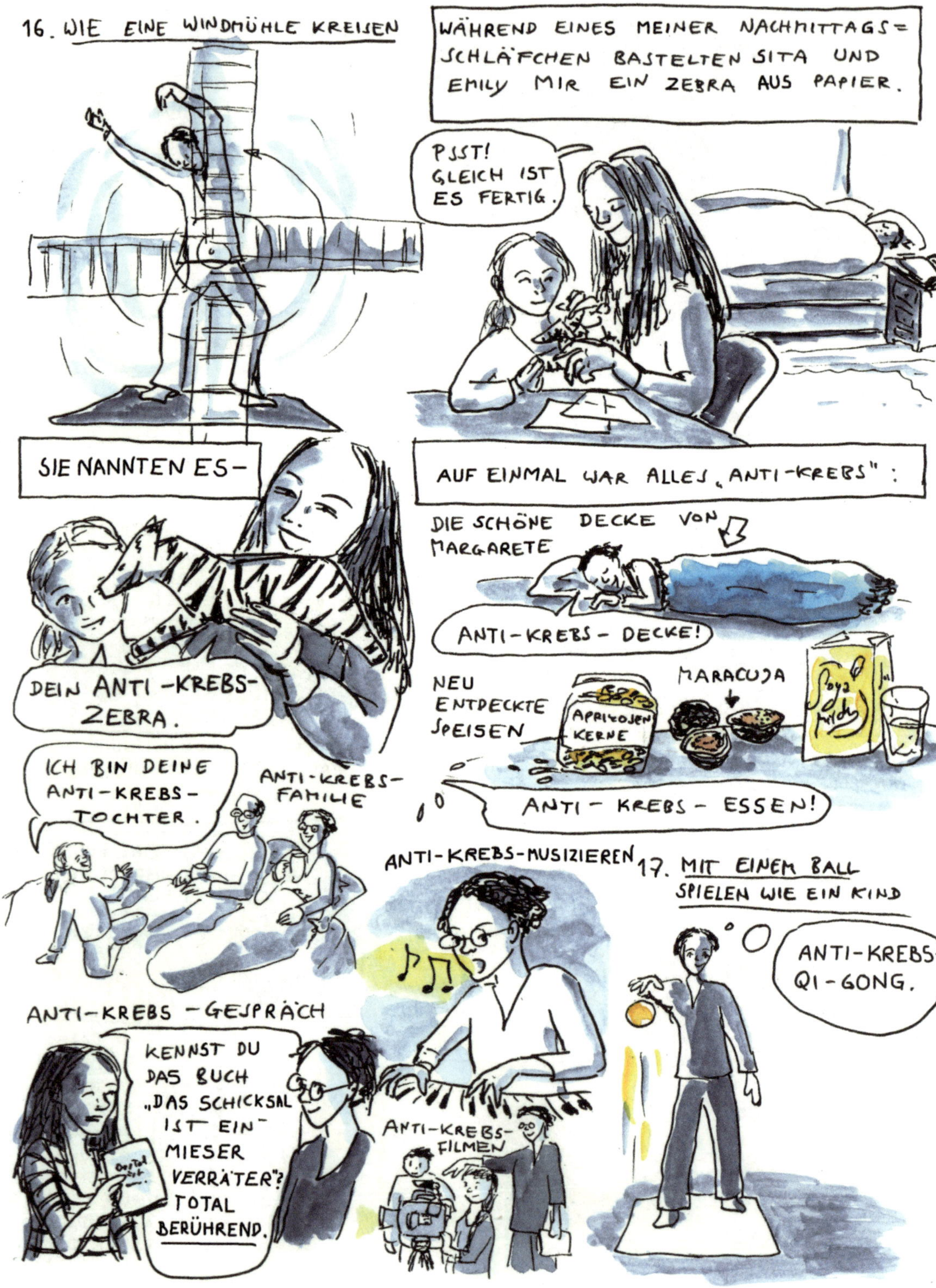
16. WIE EINE WINDMÜHLE KREISEN
WÄHREND EINES MEINER NACHMITTAGS=SCHLÄFCHEN BASTELTEN SITA UND EMILY MIR EIN ZEBRA AUS PAPIER.
PSST! GLEICH IST ES FERTIG.
SIE NANNTEN ES–
DEIN ANTI-KREBS-ZEBRA.
AUF EINMAL WAR ALLES „ANTI-KREBS":
DIE SCHÖNE DECKE VON MARGARETE
ANTI-KREBS-DECKE!
NEU ENTDECKTE SPEISEN
MARACUJA
APRIKOSEN KERNE
ANTI-KREBS-ESSEN!
ICH BIN DEINE ANTI-KREBS-TOCHTER.
ANTI-KREBS-FAMILIE
ANTI-KREBS-MUSIZIEREN
17. MIT EINEM BALL SPIELEN WIE EIN KIND
ANTI-KREBS-QI-GONG.
ANTI-KREBS-GESPRÄCH
KENNST DU DAS BUCH „DAS SCHICKSAL IST EIN MIESER VERRÄTER"? TOTAL BERÜHREND.
ANTI-KREBS-FILMEN

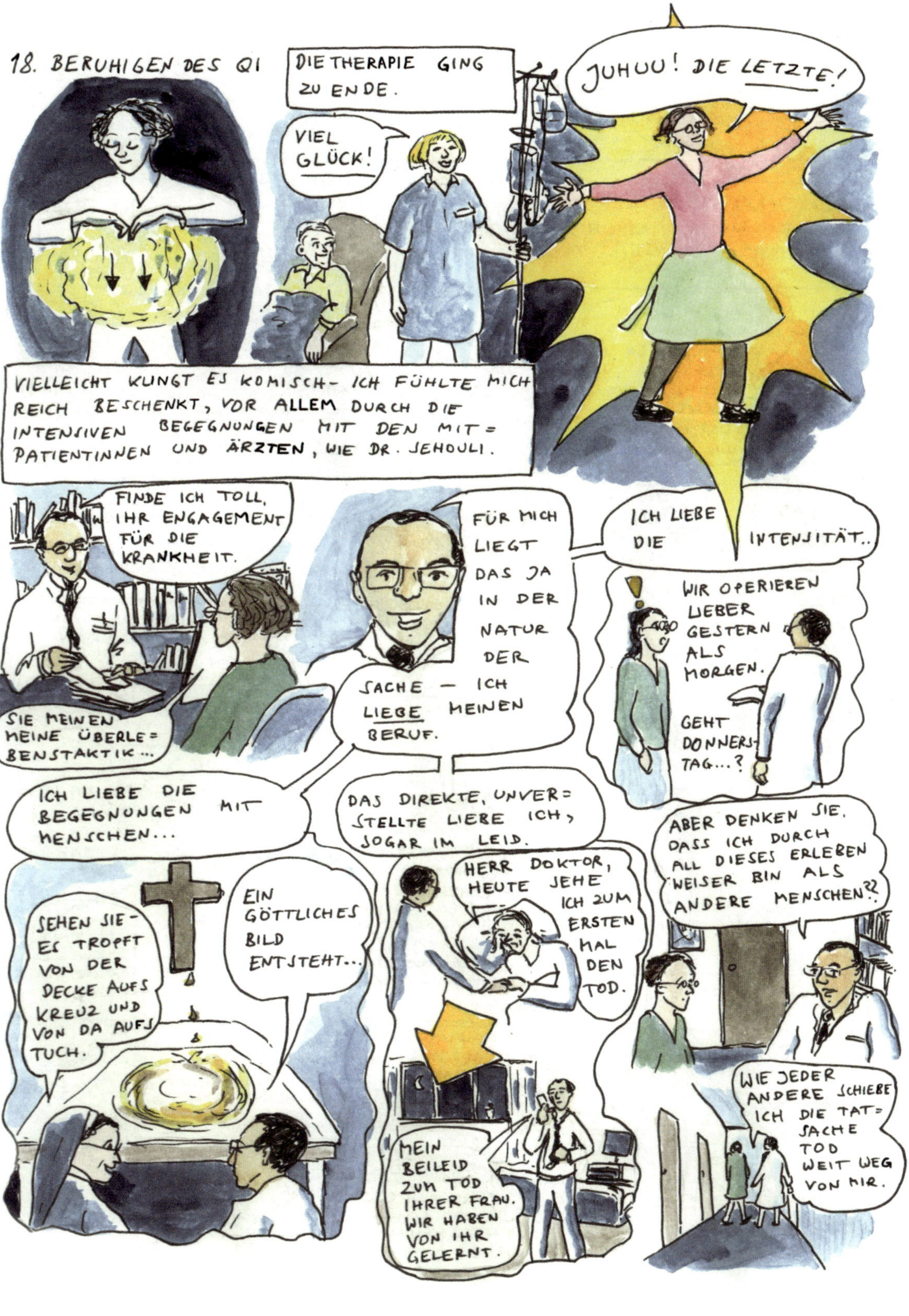
18. BERUHIGEN DES QI
DIE THERAPIE GING ZU ENDE.
VIEL GLÜCK!
JUHUU! DIE LETZTE!
VIELLEICHT KLINGT ES KOMISCH - ICH FÜHLTE MICH REICH BESCHENKT, VOR ALLEM DURCH DIE INTENSIVEN BEGEGNUNGEN MIT DEN MIT= PATIENTINNEN UND ÄRZTEN, WIE DR. SEHOULI.
FINDE ICH TOLL, IHR ENGAGEMENT FÜR DIE KRANKHEIT.
SIE MEINEN MEINE ÜBERLE= BENSTAKTIK...
FÜR MICH LIEGT DAS JA IN DER NATUR DER SACHE - ICH LIEBE MEINEN BERUF.
ICH LIEBE DIE INTENSITÄT..
!
WIR OPERIEREN LIEBER GESTERN ALS MORGEN.
GEHT DONNERS- TAG...?
ICH LIEBE DIE BEGEGNUNGEN MIT MENSCHEN...
DAS DIREKTE, UNVER= STELLTE LIEBE ICH, SOGAR IM LEID.
SEHEN SIE- ES TROPFT VON DER DECKE AUFS KREUZ UND VON DA AUFS TUCH.
EIN GÖTTLICHES BILD ENTSTEHT...
HERR DOKTOR, HEUTE SEHE ICH ZUM ERSTEN MAL DEN TOD.
MEIN BEILEID ZUM TOD IHRER FRAU. WIR HABEN VON IHR GELERNT.
ABER DENKEN SIE, DASS ICH DURCH ALL DIESES ERLEBEN WEISER BIN ALS ANDERE MENSCHEN??
WIE JEDER ANDERE SCHIEBE ICH DIE TAT= SACHE TOD WEIT WEG VON MIR.

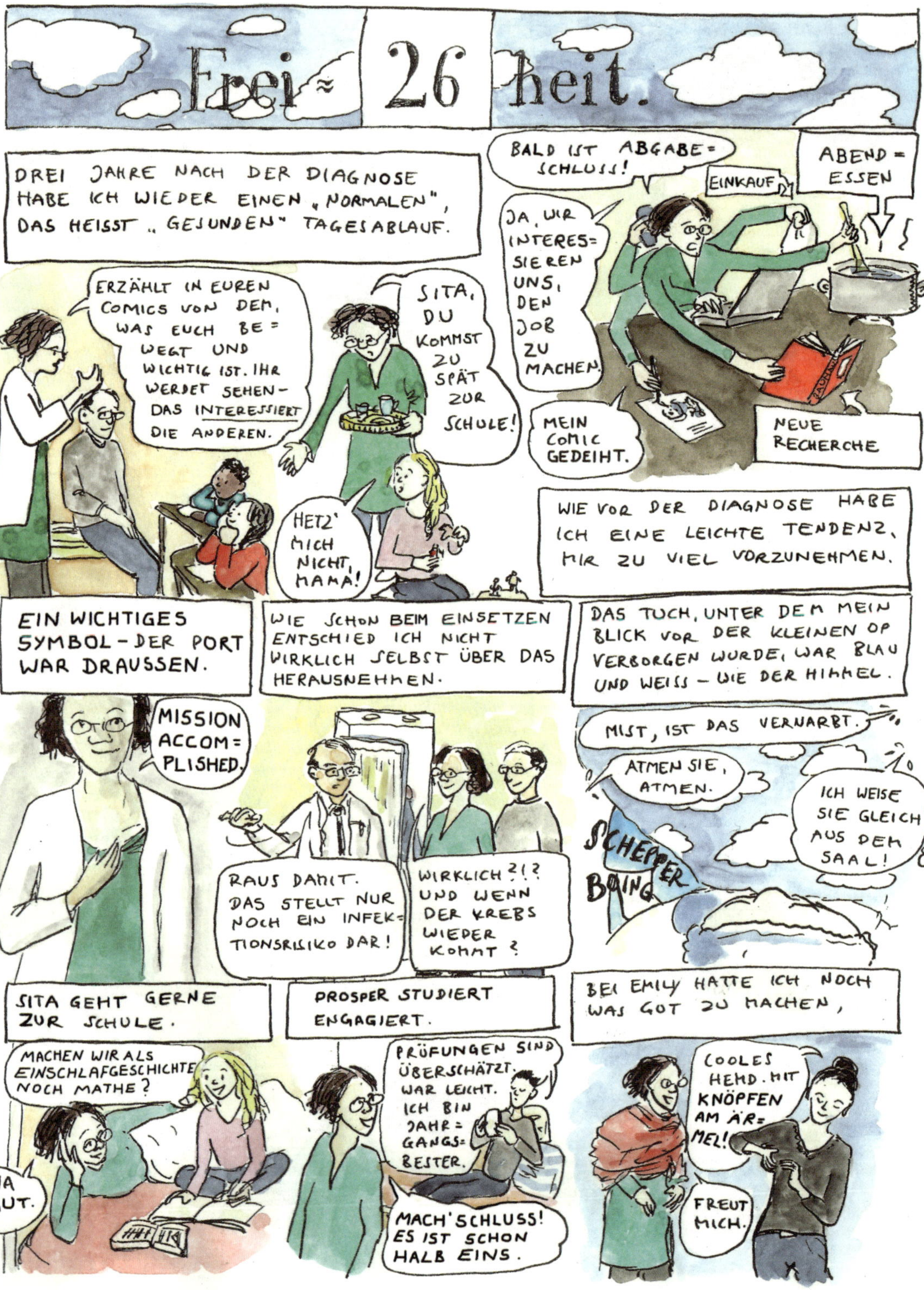
Frei 26 heit.
DREI JAHRE NACH DER DIAGNOSE HABE ICH WIEDER EINEN „NORMALEN", DAS HEISST „GESUNDEN" TAGESABLAUF.
BALD IST ABGABE= SCHLUSS!
EINKAUF
ABEND= ESSEN
JA, WIR INTERES= SIEREN UNS, DEN JOB ZU MACHEN.
MEIN COMIC GEDEIHT.
NEUE RECHERCHE
ERZÄHLT IN EUREN COMICS VON DEM, WAS EUCH BE= WEGT UND WICHTIG IST. IHR WERDET SEHEN- DAS INTERESSIERT DIE ANDEREN.
SITA, DU KOMMST ZU SPÄT ZUR SCHULE!
HETZ' MICH NICHT, MAMA!
WIE VOR DER DIAGNOSE HABE ICH EINE LEICHTE TENDENZ, MIR ZU VIEL VORZUNEHMEN.
EIN WICHTIGES SYMBOL - DER PORT WAR DRAUSSEN.
MISSION ACCOM= PLISHED.
WIE SCHON BEIM EINSETZEN ENTSCHIED ICH NICHT WIRKLICH SELBST ÜBER DAS HERAUSNEHMEN.
RAUS DAMIT. DAS STELLT NUR NOCH EIN INFEK= TIONSRISIKO DAR!
WIRKLICH?!? UND WENN DER KREBS WIEDER KOMMT?
DAS TUCH, UNTER DEM MEIN BLICK VOR DER KLEINEN OP VERBORGEN WURDE, WAR BLAU UND WEISS - WIE DER HIMMEL.
MIST, IST DAS VERNARBT.
ATMEN SIE, ATMEN.
ICH WEISE SIE GLEICH AUS DEM SAAL!
SCHEPPER
BOING
SITA GEHT GERNE ZUR SCHULE.
MACHEN WIR ALS EINSCHLAFGESCHICHTE NOCH MATHE?
NA GUT.
PROSPER STUDIERT ENGAGIERT.
PRÜFUNGEN SIND ÜBERSCHÄTZT. WAR LEICHT. ICH BIN JAHR= GANGS= BESTER.
MACH'SCHLUSS! ES IST SCHON HALB EINS.
BEI EMILY HATTE ICH NOCH WAS GUT ZU MACHEN,
COOLES HEMD. MIT KNÖPFEN AM ÄR= MEL!
FREUT MICH.

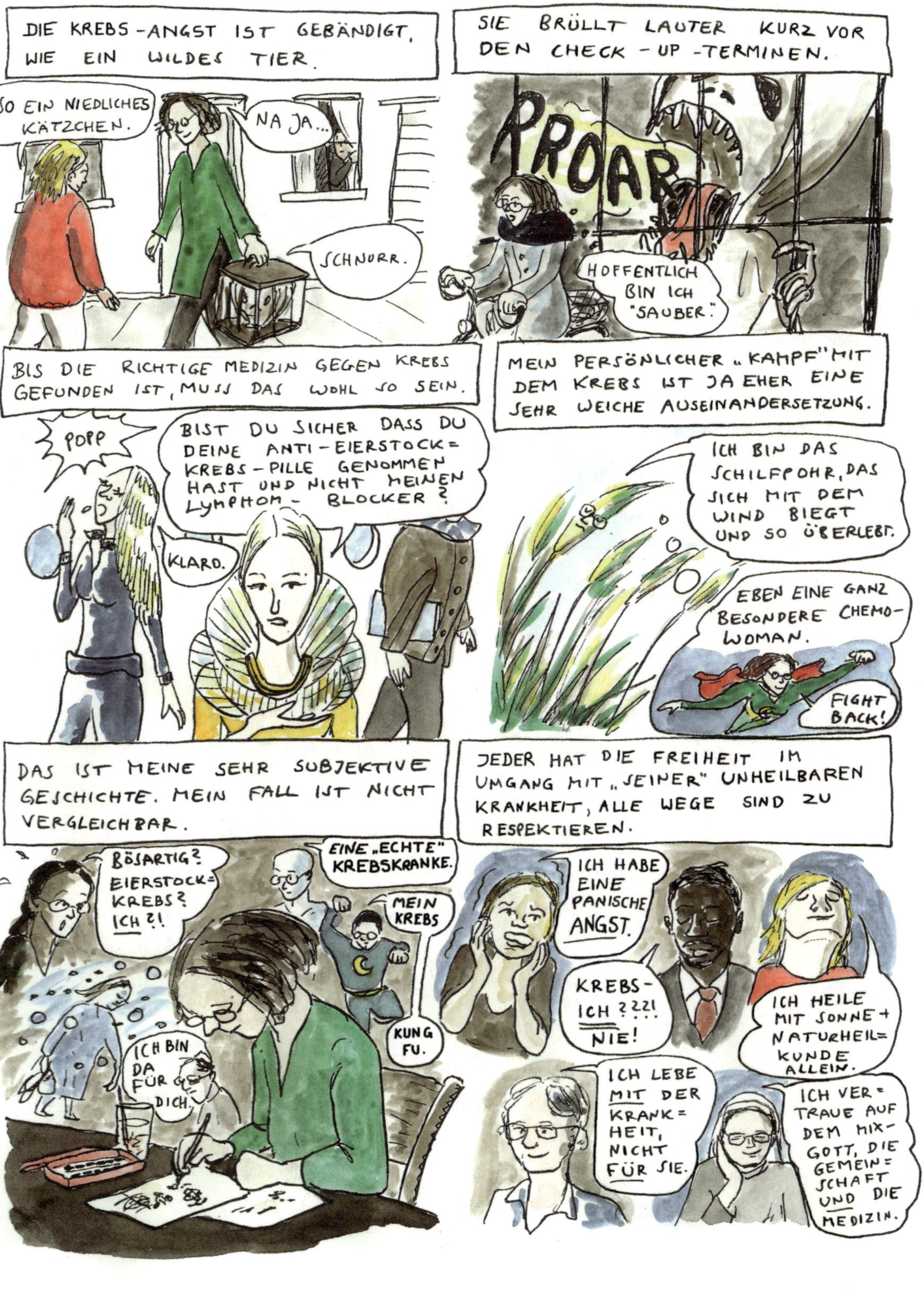
DIE KREBS-ANGST IST GEBÄNDIGT, WIE EIN WILDES TIER.
SO EIN NIEDLICHES KÄTZCHEN.
NA JA...
SCHNURR.
SIE BRÜLLT LAUTER KURZ VOR DEN CHECK-UP-TERMINEN.
ROAR
HOFFENTLICH BIN ICH "SAUBER".
BIS DIE RICHTIGE MEDIZIN GEGEN KREBS GEFUNDEN IST, MUSS DAS WOHL SO SEIN.
POPP
BIST DU SICHER DASS DU DEINE ANTI-EIERSTOCK=KREBS-PILLE GENOMMEN HAST UND NICHT MEINEN LYMPHOM-BLOCKER?
KLARO.
MEIN PERSÖNLICHER „KAMPF" MIT DEM KREBS IST JA EHER EINE SEHR WEICHE AUSEINANDERSETZUNG.
ICH BIN DAS SCHILFROHR, DAS SICH MIT DEM WIND BIEGT UND SO ÜBERLEBT.
EBEN EINE GANZ BESONDERE CHEMO-WOMAN.
FIGHT BACK!
DAS IST MEINE SEHR SUBJEKTIVE GESCHICHTE. MEIN FALL IST NICHT VERGLEICHBAR.
BÖSARTIG? EIERSTOCK=KREBS? ICH?!
EINE „ECHTE" KREBSKRANKE.
MEIN KREBS
KUNG FU.
ICH BIN DA FÜR DICH.
JEDER HAT DIE FREIHEIT IM UMGANG MIT „SEINER" UNHEILBAREN KRANKHEIT, ALLE WEGE SIND ZU RESPEKTIEREN.
ICH HABE EINE PANISCHE ANGST.
KREBS-ICH???! NIE!
ICH HEILE MIT SONNE + NATURHEIL=KUNDE ALLEIN.
ICH LEBE MIT DER KRANK=HEIT, NICHT FÜR SIE.
ICH VER=TRAUE AUF DEM MIX-GOTT, DIE GEMEIN=SCHAFT UND DIE MEDIZIN.

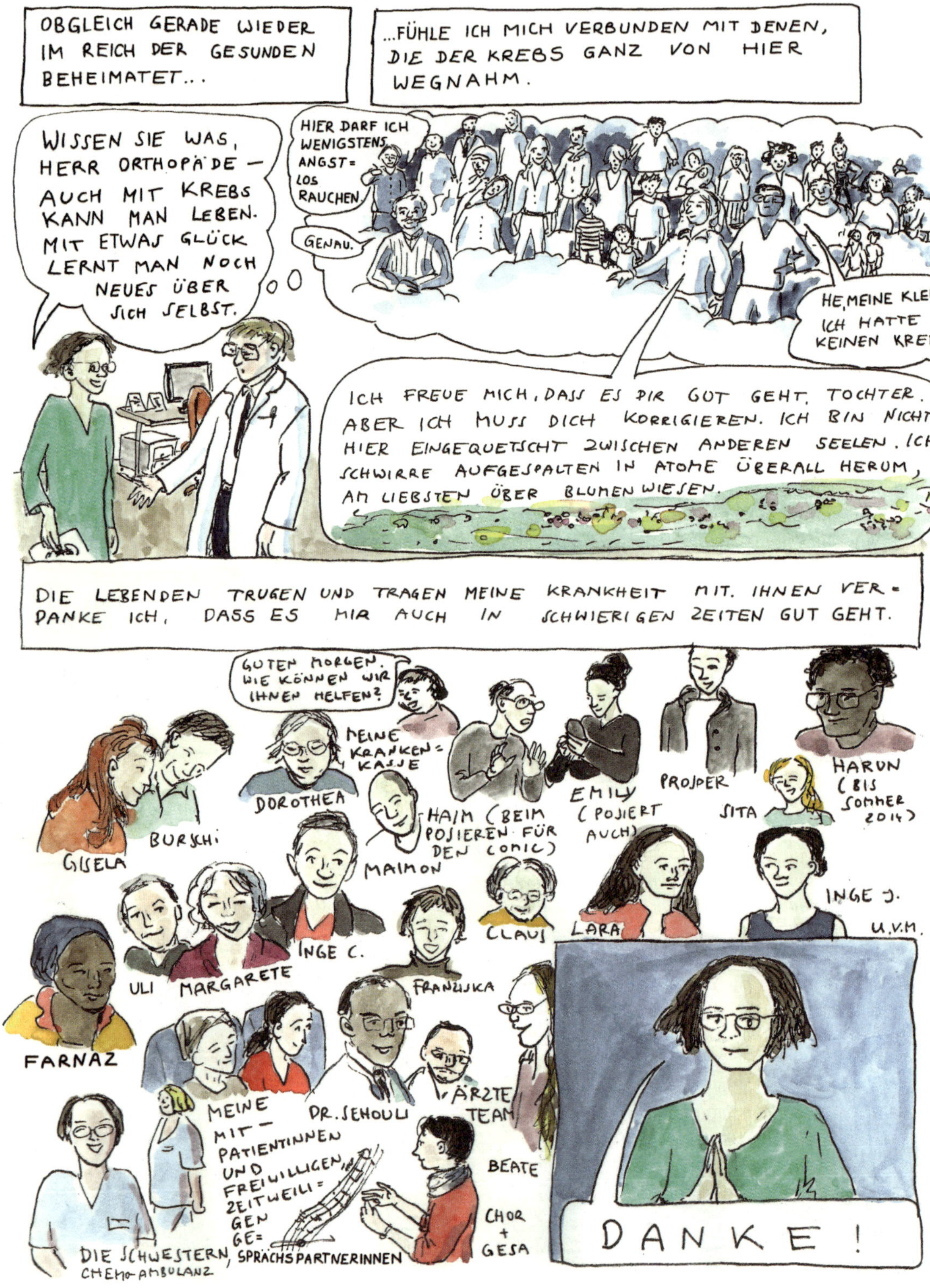
OBGLEICH GERADE WIEDER IM REICH DER GESUNDEN BEHEIMATET...
...FÜHLE ICH MICH VERBUNDEN MIT DENEN, DIE DER KREBS GANZ VON HIER WEGNAHM.
WISSEN SIE WAS, HERR ORTHOPÄDE – AUCH MIT KREBS KANN MAN LEBEN. MIT ETWAS GLÜCK LERNT MAN NOCH NEUES ÜBER SICH SELBST.
HIER DARF ICH WENIGSTENS ANGST= LOS RAUCHEN.
GENAU.
HE, MEINE KLEINE, ICH HATTE KEINEN KREBS!
ICH FREUE MICH, DASS ES DIR GUT GEHT, TOCHTER. ABER ICH MUSS DICH KORRIGIEREN. ICH BIN NICHT HIER EINGEQUETSCHT ZWISCHEN ANDEREN SEELEN. ICH SCHWIRRE AUFGESPALTEN IN ATOME ÜBERALL HERUM, AM LIEBSTEN ÜBER BLUMENWIESEN.
DIE LEBENDEN TRUGEN UND TRAGEN MEINE KRANKHEIT MIT. IHNEN VER= DANKE ICH, DASS ES MIR AUCH IN SCHWIERIGEN ZEITEN GUT GEHT.
GUTEN MORGEN. WIE KÖNNEN WIR IHNEN HELFEN?
MEINE KRANKEN= KASSE
GISELA
BURSCHI
DOROTHEA
HAIM (BEIM POSIEREN FÜR DEN COMIC)
MAIMON
EMILY (POSIERT AUCH)
PROSPER
SITA
HARUN (BIS SOMMER 2014)
INGE C.
ULI
MARGARETE
CLAUS
LARA
INGE J.
U.V.M.
FRANZISKA
FARNAZ
MEINE MIT= PATIENTINNEN UND FREIWILLIGEN, ZEITWEILI= GEN GE= SPRÄCHSPARTNERINNEN
DR. SEHOULI
ÄRZTE TEAM
BEATE
CHOR + GESA
DIE SCHWESTERN, CHEMO-AMBULANZ
DANKE!

Die Autorin

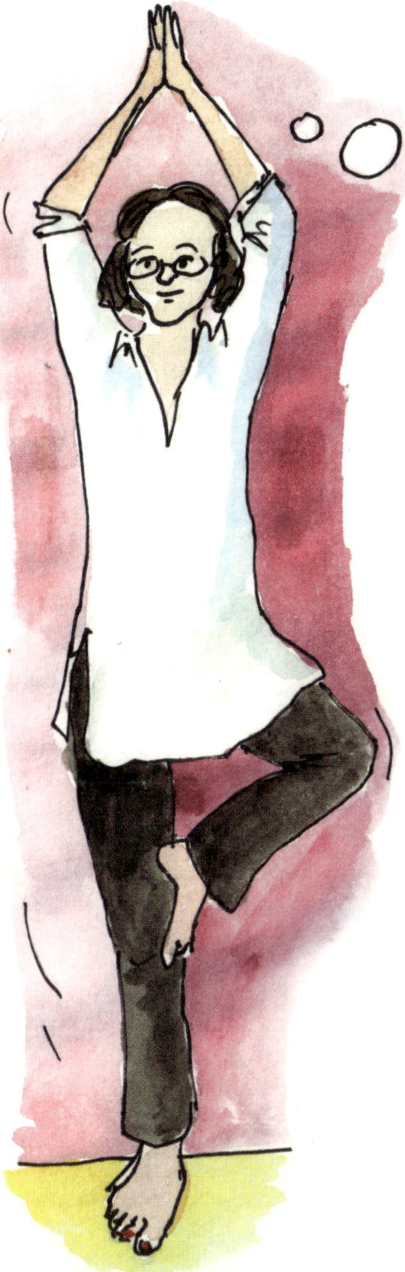

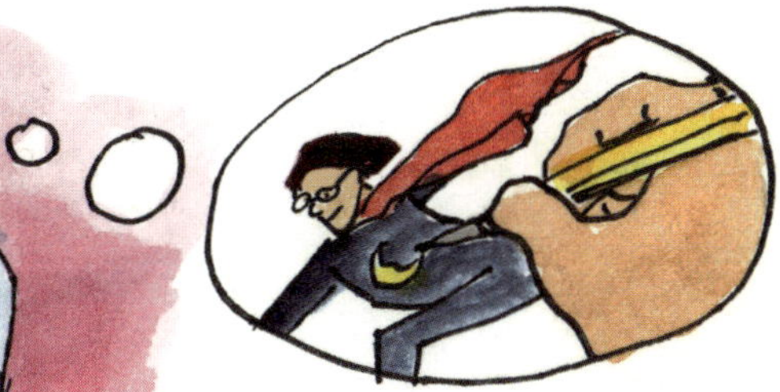

Anna Faroqhi (hier beim aktiven Kampf gegen den Krebs) ist Filmemacherin und Zeichnerin. Sie studierte Gesang in Berlin und Mathematik in Frankfurt/Main, bevor sie sich einem Filmstudium in München zuwandte.

Das Zeichnen begleitet sie als unmittelbarster Ausdruck der Weltaneignung seit ihrer Kindheit. Viele ihrer Filme entstehen aus Zeichnungen heraus oder bestehen aus gezeichneten Bildern. Anna Faroqhi lebt mit ihrem Mann und ihrer Tochter in ihrer Geburtsstadt Berlin.